Schwangerschaft, Geburt und frühe Kindheit in der Migration

Matthias David, geb. 1961, ist Oberarzt an der Klinik für Frauenheilkunde und Geburtshilfe der Charité, Berlin.
Theda Borde, geb. 1957, ist Rektorin der Alice Salomon Hochschule in Berlin.

Matthias David, Theda Borde (Hrsg.)

Schwangerschaft, Geburt und frühe Kindheit in der Migration

Wie beeinflussen Migration und Akkulturation soziale und medizinische Parameter?

Mabuse-Verlag
Frankfurt am Main

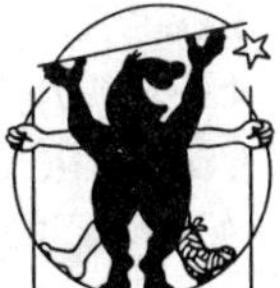

Bibliografische Information der Deutschen Nationalbibliothek

Die Deutsche Nationalbibliothek verzeichnet diese Publikation in der Deutschen Nationalbibliografie; detaillierte bibliografische Angaben sind im Internet unter http://dnb.d-nb.de abrufbar.

Informationen zu unserem gesamten Programm, unseren AutorInnen und zum Verlag finden Sie unter: www.mabuse-verlag.de.

Wenn Sie unseren Newsletter zu aktuellen Neuerscheinungen und anderen Neuigkeiten abonnieren möchten, schicken Sie einfach eine E-Mail mit dem Vermerk „Newsletter“ an: online@mabuse-verlag.de.

Kasseler Str. 1 a
60486 Frankfurt am Main
Tel.: 069 – 70 79 96-13
Fax: 069 – 70 41 52
verlag@mabuse-verlag.de
www.mabuse-verlag.de

Umschlaggestaltung: Caro Druck GmbH, Frankfurt am Main
Umschlagabbildung: Lilian Mousli, Berlin

Druck: Prisma Verlagsdruckerei, Saarbrücken
ISBN: 978-3-940529-91-6
Printed in Germany

Inhaltsverzeichnis

Wochenbett und frühe Kindheit

Epilog

Anhang

Vorwort der Herausgeber

Der vorliegende Band einer nunmehr achtteiligen Reihe enthält die Beiträge des VII. Migrations-Symposiums, das die Charité-Frauenklinik in Kooperation mit der Alice-Salomon-Hochschule im Dezember 2010 im Rahmen des bundesweiten Kongresses „Armut und Gesundheit" in Kooperation mit Gesundheit Berlin-Brandenburg e.V. veranstaltet hat. Zusätzlich wurden drei AutorInnen bzw. Autorengruppen, die sich ebenfalls in ihrer Forschungstätigkeit mit dem Gegenstand des Symposiums beschäftigen, gebeten, Artikel zum Buch beizusteuern.

Thematisch kehren wir quasi zu unseren Wurzeln zurück, denn der Anlass für unser erstes Symposium 1997 war ein seinerzeit laufendes Forschungsprojekt in der Klinik für Frauenheilkunde und Geburtshilfe der Charité am Campus Virchow Klinikum. Die Motivation, das Thema „Migration/Akkulturation – Geburt/frühe Kindheit" auf einem wissenschaftlichen Symposium in Vorträgen zu besprechen und zu diskutieren, ergab sich nun wiederum aus dem Beginn eines (DFG-geförderten) Forschungsprojektes, mit dem wir über fast zwei Jahre soziodemographische und Perinataldaten von Schwangeren mit und ohne Migrationshintergrund erfassen und vergleichen werden (Näheres dazu in diesem Buch).

Wir haben uns längere Zeit an verschiedenen Stellen und in unterschiedlichen Gremien um die Genehmigung eines solchen Drittmittelprojektes bemüht und freuen uns, dass es schließlich gelungen ist, auch die Gutachter der DFG von der Notwendigkeit dieser Studie zu überzeugen.

Trotz der allgegenwärtigen, eher populärwissenschaftlichen Diskussionen über das Thema Migration in der Bundesrepublik Deutschland, auf die wir an dieser Stelle nicht weiter eingehen möchten, lässt die gezielte Forschungsförderung von Projekten, die sich beispielsweise im Rahmen der Versorgungs- bzw. Public-Health-Forschung der Untersuchung der Betreuung und Versorgung von Migrantinnengruppen widmen, aus unserer Sicht nach wie vor zu wünschen übrig.

Während der Druck des vorliegenden Buches von der ASH Berlin finanziert wird, wurde die Durchführung des Symposiums von der Medizinischen Fakultät der Charité unterstützt, wofür wir uns bedanken. Da diese Förderung seitens der Charité so nicht mehr möglich sein wird, gehen wir davon aus, dass das Migrations-Symposium der Charité-Frauenklinik in dieser Form letztmalig stattgefunden hat. Es wird aber sicherlich eine weitere Kooperation der Charité mit der Alice-Salomon-Hochschule Berlin und ein anderes Forum für die Präsentation und Diskussion wissenschaftlicher Beiträge dieser Themen insbesondere im Rahmen des Kongresses „Armut und Gesundheit“ geben.

Die Beiträge des vorliegenden Bandes sind in drei thematischen Blöcken zusammengefasst. Im ersten Teil („Theoretischer Rahmen“) finden sich die Beiträge von Michael Knipper, Naika Foroutan und Theda Borde zu den Aspekten Patientenautonomie, Akkulturation und Migrationshintergrund. Im zweiten Teil sind die Beiträge zur Versorgung und Betreuung von Migrantinnen in der Schwangerschaft und während der Geburt zusammengestellt (Razum et al., Lamshöft, David, Stupka, Jörg und Tunç, Stülb, Brenne et al.). Im dritten Teil des Bandes schließlich werden Themen aus der Wochenbettzeit bzw. der frühen Kindheit behandelt (Sievers, Kotte, Abels und Eickhorst, Theißen et al.).

Das Buch wird abgerundet durch zwei kurze Essays der Schriftstellerin Dilek Güngör, die in besonders treffender Weise ihre Sicht auf die Integrationsdebatte und das „Dolmetscherproblem“ darstellt.

Wie immer, hoffen wir auf eine positive Aufnahme des Buches.

Wir danken allen Referentinnen und Referenten, allen Autorinnen und Autoren für ihre fundierten und interessanten Beiträge zu diesem Band und sind eigentlich sicher, dass Leserinnen und Leser, die sich für das Thema des Buches interessieren, in den Beiträgen nicht nur wissenschaftliche Erkenntnisse sondern auch Anregungen und Diskussionsvorschläge finden werden.

Berlin, im Februar 2011

Theda Borde Matthias David

Prolog

Dilek Güngör

Zitate zur Integration

Integration ist kein Kaffeekränzchen.
Die Integration ist eine Schnecke.
Integration ist kein Straßenfest.
Sie ist ein schwieriges Pflaster.
Integration ist kein Gnadenakt.
Integration ist eine Bringschuld,
sie ist keine Holschuld!
Integration ist auch keine Einbahnstraße.
Da kann man so und so herum hineinfahren.
Integration ist die Pflicht jedes einzelnen Zuwanderers.
Die Integration ist ein Muss.
Sie ist kein Selbstläufer.
Integration ist kein Sommermärchen.
Über Integration muss ohne Tabus gesprochen werden.
Die Politik hat die Integration zu lange vernachlässigt.
Die Politik hat Integrationsprobleme unter den Teppich gekehrt.
Integrationsprobleme dürfen nicht unter den Teppich gekehrt werden.
Sie müssen auf dem Teppich liegenbleiben.
Erfolgreiche Integration ist eine Bereicherung.
Erfolgreiche Integration ist kein Zufall.
Für Integration gibt es kein Einheitsrezept.
Für Integration gibt es verschiedene Rezepte.
Und verschiedene Schlüssel:
Die Sprache ist der Schlüssel zur Integration.
Die Eltern sind der Schlüssel zur Integration.
Bildung ist der Schlüssel zur Integration.
Eine Ausbildung ist der Schlüssel zur Integration.
Frauen sind der Schlüssel zur Integration.
Sport ist der Schlüssel zur Integration.

Arbeit ist der Schlüssel zur Integration.
Deutsch ist der Schlüssel zur Integration.
Integration verträgt übrigens keinen Rassismus.
Aber sie beginnt im Vorschulalter.
Gelungene Integration sieht man nicht. Außer hier:
Die Deutsche Elf ist ein Vorbild für gelungene Integration.
Auch die Niederlande sind ein Vorbild für gelungene Integration.
Es gibt auch gelebte Integration:
Die Moschee ist gelebte Integration.
Assimilation ist ebenfalls gelebte Integration. Und gleichzeitig gelungene Integration.
Gelebte Integration braucht keine Hochglanzprospekte.
Die Integration ist gescheitert.
Die Integration ist auf ganzer Linie gescheitert.
Die Integration ist nicht gescheitert.
Die Integration von Türken ist gescheitert.
Ist die Integration wirklich gescheitert?
Bei der Integration gibt es noch viele offene Fragen.

(Erstveröffentlichung in der Berliner Zeitung vom 27.09.2010)

Theoretischer Rahmen

Michael Knipper

Medizin, Migration und ethnisch-kulturelle Vielfalt: Perspektiven jenseits von „Integration" und „Zuwanderung"

Einleitung

Die medizinische Versorgung von „Menschen mit Migrationshintergrund" gehörte in deutschen Krankenhäusern und Arztpraxen bereits zum Alltag, als dieser Begriff – wie auch „Integration" und „Zuwanderung" – auf politischer Ebene noch weitgehend unbekannt waren oder ignoriert wurden. Denn kulturelle Vielfalt und Migration sind weder neuartige noch vorübergehende Erscheinungen in Deutschland und werden zum Beispiel im Rahmen der fortschreitenden europäischen Integration und globalen Vernetzung weiter an Bedeutung zunehmen. Darüber hinaus sind viele, heute vor allem im Zusammenhang mit „Migration" diskutierte Aspekte von Medizin und Gesundheitsversorgung keineswegs spezifisch für Ausländer oder „Migranten": Unterschiedliche Sichtweisen und Handlungsprioritäten verschiedener Akteure im Hinblick auf Krankheit und Gesundheit sind auch bei Patienten ohne Migrationshintergrund relevant. Wichtiger als Herkunftsländer oder Ethnizität sind dabei die individuelle Biographie und darin vor allem Aspekte wie Bildung, Beruf, Vorerfahrungen mit Krankheit und Medizin sowie die aktuelle Rolle (z. B. Patient, Angehöriger, medizinisches Fachpersonal) und gegebenenfalls Gruppenzugehörigkeit (z. B. Pflegepersonal, Arzt, Sozialdienst, Krankenhausmanagement). Auch Kommunikationsmängel in der Arzt-Patienten-Beziehung oder die oft geringe Beachtung von psychosozialen und psychosomatischen Zusammenhängen und der individuellen Lebenswelt eines Patienten sind nicht spezifisch für Migranten. Mit Ausnahme all jener Probleme, die durch ausländerrechtliche Regelungen (Asyl- und Aufenthaltsrecht) verursacht werden, handelt es sich hier in der Regel um aktuelle Variationen allgemeiner Fragen der Medizin.

Unter welchen Bedingungen kann die derzeit hohe Aufmerksamkeit für Themen wie „Integration“ und „ethnisch-kulturelle Vielfalt“ dennoch für eine Verbesserung der gesundheitlichen Situation und der medizinischen Versorgung von Migrantinnen und Migranten genutzt werden? Eröffnen sich über eine stärkere Wahrnehmung kultureller und biographischer Dimensionen von Krankheit und Gesundheitsversorgung möglicherweise auch Perspektiven für die Bevölkerung als Ganzes? Gerade die jüngsten, oft ebenso polarisiert wie oberflächlich geführten Debatten um „Zuwanderung“, „Leitkultur“ oder die Stellung des Islam in Deutschland haben gezeigt, dass ein Zuwachs an öffentlicher Präsenz eines Themas nicht notwendig mit einem Zuwachs an differenzierten Analysen und Erkenntnissen verbunden ist. Insbesondere die Konjunktur holzschnittartiger Gegenüberstellungen von „Migranten“ und „Nicht-Migranten“ sowie die Tendenz zu Pauschalaussagen über nach „Herkunft“, einen „Kulturkreis“ oder ihre Religionszugehörigkeit identifizierte Bevölkerungsgruppen befördern Missverständnisse und Fehleinschätzungen bis hin zu Stigmatisierungen – auch in der Medizin.

Medizin, Migration und der politische Kontext

Vor diesem Hintergrund sollen in diesem Beitrag einige grundlegenden Aspekte des Themas „Medizin, Migration und ethnisch-kulturelle Vielfalt“ auf der Basis einer kritischen Reflexion der in diesem Zusammenhang relevanten Begriffe und Konzepte erörtert werden. Ausgangspunkt ist die vor allem medizin- und wissenschaftshistorisch begründete These, dass die Art, wie wissenschaftliche Fragen gestellt und Forschungsprobleme definiert werden, stark abhängig ist von den politischen und gesellschaftlichen Rahmenbedingungen der jeweiligen Zeit (Roelcke 2010). Dabei geht es nicht allein um den Umstand, dass mit der gesellschaftlichen Aufmerksamkeit möglicherweise auch das Interesse an wissenschaftlichen Beiträgen zu vorher weniger beachteten Themen wächst. Im Mittelpunkt steht vielmehr die Frage, wie weit die aus dem politisch-gesellschaftlichen Kontext stammenden Sichtweisen und Problemdefinitionen in wissenschaftliche Kontexte hinein „diffundieren“ und welche Konsequenzen daraus für die Forschung und ihre Ergebnisse erwachsen. Was begründet, so wäre zum Beispiel zu fragen, die aktuelle Fokussierung auf „Migranten", obgleich die im Hinblick auf „Migration und Medizin" behandelten Phänomene und Probleme nicht nur bei Menschen „mit Migrationhintergrund" vorkommen? Auf welcher Vorstellung basiert die Idee, um eine hier weitere relevante Frage zu nennen, dass Menschen allein aufgrund der Tatsache, dass sie bzw. ihre Eltern oder auch nur ein Elternteil nicht als Deutsche in Deutschland geboren worden sind, besondere medizinische Probleme und/oder Bedürfnisse teilen – und zwar trotz der offensichtlich enormen Heterogenität dieser Gruppe?

Hinzu kommen schließlich – als weiterer Aspekt – die potenziellen Konsequenzen der Dynamik zwischen Politik, Gesellschaft und (medizinischer) Forschung und der damit verbundenen Publikationstätigkeit: Wie wirken Forschungsergebnisse im Sinne einer „Rückkoppelung" auf die breitete Öffentlichkeit zurück? Inwiefern tragen zum Beispiel Studienergebnisse über vermeintlich „spezifische" Erkrankungsrisiken oder Versorgungsprobleme von „Migranten" allgemein oder von „Türken", „Russlanddeutschen" oder anderen über das vage Kriterium „Herkunftsland" identifizierten Gruppen zu einer Verfestigung ethnisch-kultureller Abgrenzungslinien und stereotyper Bilder von „Migranten" bei? Die unzutreffende Vorstellung von einer klaren Unterscheidbarkeit und substanziellen Unterschiedlichkeit ethnisch identifizierter Gruppen gewinnt durch derartige Studien unter Umständen „wissenschaftlich" gestützte Plausibilität (Smith 2000).

Die seit einigen Jahren wachsende Beachtung des Themas „Migration und Gesundheit" hat ohne Zweifel einiges bewegt und positive Entwicklungen befördert. Aus einer gewissen Distanz heraus betrachtet stellt sich jedoch die Frage, ob der explizite Fokus auf „Migranten" im medizinischen Bereich weiterhin förderlich ist – insbesondere im Hinblick auf die Nachhaltigkeit der unter dieser Prämisse entwickelten Initiativen und Prozesse. Was ist der „Mehrwert" einer Betrachtung medizinischer Fragen unter Gesichtspunkten wie „Migration" und/oder „Kultur"? Wie können die bekannten „Risiken und Nebenwirkungen" im Sinne von Stereotypien und Stigmatisierungen vermieden werden (Knipper u. Bilgin 2010)? Was wird schließlich passieren, eine hypothetische Frage, wenn in einigen Jahren die öffentliche Aufmerksamkeit für die Migrationsthematik nachlässt oder, was wohl nicht ausgeschlossen werden kann, negative, ausgrenzende und Migranten stigmatisierende Tendenzen weiter an Bedeutung zunehmen?

Wer ist „Migrant“ in Deutschland?

Jede Betrachtung zum Zusammenhang von Migration und Gesundheit muss zunächst mit einer Klärung des zentralen Begriffs „Migrationshintergrund“ beginnen. Gerade im Hinblick auf medizinische Fragestellungen gilt es dabei, zwei verschiedene Dimensionen zu berücksichtigen: zum einen den Gegenstandsbereich bzw. als Frage formuliert: Wer fällt unter die Kategorie „Migrant“ bzw. „Migrationshintergrund“? Zum Zweiten ist der über die sachliche Definition hinaus gehende Bedeutungshorizont zu erfassen. Hier werden die mit diesen Begriffen verbundenen Vorannahmen, Werturteile und Bilder in den Blick genommen, wie auch die Gründe für die Auswahl der jeweils verwendeten Unterscheidungskriterien. Gerade hier liegen die Ursachen vieler Missverständnisse und Fehleinschätzungen.

Wer wird also wann und weshalb als „Migrant“ klassifiziert? Weder aus dem unmittelbaren Wortsinn (*migratio,* lateinisch: Wanderung) noch aus dem umgangssprachlichen Gebrauch lässt sich direkt eine konkrete Definition ableiten. Ein Beispiel zur Veranschaulichung der Variabilität: Durch die heute weitgehend „selbstverständliche“ Anbindung des Begriffs an den Themenkomplex „Zuwanderung“ vor allem aus außer-europäischen Regionen werden andere ebenfalls mögliche Bedeutungen ausgeschlossen, wie etwa die Binnenmigration innerhalb Deutschlands. Während solche „Wandernde“ in der öffentlichen Wahrnehmung derzeit nicht mit dem Begriff „Migration“ verbunden werden, gelten andererseits auch Menschen als „Migranten“, die keine eigene Migrationsbiographie haben und zum Teil sogar als Deutsche in Deutschland geboren wurden. Ein Beispiel sind Kinder aus „binationalen Beziehungen“, bei denen also ein Elternteil nach Deutschland eingewandert ist (Spohn 2006).

Hintergrund dieser keineswegs auf Anhieb verständlichen Situation ist die vor einigen Jahren erfolgte Einführung der Kategorie „Migrationshintergrund“, die erst mit dem Mikrozensus des Statistischen Bundesamtes von 2005 breiteren Eingang in den Sprachgebrauch in Deutschland gefunden hat (DeStatis 2006). Bis 2005 galt allein das Kriterium der Staatsbürgerschaft: Nur „Ausländer“ waren „Migranten“. Jetzt fallen auch in Deutschland geborene, eingebürgerte oder eingewanderte Deutsche und die Besitzer mehrerer Staatsbürgerschaften in diese Kategorie. Gerade die große Gruppe der Aussiedler aus Osteuropa und Staaten der ehemaligen Sowjetunion war über die Staatsbürgerschaft nicht zu erfassen. „*Migratio*“ allein ist also weder ein notwendiges noch ein hinreichendes Kriterium für die aktuelle Identifikation eines Menschen als „Migrant“. Und wie der aktuelle Mikrozensus von 2009 zeigt, sind vor allem unter den jungen „Migranten“ diejenigen, die außerhalb Deutschlands geboren wurden, in der Minderheit (DeStatis 2010). Weshalb sind sie aber dennoch „Migranten“?

Das Statistische Bundesamt begründet die Ausweitung auf diverse Gruppen von Deutschen mit dem „besonderen Integrationsbedarf“ dieser Menschen (DeStatis 2006). Defizite zum Beispiel in der Sprachkompetenz von Schulkindern aus Zuwandererfamilien bestehen schließlich unabhängig von der Staatsbürgerschaft. Auf der anderen Seite weisen die Wiesbadener Statistiker an selber Stelle ausdrücklich darauf hin, dass der nach dieser Definition mit einem Migrationshintergrund identifizierte Bevölkerungsanteil nicht klar von der Mehrheitsbevölkerung abgegrenzt werden kann. Es handelt sich also um eine artifizielle Kategorie, die zu einem spezifischen Zweck konstruiert wurde: der statistischen Erfassung derjenigen sozialen Gruppen, bei denen ein „Integrationsdefizit“ vermutet wird. Im Gegensatz dazu hat sich auf gesellschaftlicher Ebene allerdings ein Sprachgebrauch etabliert, der ein klare Abgrenzung zwischen Migranten und Nicht-Migranten suggeriert und interne Differenzierungen jenseits von „Abstammung“ oder „Herkunft“ weitgehend ausblendet. Wissenschaftliche Studien nicht nur aus der Medizin, die ohne explizite Klärung und Begründung mit Abgrenzungskriterien wie „Migrationshintergrund“ oder „Herkunftsland“ operieren, tragen zur Popularisierung und Verfestigung derartiger Dichotomien bei.

In der Definition des Statistischen Bundesamtes wird auch der normative Charakter der Kategorie „Migrant“ deutlich: „Migrationshintergrund“ als Hinweis auf Defizite bei z. B. Sprachkenntnissen oder Bildung. Das Etikett „Migrationshintergrund“ beinhaltet häufig die Annahme einer Abweichung von mehr oder minder explizit bestimmten Normen gesellschaftlicher, sozialer oder anderer Art. Auch in der Medizin ist diese Tendenz sichtbar, sei es im Hinblick auf Krankheitsrisiken, Versorgungsprobleme oder medizinethische Konfliktfälle. Wird diese Sichtweise von Fakten gestützt? Und wie können belastbare Informationen zum Zusammenhang zwischen Migrationshintergrund und Krankheit oder Problemen im Bereich der medizinischen Versorgung gewonnen werden?

Bevor diese Frage weiter vertieft wird, ein Zwischenfazit: „Migrationshintergrund" ist eine statistische Kategorie, die nicht nach „objektiven" Kriterien definiert wird, sondern zum Beispiel vom Statistischen Bundesamt auf der Basis von Vorannahmen („Integrationsbedarf") zu Studienzwecken verwendet wird. Die Abgrenzung zwischen Migranten und Nicht-Migranten ist artifiziell und erfolgt aufgrund einer variablen Auswahl von Kriterien, welche zwar eine gewisse Binnendifferenzierung zulassen (z. B. nach Nationalität oder Geburtsland), die reale Heterogenität dieser Bevölkerungsgruppe jedoch nicht abbilden. Es handelt sich außerdem nicht um die subjektive Selbsteinschätzung durch die Betroffenen, sondern um eine Fremdidentifikation auf der Basis eines vorgegebenen Rasters. Die Bedeutung statistischer Aussagen über die Bevölkerung mit Migrationshintergrund ist daher nur unter Berücksichtigung der jeweils verfolgten Fragestellung und der Differenzierungskriterien zu ermessen.

„Migrationshintergrund" und medizinische Fragen

Wie steht es nun um den Wert von Begriffen wie „Migration" oder „Migrationshintergrund" für medizinische Fragen? Wie kann diesen Kategorien ein *medizinischer* Sinn gegeben werden dergestalt, dass ihre Verwendung *hilfreich* ist für gesundheitsrelevante Fragestellungen und/oder die Verwirklichung der zentralen Ziele der Medizin?

In diesem Zusammenhang sind vor allem drei kritische Punkte zu diskutieren, die allerdings alle um das eine Kernproblem kreisen: Wie kann ein *sinnvoller Zusammenhang* hergestellt werden zwischen „Migrationshintergrund" einerseits (oder Herkunft, kulturelle Identität etc.) und einer im weitesten Sinne medizinischen Beobachtung andererseits? Als erste ist hier die keineswegs triviale Frage der Einteilungskriterien zu beachten: Wie wird die Kategorie „Migrationshintergrund" im Hinblick auf eine medizinische Frage definiert? Welche Kriterien werden dazu heran gezogen, auf welche wird

verzichtet? Vor allem die vom Robert-Koch-Institut entwickelten Empfehlungen „für eine migrantensensible Forschung in der Epidemiologie" haben

hier Standards gesetzt (Schenk u. Neuhauser 2005). Zweitens ist mit Blick auf die dann in einen möglichst präzise eingestellten Fokus genommene Migrantengruppe und das jeweils betrachtete Phänomen (z. B. Krankheitsrisiken, Versorgungsprobleme) die Frage der Spezifität zu prüfen: Wie weit sind die mit dem Faktor „Migration" assoziierten „Befunde" tatsächlich migrations*spezifisch* – im Hinblick entweder auf einen identifizierbaren Migrationsprozess (z. B. Einreise nach Deutschland vor vielen Jahrzehnten als „Gastarbeiter" oder aktuell zur Arbeit im Bereich der „haushaltsnahen Dienstleistungen") oder auf die Zugehörigkeit zu einer mit „Migration" oder „fremder Herkunft" identifizierten sozialen Gruppe? Erhellend ist dabei auch die Gegenprobe: Kommen entsprechende Probleme oder Beobachtungen auch bei „Nicht-Migranten" vor? Wo liegen die Unterschiede und wie können diese erklärt werden? Ein Beispiel: Sprach- und Kommunikationsprobleme kommen im Gesundheitsbereich bekanntlich nicht exklusiv bei „Migranten" vor, und die faktisch bestehenden Deutschkenntnisse von Patienten sind nur ein hier relevanter Aspekt neben anderen. Die verbreitete und oft nicht gerechtfertigte Stereotypie des schlecht deutsch sprechenden Migranten aus einem fremden „Kulturkreis" verleitet jedoch dazu, derartige Probleme im Sinne einer „Kulturalisierung" (Verwey 2003) häufig allein über „die Kultur" oder den Migrationshintergrund des Patienten zu deuten. Mögliche Ursachen auf Seiten des Personals (kommunikative Kompetenz, Empathie) sowie strukturelle Aspekte (Zeitknappheit und andere institutionelle Rahmenbedingungen) bleiben dagegen außen vor. Das leitet über zum dritten Punkt: Die mit dem Begriff „Migrant" oder mit einzelnen Migrantengruppen assoziierten Vorannahmen, Bilder und Werturteile beeinflussen auch die medizinische Praxis und Forschung – sei es im Sinne verinnerlichter Vorstellungen, Erwartungen und Einstellungen über „fremde Kulturen", Zuwanderer und die Angehörigen spezifischer Gruppen, sei es im Sinne der Fiktion von „Volksgruppen" (auch: „ethnische Gruppen", „Einwanderer aus der Türkei", „Spanier", „Asiaten" etc.) als distinkte soziale Gruppen mit einer vor allem von ihrer Herkunft „geprägten" Kultur und Identität.

Bei genauerer Betrachtung sowohl der theoretischen Grundbegriffe und ihrer Verwendung, als auch der sozialen Realität in Deutschland und global, erscheint bereits die Möglichkeit pauschaler oder gar „spezifischer" Aussagen über „Menschen mit Migrationshintergrund" fragwürdig – gerade auch in medizinischen Kontexten. Denn wie können Denk- und Wahrnehmungsmuster, Verhaltensweisen und moralische Orientierungen, aber auch Krankheitshäufigkeiten oder medizinische Versorgungsprobleme „spezifisch“ sein für eine Bevölkerungsgruppe, die zum einen nicht klar abgrenzbar ist und durch wechselnde, meist politisch begründete Kriterien definiert wird, und die sich zum zweiten durch besondere Heterogenität auszeichnet? Auch bei einer Differenzierung nach „Herkunft“ sieht es kaum besser aus, denn das Grundproblem wird damit nur auf eine etwas tiefere Ebene verschoben: von der Gesamtheit der „Migranten“ auf weiterhin sehr heterogene und ebenso unscharf begrenzte wie oberflächlich definierte Untergruppen. Ebenso wie sich „die Deutschen“ im Hinblick etwa auf Krankheitsrisiken, „Mentalität“ oder Religiosität schwerlich über einen Kamm scheren lassen, ist das auch für „Türken“, „Afroamerikaner“ oder „Asiaten“ unmöglich. Selbst im Ausnahmefall von dauerhaft stabilen Verhältnissen, also ohne Migration und anderweitig begründeten Veränderungen der Lebensverhältnisse in einer Region oder einem Staat, ist die interne Heterogenität der genannten oder vergleichbarer Bevölkerungen aufgrund biologischer, sozialer, ökonomischer und weiterer Faktoren bereits unüberschaubar. Das Verhältnis zwischen den Gemeinsamkeiten eines Kollektivs (Identität, kulturelle Werte, Verhaltenskodizes etc.) und der Bedeutung, die diese für ein Individuum besitzen, ist höchst variabel und stark abhängig von der konkreten Situation (Wimmer 1998). Kommen Migrationsprozesse hinzu, können „traditionelle“ Werte, Denkmuster und Orientierungen sowohl an Geltung gewinnen als auch verlieren. Ihre Bedeutung kann sich verändern (drastisch oder dezent, dauerhaft oder vorübergehend), sie können sowohl als Belastung empfunden werden bzw. wirken, aber auch als hilfreiche Ressource.

Sowohl aus theoretischer als auch empirischer Sicht sind allein an ethnischen, nationalen oder Herkunftskategorien orientierte Betrachtungsweisen stets fragwürdig (Wimmer 2008). Auch der Blick in die Lebenswirklichkeit von Migranten in Deutschland zeigt, dass die „Herkunftskultur“ für die aktuelle Lebenssituation und die Wertorientierungen, Lebensziele und Zukunftserwartungen von Migranten in Deutschland weitgehend irrelevant ist (Sinus Sociovision 2008). Hier offenbart sich ein Grundproblem einer primär auf „Migrationshintergrund“ oder „Herkunft“ fokussierenden Betrachtungsweise: Der biographische Bezug zu einem oder mehreren Ländern jenseits von Deutschland, der vielfach auch nur mittelbar, also über Verwandte besteht, wird zum zentralen Merkmal der entsprechend klassifizierten Bevölkerungsgruppen und Individuen erhoben – und damit fast zwangsläufig überbewertet. Denn was sagt die Zuordnung eines Menschen zu einem Herkunftsland oder einer spezifischen „Herkunftskultur" substantiell aus? Und wie kommen derartige Zuschreibungen und Identitäten überhaupt zustande? Ethnizität, Staatsbürgerschaft und insbesondere der Status als „Migrant" sind keine „objektiven" oder gar biologisch determinierten Kategorien. Es handelt sich um Ergebnisse sozialer Interaktions- und Abgrenzungsprozesse (Wimmer 2008, Knecht 2008), die ihren realweltlichen Niederschlag zum Beispiel in Gesetzen (Staatsbürgerschaftsrecht, Ausländerrecht), demographischen Kategorien („z. B. „Migrationshintergrund") und Verwaltungsvorgängen finden. Sie sind wandelbar und in ihrer konkreten Ausprägung stets abhängig von Kontext, die Identifikation als „fremd", „Migrant" oder „Ausländer" von einer bestimmten Perspektive. So gelten viele junge, in Deutschland geborene „Migranten" trotz deutschem Pass hier häufig noch als „Fremde", beim Besuch im Heimatland der Eltern oder Großeltern jedoch als „Deutsche". Gerade bei Menschen mit mehr als einem „Heimatland", oder aus bi- oder gar multinationalen Familien, ist eine einfache nationale oder ethnische Zuordnung in der Regel nicht möglich (Pries 2008, Foroutan u. Schäfer 2009 und siehe auch Beitrag von Foroutan in diesem Buch).

Auch hier sei ein Zwischenfazit gezogen: Das Interesse an Zusammenhängen zwischen einer Migrationsbiographie, der (Fremd-)Identifikation als „Migrant", von „Herkunft" oder Ethnizität und medizinischen Sachverhalten beinhaltet in der Regel mehr Fragen als Antworten. Selten liegen die Dinge so vergleichsweise klar wie im Falle genetisch bedingter Erkrankungen mit regionaler Häufung, wie zum Beispiel den autosomal rezessiv vererbten Hämoglobinopathien (z. B. Thalassämie) oder dem Familiären Mittelmeerfieber (Zoubeck 2006, Steinlein 2008, Timmann et al. 2004). Hier ist eine klare regionale Zuordnung von spezifischen Krankheitsrisiken zu einer Herkunftsregion von Migranten möglich. Selbst bei diesen Erkrankungen wird die Situation jedoch infolge der Migrationsgeschichte der vergangenen Jahrzehnte zunehmend unübersichtlicher.

Indikationen

Um Licht und Kontur in die komplex schattierte Grauzone um die Phänomene Migration, ethnisch-kulturelle Vielfalt und Medizin bringen zu können, sind daher stets die verwendeten Begriffe und Kategorien auf die sprichwörtliche Goldwaage zu legen: Implizite Vorannahmen und ihre potentiellen Konsequenzen für eine Untersuchung müssen dargelegt werden, womit gleichzeitig der konsequente Abschied von Pauschalaussagen etwa auf der Basis der Herkunft oder Religion eines Patienten eingeläutet wird. Des Weiteren gilt es, wie bei jeder wissenschaftlichen Arbeit, die Fragestellung oder Hypothese möglichst präzise zu formulieren und zu begründen. Unter dieser Prämisse kann dann auch wieder die Herkunft sinnvolle Ansatzpunkte liefern, allerdings nur im Zusammenhang mit weiteren Informationen, die diesem zunächst im wahrsten Sinne des Wortes „fragwürdigen“ Kriterium einen „medizinischen“ Sinn verleihen: Bei Emigranten zum Beispiel, die in einem definierten Zeitraum aus einer definierten Region nach Deutschland kamen, und wo die Herkunft nach ausreichender Prüfung zum Beispiel Auskunft geben kann über die Lebensverhältnisse vor der Emigration (insbesondere: Wirtschafts- und Ernährungsweise) und deren migrationsbezogene Veränderung medizinisch relevante Konsequenzen haben kann. Es sind also die Lebensverhältnisse vor der Emigration zu berücksichtigen, darüber hinaus die Migrationsgründe (z. B. Arbeitsemigration, Familienzusammenführung, Flucht oder Vertreibung), der Migrationsprozess (z. B. komfortable Flugreise oder über Monate bis Jahre auf dem Land- oder Seeweg) und die aktuelle Lebenssituation in Deutschland. Hinzu kommen soziale Bindungen (lokal, national, oft transnational), die subjektiv empfundene Zukunftsperspektive und gegebenenfalls auch die Frage der eigenen Identität. Diese kann, auch wenn das für Außenstehende (insbesondere ohne Migrations- oder Auslandserfahrung) schwer nachvollziehbar sein mag, konfliktfrei vielfältige kulturelle Bezüge, „Heimatländer“, Mutter- und Vatersprachen beinhalten.

Überall dort, wo differenzierte (z. B. klinische oder soziologische) Beobachtungen, konkrete ärztliche Erfahrungen, medizinische Wissensbestände und Forschungsergebnisse (z. B. zu psychosozialen Ursachen von Krankheit) einen substanziellen Zusammenhang zwischen Migrationsaspekten und

Krankheit/Gesundheit oder Versorgungsproblemen nahe legen, besteht also die Indikation genauer nachzuschauen. Welche Folgen hat dauerhafter psychosozialer Stress zum Beispiel bei jugendlichen Migranten zwischen Assimilation und Tradition? Wie wirken sich migrationsbedingte Veränderungen des Lebensstils, insbesondere von physischer Aktivität und Ernährung, zum Beispiel auf den Zuckerstoffwechsel aus? Welche gesundheitlichen Folgen hat ein Leben in „Kettenduldung", wo Ausländer – z. B. Bürgerkriegsflüchtlinge ohne Asyl und ohne Rückkehrmöglichkeit ins Heimatland – teilweise über viele Jahre in Unsicherheit, Perspektivlosigkeit, erzwungener Abhängigkeit und Arbeitslosigkeit leben? Denn die Abschiebung dieser Menschen (einschließlich ihrer oft hier geborener Kinder) wird jeweils nur für einen befristeten Zeitraum ausgesetzt („Duldung") und muss nach Wochen oder Monaten stets aufs Neue beantragt werden.

Herkunft, Migrationsprozess und die aktuelle Lebenssituation als Migrant in Deutschland: In jeder Phase gibt es potenziell medizinisch relevante Einzelfaktoren, die konkret identifiziert und *im doppelten Kontext von Migrationsbiographie und Gegenwart* analysiert werden können. Zum Teil sind die migrationsbezogenen Aspekte vom Ausmaß her vergleichsweise unbedeutend, zum Teil aber auch höchst dramatisch und stellen für die Betroffenen eine existentielle Bedrohung dar, wie etwa bei potenziell traumatisierten Flüchtlingen. Und selbst bei dieser Migrantengruppe, deren spezifische Probleme auf den ersten Blick durch Geschehnisse in der Vergangenheit begründet sind, reicht eine allein auf das Herkunftsland verengte Betrachtungsweise nicht aus. Insbesondere die Lebensbedingungen im Land der vermeintlich sicheren Zuflucht können traumatisierend wirken und die Lebensperspektive der Betroffenen nachhaltig beeinflussen – positiv wie negativ (Birk 2002, Weiss 2005).

Für die Forschung ergibt sich das Problem, dass quantitative Ansätze der Komplexität der hier relevanten Zusammenhänge nur schwer gerecht werden können. Vertiefte Einsichten in die reale Lebenswelt und den biographischen Hintergrund von Migranten sind selbst mit sehr differenziert den Migrationshintergrund erfassenden Untersuchungsansätzen nicht zu erhalten. Denn auch über eine detaillierte Aufnahme von Herkunft, Aufenthaltsdauer, Geburtsort von Eltern und Großeltern etc. kann die konkrete *Bedeutung* dieser Faktoren für die Gesundheit der betroffenen Individuen nicht erfasst werden. Statistiken bleiben in dieser Hinsicht letztlich oberflächlich, insbesondere wenn sie sich auf große Zahlen beziehen. Sie erfassen nur äußerliche Merkmale mit letztlich unbestimmter Bedeutung für den individuellen Menschen. Denn welche Auswirkungen eine bestimmte Merkmalskombination im Einzelfall entwickelt, hängt von einer Vielzahl weiterer Einflussgrößen zum Beispiel soziokultureller, emotionaler, ökonomischer und bei Ausländern oft auch rechtlicher Art ab. Genau jene Bereiche also, wo mit dem Migrationshintergrund verbundene Aspekte unter Umständen tatsächlich einen Unterschied ausmachen, bleiben weiterhin im Dunkeln.

Hier können allein qualitative Untersuchungsansätze aussagekräftige Resultate bringen, wobei die isolierte Anwendung einzelner Instrumente (z. B. Interviews oder Fokusgruppen) nicht ausreichend ist (Pope u. Mays 1995, Knipper u. Wolf 2003, Sobo 2009). Erst mit einer systematischen Kombination verschiedener Methoden auf der Basis einer expliziten Reflexion der verwendeten Kategorien (z. B. „Kultur") und einem symmetrischen, mehrdimensionalen Forschungsansatz sind fruchtbare Ergebnisse zu erwarten: Es gilt, nicht allein „die Fremden" in den Blick zu nehmen, sondern, z. B. bei Fragen zur Versorgungsqualität, auch die „eigene Seite", also die institutionellen Rahmenbedingungen und die „Kultur" in medizinischen Institutionen (Kommunikationsformen, Organisationsstruktur, Handlungsprioritäten, etc.). Eine interessante Frage ist dabei stets, welche Handlungsspielräume für eine adäquate Kommunikation und einen würdevollen Umgang mit Patienten (mit und ohne Migrationshintergrund) bestehen, sowie ob, wie, von und für wen sie genutzt werden oder auch nicht (Dreißig 2005, Huschke 2010). Eine zweite Dimension von „Symmetrie" ist, dass die „eigenen" *und* die „fremden" Denk- und Handlungsweisen nach identischen Maßstäben bewertet werden. Die Rekonstruktion zum Beispiel der „Erklärungsmodelle" für Krankheit, einer Diagnose oder einer medizinische Prozedur ist ein unverzichtbares Anliegen derartiger Forschungen ebenso wie die Frage nach der Problemwahrnehmung, den Handlungszielen und Prioritäten der Patienten und ihrer Angehörigen (Kleinman u. Benson 2006).

Nur mit qualitativen Ansätzen ist ein Blick unter die Oberfläche und auf die vielfältigen Dimensionen zum Beispiel ethnischer oder nationaler Kategorien zu erhalten. Nur so sind die notwendigen Einblicke in die Lebenssituation (sozial, ökonomisch, rechtlich, etc.) und Biographien von Migranten zu erlangen, die in Verbindung mit medizinischen Wissensbeständen (z. B. aus den Bereichen Psychosomatik oder Sozialmedizin) auch eine sinnvolle medizinische Deutung von Migrationshintergründen. Statistische Repräsentativität für eine möglichst große Gruppe ist dabei kein primär relevantes Ziel, ebenso wenig die Quantifizierung von Ergebnissen. Wichtiger ist das differenzierte Verständnis komplexer Zusammengänge. Vergleichende und historische Ansätze liefern dabei Hinweise auf strukturelle Aspekte, mit denen unabhängig vom konkreten historischen, regionalen oder situativen Kontext quasi regelhaft zu rechnen ist. Beispiele sind etwa die Ambivalenz von Studien zu „ethnischen Gruppen“ (nicht nur) in der Medizin: Der Bedarf an Informationen gerade über die Gesundheitssituation von Minderheiten und vulnerablen Gruppen ist groß und Informationen sind die Grundlage jeder Intervention. Auf der anderen Seite besteht jedoch die Gefahr, ethnische Abgrenzungen und negativ besetzte Stereotypien auf diese Weise zu verstärken (Krieger 2000).

Ambivalenzen

Die seit einigen Jahren wachsende Beachtung des Themas „Migration und Gesundheit“ hat ohne Zweifel einiges bewegt. Unter anderem durch die bessere Verfügbarkeit von Projekt- und Forschungsgeldern zur Finanzierung entsprechender Initiativen oder Studien sind im Laufe der vergangenen Jahre einige sehr positive Entwicklungen in Gang gekommen: Aus- und Fortbildungsangebote zu „kultureller Kompetenz“ haben in diversen Gesundheitsberufen Einzug gehalten und die Zahl der einschlägigen Publikationen wächst rasant. Die Bemühungen um eine migrantensensible Gesundheitsberichterstattung haben zu wichtigen methodische Diskussionen und trotz aller Probleme zu einer erheblichen Verbesserung der Datenlage geführt. Auch die Verfügbarkeit und Akzeptanz von fremdsprachigen Ambulanzen oder von Sprach- und teilweise sogar Kulturmittlern hat zugenommen. In vielen Kliniken, Praxen und anderen Institutionen wird außerdem sehr konkret an Verbesserungen der Situation vor Ort gearbeitet, oft getragen von großem persönlichem Engagement einzelner Akteure, darunter „Migranten“ und „Nicht-Migranten“. Es ist sicher keine Übertreibung zu konstatieren, dass

„Migration und Gesundheit" im Jahre 2010 kein Randthema mehr in Deutschland ist.

Es bleiben jedoch Zweifel. Denn die auf der einen Seite so nützliche Popularität des Themas birgt auch die Gefahr, im Kielwasser der großen Sorgen und Debatten zwar öffentliche Aufmerksamkeit, Interesse und leichteren Zugang zu Forschungs- und Projektmitteln zu erhalten, gleichzeitig aber das ganze Potenzial einer systematischen Beschäftigung mit den kulturellen, biographischen und psychosozialen Aspekten von Medizin und Gesundheitsversorgung nicht auszuschöpfen.

Die Einschränkung der Perspektive auf „Migranten" blendet aus, dass soziokulturelle, biographische und lebensweltliche Dimensionen von Krankheit und Gesundheitsversorgung auch bei „ethnisch unauffälligen", also nicht als „kulturell fremd" wahrgenommenen Menschen von erheblicher Bedeutung sind. Durch die Fokussierung auf „Migranten" und die Assoziation von Beobachtungen, Problemen oder Studienergebnissen mit der „Herkunft", dem (vermeintlichen) „Heimatland" oder dem „Kulturkreis" steigt die Tendenz, strukturelle Probleme des Gesundheitswesens aus dem Blick zu verlieren (wie etwa Zeitmangel, Defizite im Bereich der Arzt-Patienten-Kommunikation oder bei der Berücksichtigung biographischer und sozialer Faktoren). Die Abgrenzung von Migranten und Nicht-Migranten ist artifiziell und bildet die zunehmende soziokulturelle Realität der Bevölkerung in Deutschland nicht adäquat ab. Anders herum bietet eine breitere Beachtung der soziokulturellen Dimensionen von Krankheit und medizinischem Handeln wichtige Perspektiven für die Förderung einer humanen medizinischen Versorgung „für alle" (van Keuk et al. 2011). Verbunden mit einer expliziten Orientierung an den moralischen Werten und Zielen der Medizin, zu denen auch das klare Verbot jeder Form von Diskriminierung zum Beispiel aufgrund von sozialem Status, Alter, Herkunft, oder ethnischer Identität gehört, ist eine solche Perspektive gerade in schwierigen Situationen hilfreich (Knipper u. Bilgin 2009). Der Fokus auf Migration und kulturelle Vielfalt ist in diesem Zusammenhang ein „Vergrößerungsglas" (Knipper et al. 2010), um kritische Punkte von wesentlich breiterer Relevanz besser sichtbar zu machen – vor allem auch im Bereich der medizinischen Ausbildung (Betancourt 2006).

Besondere Aufmerksamkeit verdient schließlich die Problematik einer mehr oder weniger expliziten Verknüpfung der medizinisch relevanten Fragen und Probleme mit der aktuellen Debatte um Integration und Zuwanderung. Eine unreflektierte Übertragung der auf politisch-gesellschaftlicher Ebene verhandelten Denkmuster, normativen Vorstellungen und Beurteilungskriterien auf den Gesundheitsbereich gilt es dabei zu vermeiden. Denn Themen wie Sprachkenntnisse, Religion oder „Abstammung", die auf politischer Ebene teils kontrovers diskutiert werden, dürfen im Gesundheitsbereich allein im Hinblick auf die Ziele und Werte der Medizin beurteilt werden: auf ihre Bedeutung für die Verwirklichung einer humanen, gerechten und qualitativ hochwertigen Versorgung im Krankheitsfall. Die Auffassung etwa, dass zugewanderte Menschen Deutsch sprechen bzw. erlernen mögen, ist auf gesellschaftlicher Ebene legitim. Im Gesundheitsbereich ist diese Forderung jedoch irrelevant oder sogar unpassend. Das Thema „Sprache" ist auch hier bedeutsam, aber in einem gänzlich anderen Sinn: Für viele Patienten kann es ausgesprochen wichtig und selbst bei guten Deutschkenntnissen aus medizinischer Sicht nicht nur sinnvoll, sondern sogar dringend erforderlich sein, in der Muttersprache kommunizieren zu können. Sprachenvielfalt ist eine wichtige Ressource und muttersprachliche Angebote sind etwa bei der Betreuung von chronisch Kranken, bei der Kommunikation über schwerwiegende Diagnosen und Entscheidungen sowie im Bereich der psychosozialen Medizin zum Beispiel mit traumatisierten Menschen sogar unabdingbar (siehe z. B. Albrecht u. Borde 2005, Joksimovic 2010).

Zum anderen ist eine ebenso aktive wie reflektierte Abgrenzung des medizinischen vom politischen Bereich auch perspektivisch bedeutsam, weil die Notwendigkeit einer systematischen Befassung mit Medizin, Migration und kultureller Vielfalt nicht von dem Bekenntnis zu Deutschland als „Einwanderungsland" abhängig gemacht werden darf. Die Gründe für eine Beschäftigung mit dieser Thematik sind, wie gezeigt, andere. Politische Konjunkturen sind wechselhaft und das aktuell eher förderliche Klima kann jederzeit in Indifferenz oder sogar Ablehnung umschlagen. Gerade die Debatten im Herbst/Winter 2010 haben gezeigt, dass nicht nur Thilo Sarrazin mit einer differenzierten und verantwortungsvollen Sicht auf das Thema „Integration und Zuwanderung" theoretisch, intellektuell und moralisch deutlich überfordert ist.

Der Faktor „Migration“ und die damit potenziell verbundenen biographischen Ereignisse, Erfahrungen und Situationen sind Teilaspekte des persönlichen Hintergrundes vieler Menschen in Deutschland. Manche von ihnen gelten heute als „Migranten“, andere nicht. Die Grenzlinie bewegt sich mit jeder neuen Definition und jeder neuen Fragestellung über die potenziell als „Migranten“ klassifizierbaren Menschen hinweg. Im Zuge der gesellschaftlichen Aushandlungsprozesse, die für die Genese und die Funktionen ethnischer Grenzziehungen charakteristisch sind, migriert also vor allem die Abgrenzungslinie selbst; *wandert* über Populationen hinweg, schließt manche Menschen ein, andere aus. Nur wenn auch diese „Hintergründe“ und die Ambivalenz ethnisch-kulturell bestimmter Einteilungen gerade für medizinische Fragen adäquat bedacht und berücksichtigt werden, ist „Migration“ eine sinnvolle und für die Ziele der Medizin und von medizinischem Handeln hilfreiche Kategorie.

Literatur

Albrecht N-J, Borde T, 2005: Sprach- und Kulturmittlung: Ein neuer Weg zur Verbersserung der Gesundheitsversorgung von Flüchtlingen und MigrantInnen. Göttingen: Cuvillier.

Betancourt JR, 2006: Cultural competence and medical education: many names, many perspectives, one goal. *Academic Medicine* 81(6):499-501.

Birck A, 2002: Psychotherapie mit traumatisierten Flüchtlingen. *Psychotraumatologie* 3(1): 26, doi: 10.1055/s-2001-20177

DeStatis, 2006: Mikrozensus 2005. Wiesbaden: Statistisches Bundesamt

DeStatis, 2010: Mikrozensus 2009. Wiesbaden: Statistisches Bundesamt

Dilger H, Hadolt B (Hrsg.), 2010: Medizin im Kontext. Krankheit und Gesundheit in einer vernetzen Welt. Frankfurt/Main: Peter Lang

Dreißig V, 2005: Interkulturelle Kommunikation im Krankenhaus. Eine Studie zur Interaktion zwischen Klinikpersonal und Patienten mit Migrationshintergrund. Bielefeld: transkript

Foroutan N, Schäfer I, 2009: Hybride Identitäten muslimischer Migranten. *Aus Politik und Zeitgeschichte*, H 5: 11–18.

Huschke S, 2010: Versorgung von Menschen ohne Papiere: „Den Letzten beißen die Hunde". *Deutsches Ärzteblatt* 107 (34-35): A-1620

Joksimovic L, 2010: Psychotherapeutische Institutsambulanzen für Migranten und Flüchtlinge. *PiD - Psychotherapie im Dialog* 11(4): 341-345, doi: 10.1055/s-0030-1248640

Kleinman A, Benson P, 2006: Anthropology in the Clinic: The Problem of Cultural Competency and How to Fix it. *PLOS Medicine* 3(10): e294.

Knecht M, 2008: Jenseits von Kultur: Sozialanthropologische Perspektiven auf Diversität, Handlungsfähigkeit und Ethik im Umgang mit Patientenverfügungen. *Ethik in der Medizin* 20(3):169–180.

Knipper M, Bilgin Y, 2009: Migration und Gesundheit. St. Augustin/Berlin: KAS

Knipper M, Bilgin Y, 2010: Medizin und Ethnisch-Kulturelle Vielfalt – Migration und andere Hintergründe. *Deutsches Ärzteblatt* 107 (3):A 76-9

Knipper M, Seeleman C, Essik-Bot M-L, 2010: How should ethnic diversity be represented in medical curricula? A plea for systematic cultural competency training. *GMS Zeitschrift für Medizinische Ausbildung* 27(2): Doc26

Knipper M, Wolf A, 2004: Methoden und Methodologie medizinethnologischer Forschung. *CURARE, Zeitschrift für Ethnomedizin und transkulturelle Psychiatrie* 27(1/2): 61-72.

Krieger N, 2000: Counting Accountability: Implications of the New Approaches to Classifying Race/Ethnicity in the 2000 Census. *American Journal of Public Health* 90 (11): 1687–1688.

Lutz H, 2007: Vom Weltmarkt in den Privathaushalt. Die neuen Dienstmädchen im Zeitalter der Globalisierung. Leverkusen-Opladen: Budrich Verlag

Lux T (Hrsg.): Kulturelle Dimensionen der Medizin. Ethnomedizin - Medizinethnologie - Medical Anthropology. Berlin: Reimer

Pope C, Mays N, 1995: Qualitative Research: Reaching the Parts other Methods cannot reach: An Introduction to Qualitative Methods in Health and Health Services Research. *British Medical Journal* 311: 42–45.

Pries L, 2008: Die Transnationalisierung der sozialen Welt. Frankfurt am Main: Suhrkamp.

Roelcke V, 2010: Auf der Suche nach der Politik in der Wissensproduktion: Plädoyer für eine historisch-politische Epistemologie. *Berichte zur Wissenschaftsgeschichte* 33: 176-192.

Schenk L, Neuhauser H, 2005: Methodische Standards für eine migrantensensible Forschung in der Epidemiologie. *Bundesgesundheitsblatt - Gesundheitsforschung – Gesundheitsschutz* 48 (3): 279-286.

Sinus Sociovision, 2008: Zentrale Ergebnisse der Sinus-Studie über Migranten-Milieus in Deutschland. Heidelberg: Sinus Sociovision.

Smith GD, 2000: Learning to Live With Complexity: Ethnicity, Socioeconomic Position, and Health in Britain and the United States. American Journal of Public Health 90: 1694-1698.

Sobo E-J, 2009: Culture and meaning in health services research. A practical field guide. Walnut Creek, Calif.: Left Coast.

Spohn C (Hrsg.), 2006: Zweiheimisch. Bikulturell leben in Deutschland. Hamburg: Edition Kröber Stiftung.

Stalker P, 2002: Migration Trends and Migration Policy in Europe. *International Migration* 40 (5): 151-179.

Steinlein O, 2008: Autosomal-rezessive Erkrankungen in Migrantenfamilien. *Monatsschrift Kinderheilkunde* 156(4): 330-336

Timmann C, Schumacher J, Lamprecht P, Sudeck H, Horstmann R, 2004: Genetisch bedingte Fiebersyndrome: Klinik, Genetik, Diagnose und Therapie. *Deutsches Ärzteblatt* 101(48): A-3262-3269.

Van Keuk E, Ghaderi C, Joksimovic, L, David DM (Hrsg.), 2011: Diversity. Transkulturelle Kompetenz in klinischen und sozialen Arbeitsfeldern. Stuttgart: Kohlhammer

Verwey M, 2003: Hat die Odyssee Odysseus krank gemacht? Migration, Integration und Gesundheit. In: Lux, T (Hrsg.): Kulturelle Dimensionen der Medizin. Ethnomedizin - Medizinethnologie - Medical Anthropology. Berlin: Reimer: 277-307.

Weiss R, 2005: Macht Migration krank? Eine transdisziplinäre Analyse der Gesundheit von Migrantinnen und Migranten. 2. Aufl. Zürich: Seismo.

Wimmer A, 1996: Kultur. Zur Reformulierung eines sozialanthropologischen Grundbegriffs. *Kölner Zeitschrift für Soziologie und Sozialpsychologie* 48: 401-425.

Wimmer A, 2008: Ethnische Grenzziehungen in der Immigrationsgesellschaft. Jenseits des Herder'schen Commonsense. *Kölner Zeitschrift für Soziologie & Sozialpsychologie* 48: 57-80.

Zoubeck A, 2006:: Hämatologische Erkrankungen bei Migrantenfamilien. *Monatsschrift Kinderheilkunde* 154(11): 1079-1080.

Naika Foroutan

Hybridität als Gleichzeitigkeit von Differenz?

Überlegungen zu Identitätsbildungsstrategien zwischen Abgrenzung, Akkulturation und Assimilation

Hybridität kann als eine identitäre Zustandsbeschreibung gesehen werden, die immer mehr Menschen in postmodernen Gesellschaftsstrukturen in ihren Zugehörigkeiten beschreibt. Während in der Moderne dem Menschen eine stabile Identität vor allem aufgrund von Eindeutigkeiten zugeschrieben wurde und dieser seine Identität im Laufe seines Lebens über eine stufenförmige Leiter chronologisch verkomplettierte (Erikson 1992), werden Identitäten heute mehrfach, multipel und in einem Patchwork gedacht (Keupp 2006) – und trotz oder gerade aufgrund ihrer situativen Wandelbarkeit als stabil gesehen. Der Druck des statischen Bekenntnisses zu einem unverrückbaren „Ich" ist dem Bewusstsein gewichen, dass Menschen nicht mehr in angestammte Rollenprofile hineingeboren werden, nach welchen sie sich ein Leben lang zu verhalten haben. Sie können nicht nur ihre soziale Herkunft verändern, ihre Aufgaben und Rollenerwartungen, sondern sogar ihre Sexualität und ihr Geschlecht. Zugehörigkeitsverhältnisse zu mehreren sozialen Kontexten sind eine Selbstverständlichkeit in differenzierten Gesellschaften – gleichzeitig Mutter, Ärztin und Rocksängerin zu sein, gilt nicht als Anormalität. Selbst Familiengründungen erzwingen keine Entscheidungsnormativität mehr, wie der Rollenausstieg aus klassischen Familienstrukturen verdeutlicht, z. B. in Form von Kindesadoption in homosexuellen Ehegemeinschaften. Lediglich dort, wo es um nationale, ethnische oder kulturelle Zugehörigkeiten geht, wird weiterhin ein eindeutiges Bekenntnis gefordert. Dies verdeutlicht, dass Mehrfachzugehörigkeiten trotz Globalisierung und transnationaler Migration nicht als Normalität anerkannt werden (Mecheril 2003). Dabei ist gerade die Mehrfachzugehörigkeit ein Kernelement moderner Einwanderungsnationen, zu denen auch Deutschland gehört. Jeder fünfte Bürger Deutschlands hat einen Migrationshintergrund ebenso wie jedes dritte Kind unter sechs Jahren, das hier aufwächst. In Ballungsräumen und Großstädten wie Frankfurt, Stuttgart oder Berlin haben bereits über 60% der Kinder, die dieses Jahr eingeschult werden, einen Migrationshintergrund. Dieser Migrationshintergrund generiert unterschiedliche Zuschreibungskontexte sowohl auf der Ebene der Selbstbeschreibung als auch auf der Ebene der Fremdzuschreibung.

Multiple Differenz-Erfahrungen

Obwohl das Wort Migrationshintergrund in seinem Entstehungsmoment wertneutral gedacht war und allein zur Erfassung der Herkunft einer Person oder seiner Familie dienen sollte, da mit der Reform des Staatsangehörigkeitsrechts 2002 nicht mehr ersichtlich war, ob jemand deutsch qua Abstammung oder deutsch durch Einbürgerung war, hat der Begriff über die Jahre hinweg eine negative Konnotation bekommen. Der Migrationshintergrund wird vorrangig verbunden mit Beschreibungen von Missständen wie verfehlte Integration, Sprach- oder Bildungsrückstand, Kriminalität etc. Außerdem verbindet sich die Bezeichnungspraxis immer mehr mit einem differenz-suggerierenden spezifischen Phänotyp oder einer Religionszugehörigkeit – seltener wird bei der Verwendung des Begriffs ein blonder, dänisch-stämmiger Vertreter mitgedacht. „Mit dem Begriff ‚Migrationshintergrund' werden nicht die Menschen gekennzeichnet, die aus weißen, christlich-abendländischen Familienverhältnissen kommen. Der Begriff markiert vielmehr die, deren Anderssein man als defizitär brandmarken möchte. In diesem Zusammenhang kann man Integrationspolitik mit einer Religion vergleichen, die die Bekehrung ‚dieser defizitären Menschen' zum Ziel hat." (Stibenz 2010) Auf die defizitären Fremdzuschreibungen gibt es unterschiedliche Reaktionsmechanismen zwischen Ablehnung, Aggression, Gleichgültigkeit, positivem Selbst-Branding und dem steten Bemühen nicht aufzufallen (Assimilation).

Das Spiel der Zugehörigkeiten zwischen Selbsterfahrung und Fremdzuschreibung sowie das stete Aushandeln der eigenen Identität in diesem Spektrum kann als ein Kernmoment der Hybridität bezeichnet werden. Hybridität tritt auf in Situationen kultureller Überschneidung, d. h. teilweise antagonistische Denkinhalte und Logiken aus unterschiedlichen kulturellen, sozialen oder religiösen Lebenswelten werden zu neuen Handlungs- und Denkmustern zusammengesetzt. Es kommt zu einer Infragestellung traditioneller Zugehörigkeitskriterien und zu einer Delokalisierung von Identität. Dies erzeugt Reibung und Energie, die sich sowohl negativ in Abgrenzungsritualen entladen kann, die aber auch positiv zur Erneuerung überkommener gesellschaftlicher Strukturen beitragen kann (Foroutan und Schäfer 2009).

Heimatbildung im Akkulturationsmodus

Die vonseiten der Bevölkerung ohne Migrationshintergrund mit der Tatsache des „Hier-Seins" in Verbindung gebrachten Erwartungen oszillieren zwischen Assimilationsdruck und Abgrenzungsvorwürfen. All diese Parameter schwingen in dem Begriff Integration mit, welcher stets ein Außen und ein Innen suggeriert, wobei es gilt, in gemeinsamen Anstrengungen beides miteinander zu vereinen. Problematisch wird es, wenn sich die Angesprochenen gar nicht als Außen betrachten. Mehr als 7% der Bürger Deutschlands haben zwar einen Migrationshintergrund, aber keine eigene Migrationserfahrung. Zwar kann der Faktor Migration in der Familientradition oder der biographischen Kernnarration der Person weiterhin eine Rolle spielen. In vielen Fällen kann die Person jedoch keine selbsterlebten Erfahrungshintergründe mehr mit diesem Begriff in Verbindung bringen. Häufig taucht die Verbindung zu einer Herkunft auf, die für das Subjekt nicht als realer Erfahrungsraum existent ist. Fortwährende Zuschreibungen zu dieser „Herkunft" und multiple Differenzerfahrungen führen zur immerwährenden Thematisierung von Zugehörigkeit, Identität und Heimat und werden mit unterschiedlichen Akkulturationsstrategien verarbeitet:

Ein-Heimigkeit

Bei einer Teilgruppe der Menschen mit Migrationshintergrund besteht weiterhin ein klares Gefühl der Zugehörigkeit zum ehemaligen Herkunftsland. Dies ist vor allem bei den Migranten der ersten Generation der Fall. Diese Mono-Zugehörigkeit artikuliert sich über eine reflexive Zuschreibung (zwar-aber): „Ich habe zwar die deutsche Staatsangehörigkeit, aber ich bin Türke". Vorherrschend bleibt die emotionale Ein-Heimigkeit (Herkunftsland), auch wenn kognitiv eine Zwei-Heimigkeit erkannt und auch angenommen wird. Die Selbstwahrnehmung bleibt stabil und eindeutig über das

Herkunftsland verortet. Der Grad der Hybridität kann hier als wenig bis mittel gesehen werden, da weniger Übersetzung und Aushandlungszusammenhänge im Selbst stattfinden. Diese Selbstzuschreibung zum „Herkunftsland" sagt jedoch nichts über ein Ausscheren aus dem Integrationsprozess aus, geschweige denn über den viel diskutierten Moment der „Integrationsverweigerung". Vielmehr finden auch in dieser Gruppe normalisierende Prozesse der Teilnahme statt: Der Wunsch danach, sich als türkisch, spanisch, marokkanisch etc. zu bezeichnen und auch als solcher zu fühlen, ist kein Kriterium für eine Ungleichbehandlung. Man will zwar „türkisch" sein in Deutschland, aber man will auch gleich sein – in seiner Eigenschaft als Bürger.

Mehr-Heimigkeit

Das Gefühl der Mehrfach-Zugehörigkeit ist bei den Trägern hybrider Identitäten besonders verbreitet. Ab der zweiten Generation, ab welcher die klare Zuschreibung zum Herkunftskontext nicht mehr gewährleistet ist, da die Sozialisation auch oder ausschließlich in Deutschland stattgefunden hat, wird die Identität immer häufiger durch additive Zugehörigkeiten artikuliert (sowohl-als auch): Diese Teil-Gruppe fühlt sich sowohl türkisch, italienisch, japanisch als auch deutsch und ist im Bewusstsein und in Bezug zu mehreren nationalen oder kulturellen Bezugssystemen aufgewachsen. Hier wird z. B. ein Gefühl der Zugehörigkeit zu Deutschland aufgrund der Sozialisation und gleichzeitig ein Gefühl der Zugehörigkeit zum Herkunftskontext aufgrund von Narrationen beschrieben. Assimilation wird abgelehnt und Hybridität als „Erlösung" aus dem Dilemma des Entscheidungsdrucks wahrgenommen. Hier ist zu beobachten, dass ein Codeswitching den Übergang zwischen den Teil-Identitäten ermöglicht und aufrecht erhält. Es findet eine situative Identifikation mit Zugehörigkeiten statt, die für außenstehende Betrachter die Träger dieser Mehrheimigkeit zu kontextuellen Gestalten werden lässt, denen sie zum Teil misstrauen. Der Grad der Hybridität ist hoch und erzeugt ein Momentum, in dem das größte Maß an Vertrauen denjenigen entgegnet wird, die ebenfalls mehrheimig sind. Dies resultiert aus der Erfahrung der doppelten Differenz: Man gilt weder im „Herkunftsland" noch im neuen Heimatland als zweifellos zugehörig, daraus entsteht Distanz zu „mono-kulturellen" Personen – gleich welcher Herkunft.

Kein-Heimigkeit

Diese Zuschreibung betrifft vor allem jene Teil-Gruppe, die durch ihre phänotypische Erscheinung oft othering-Prozessen unterliegt, obwohl die Verbindungen zum vermeintlichen Herkunfstkontext nicht hergestellt werden können. Die stete Frage nach Herkunft suggeriert eine Nicht-Zugehörigkeit zum deutschen Kontext und paart sich mit der Nicht-Zugehörigkeit zum Herkunftskontext der Eltern. Als Beispiel können Afro-Deutsche herangezogen werden, die z. B. ohne Bezug zum afro-deutschen Elternteil aufgewachsen sind, aber dennoch stetig nach ihrer Herkunft befragt werden, die sie nie als Erfahrungsraum kennengelernt haben. Die Suggestion, dass ihnen dennoch keine fraglose Zugehörigkeit zu Deutschland zugestanden wird, führt zu einer defizitären weder-noch Zugehörigkeit. Gerade bei diesen Personen ist eine aggressive Reaktion auf die Frage nach der Herkunft zu beobachten. Als weiteres Beispiel könnten Kinder aus iranischen Familien gelten. Vielfach sind ihre Eltern mit einem Asyl-Status in Deutschland ansässig, können also nicht in ihr Herkunftsland zurückreisen, da sie sich im politischen Exil befinden. Ihre Kinder waren somit zum Teil noch nie im ihnen zugeschriebenen „Heimatland“, können die Sprache nur rudimentär und beherrschen kein Codeswitching. Dennoch sind sie aufgrund ihres Phänotyps – ihres Namens oder Aussehens – immer wieder mit der Frage der Herkunft konfrontiert. Im Gegensatz zu Typ A und B reagieren sie auf die „Woher kommst du?“-Frage eher ablehnend, teilweise aggressiv. Durch die ausschließliche Sozialisation im deutschen Herkunftskontext empfinden sie die steten Rückfragen als Negation ihrer Identität.

Neu-Heimigkeit

In dieser Teilgruppe wird die Zugehörigkeit nicht mehr national artikuliert. In einer globalisierten Welt, die zunehmend von transkulturellen Orientierungssystemen beeinflusst wird, beschreiben sich diese Personen als „Weltbürger“. Sie handeln für sich eigene, individuelle Zugehörigkeitskriterien aus und entwickeln eine Abwehr gegen jede Form von Kennzeichnung und Markierung von Außen. Besonders die Zuschreibung nationaler Kriterien wird abgelehnt. Diese Personen begreifen sich weder als deutsch noch als iranisch, türkisch etc. Hier kann sowohl eine Zuwendung zu einer transnationalen Community geschehen, wie sie die islamische Umma anbietet. Oder aber eine Identifikation mit einer Internationalität, wie sie z. B. auch von transnationalen Unternehmen im Rahmen des interkulturellen Mainstreaming propagiert wird. Im Rahmen der Neu-Heimigkeit wäre allerdings auch eine Assimilation denkbar. Hier wäre ein Verschwinden der ehemaligen Herkunftsidentität und ein vollkommenes Aufgehen in kulturelle Sozialisationsmuster Deutschlands als Akkulturationsstrategie zu nennen. Dies kann allerdings nur dann geschehen, wenn auch vonseiten der Mehrheitsgesellschaft die Person phänotypisch nicht auffällt und somit keine „Erinnerung" an eine andere Herkunft herbeigeführt wird, die wiederum durch stete Nachfragen ein Ausscheren aus dem diffizilen Prozess der Assimilation bewirken könnte.

Integration – wen oder was?

Durch die immerwährende Wahrnehmung von Unterschiedlichkeit entwickeln die Träger hybrider Identitäten unterschiedliche Akkulturations-Strategien welche wiederum Ressourcen generieren, die ihnen besonders in einem multinationalen Unternehmen und in der Zukunftsausrichtung globaler Gesellschaftsordnungen von Vorteil sein könnten, wie z. B. Bilingualität, familienzentrierte Werte, hohe psychische Robustheit und Frustrationstoleranz (Karakasoglu 2005). Den Menschen mit hybrider Identität wird in der Ressourcenanalyse ein intuitiver Umgang mit Vielfalt/Diversity zugeschrieben, den sie auch selbst mehrfach so beschreiben (Badawia 2002). Durch die situative Variation der Zugehörigkeiten gelten sie als flexibel und mobil, durch die authentische Verkörperung von Mehrheimigkeit als emphatisch. Sie besitzen eine erhöhte Ambiguitätstoleranz (Keupp 2006), weswegen ihnen ein natürliches Mediationspotenzial zuerkannt wird. Man traut ihnen eine kreative und belastbare Organisation unterschiedlicher Lebens- und Arbeitswelten zu, da sie in ihrem Leben multidimensionale Zuschreibungs-Entwürfe kennen, verarbeiten und aushandeln. Durch die immerwährende Parallelität von kognitiver, emotionaler und intuitiver Wahrnehmung entsteht ein Multi-Tasking in der Wahrnehmungs- und Gedankenwelt.

Der Begriff Integration kann erst dann einen inkludierenden Charakter entfalten, wenn ihm der defizitäre Blick auf die „Außenstehenden" genommen wird, die es gilt, in den inneren Kreis zu holen. Im sozialen Innenraum Deutschlands gibt es rund um jene Menschen mit Migrationshintergrund eine Ressourcenvielfalt, die viel stärker in den Blick genommen werden müsste, wenn das Thema Integration diskutiert wird. Es geht also vielmehr darum, *was* wir in Deutschland integrieren und nicht *wen*. Denn es gibt kaum Entscheidungsmacht gegenüber jemand, der sich nicht integrieren möchte – aber sehr viel Zerstörungsmacht gegenüber jenen, die längst im Innenraum sind, aber stetig aus diesem hinausgedacht werden. Nicht nur deren Ressourcenpotential ist für ein plurales Deutschland wichtig, sondern auch ihre Alltagskompetenz und ihre Normalisierungsstrategien.

Literatur

Badawia T, 2002: „Der Dritte Stuhl" – Eine Grounded Theory-Studie zum kreativen Umgang bildungserfolgreicher Immigrantenjugendlicher mit kultureller Differenz. IKO-Verlag, Frankfurt a.M.

Erikson E, 1992: Der vollständige Lebenszyklus. Frankfurt a. M. 1988; 2. Aufl. 1992

Foroutan N, Schäfer I, 2009: Hybride Identitäten in Deutschland – muslimische Migrantinnen und Migranten in Deutschland und Europa. In: Aus Politik und Zeitgeschichte (05/2009).

Karakasoglu Y, Boos-Nünning U, 2005: Viele Welten leben. Zur Lebenssituation von Mädchen und jungen Frauen mit Migrationshintergrund. Münster, München u. a.

Keupp H, Ahbe T, Gmür W et al., 2006: Identitätskonstruktionen. Das Patchwork der Identitäten in der Spätmoderne. Reinbek.

Mecheril P, 2003: Prekäre Verhältnisse. Über natio-ethno-kulturelle (Mehrfach-) Zugehörigkeit. Münster

Stibenz M, 2011: Deutsche Leidkultur. In: *Der Tagesspiegel* vom 05.01.2011. http://www.tagesspiegel.de/meinung/andere-meinung/deutsche-leidkultur/3688976.html

Theda Borde

Integration und Partizipation ermöglichen

Migration und Integration – kontinuierliche Prozesse

Im Zuge der Globalisierung und Internationalisierung der Arbeitsmärkte ist die Mobilität von Menschen zunehmend gefordert. Europa ist eine wichtige Drehscheibe, die zugleich Ausgangspunkt und wichtiger Anziehungspunkt für Migranten/-innen aus verschiedenen Regionen der Welt ist. Es ist von einer kontinuierlichen Zuwanderung und von einer zunehmenden sozialen, ethnischen und kulturellen Vielfalt der Bevölkerung in Deutschland auszugehen. Aus demographischer und ökonomischer Sicht ist die Bundesrepublik Deutschland auf die Integration der hier niedergelassenen Bevölkerung mit Migrationshintergrund und andererseits auf die weitere Zuwanderung von Menschen aus dem Ausland angewiesen.

Die im Begriff „Bevölkerung mit Migrationshintergrund" (Geburtsort im Ausland sowie Geburtsort der Eltern bzw. eines Elternteils im Ausland) zusammengefasste Gruppe macht heute 20% der Bevölkerung in Deutschland aus. Die Gruppe ist sehr heterogen, denn sie umfasst die seit den 1950er Jahren angeworbenen Arbeitsmigranten/-innen, deren Familienangehörige und Nachkommen, (Spät-)Aussiedler/-innen und jüdische Zuwanderer aus Osteuropa sowie politische Flüchtlinge. Neue Migrationstrends sind gekennzeichnet durch kurz- und langfristige Zuwanderung von qualifizierten und unqualifizierten Arbeitskräften, Ost-West-Migration innerhalb der Europäischen Union, transnationale Pendelmigration, irreguläre Migration sowie weiterhin Fluchtmigration und den Nachzug von Familienangehörigen bzw. Ehepartner/-innen aus dem Ausland. Allein die unterschiedlichen Migrationsphasen, -motive und -erfahrungen, Altersgruppen, Aufenthaltsdauer, Staatsangehörigkeiten, Herkunftsländer und ethnischen Gruppen weisen auf die außerordentliche Heterogenität der Bevölkerung mit Migrationshintergrund hin. Weitere Faktoren, die diese Heterogenität kennzeichnen, sind unterschiedlicher Aufenthaltsstatus, Sprachkenntnisse, Bildungsgrad, soziale Lagen und Erwerbssituationen, Religion, jeweiliger Lebensstil und Geschlecht. Der Anteil der weiblichen Bevölkerung mit Migrationshintergrund in Deutschland liegt derzeit bei etwa 50%. Waren zunächst überwiegend Männer am aktiven Migrationsgeschehen beteiligt, so ist heute weltweit eine „Feminisierung der Migration" zu beobachten.

Schwangerschaft und Geburt können für Migrantinnen, wie Studien zeigen, ein besonderes Risiko darstellen; jedoch gibt es bisher in Deutschland keine Untersuchungen, die genaue Aufschlüsse über den Einfluss der jeweiligen Lebenssituation auf die Geburtsergebnisse haben. In unserem aktuellen Forschungsprojekt zum Einfluss von Migrations- und Akkulturationsprozessen auf Schwangerschaft und Geburt wollen wir diesen Fragen nachgehen, Gesundheitsbelastungen und Ressourcen identifizieren und Empfehlungen für eine verbesserte Betreuung von Mutter und Kind in der Einwanderungsgesellschaft entwickeln (siehe Brenne et al in diesem Buch).

Migration und Gesundheit

Für Gesundheitsfachkräfte gehört die Betreuung und Behandlung von Migranten/-innen seit Langem zum Arbeitsalltag, jedoch zeigen vorliegende Studien, dass die Versorgungssituation von Migrantinnen und Migranten in Klinik und Praxis häufig von Zugangsbarrieren und Kommunikationsproblemen gekennzeichnet ist. Hinzu kommen Informationslücken und Diskrepanzen zwischen Versorgungs- und Informationsbedürfnissen und den tatsächlichen Angeboten und Leistungen. Insgesamt zeigen Untersuchungen, dass Menschen mit Migrationshintergrund im Vergleich zur einheimischen Bevölkerung in Deutschland geringere Gesundheitschancen und höhere Risiken für bestimmte Erkrankungen haben. Sie weisen auf einen insgesamt schlechteren objektiven und subjektiven Gesundheitsstatus im gesamten Lebenszyklus hin. Dies ist sowohl durch eine benachteiligte soziale Lage als durch Zugangsbarrieren in der Gesundheitsversorgung begründet. Spezifische Gesundheitsbelastungen und -risiken werden für Kinder und Jugendliche aus Familien mit Migrationshintergrund, Migrantinnen und Migranten ohne regulären Aufenthaltsstatus, ältere Menschen mit Migrationshintergrund sowie für Migrantinnen und ihre Kinder im Zusammenhang mit Schwangerschaft und Geburt festgestellt (Razum 2008). Internationale Studien belegen den Zusammenhang zwischen sozialer und gesundheitlicher Benachteiligung und identifizieren neben sozioökonomischen Faktoren Migrationsfaktoren, kulturelle Faktoren, Rassismus und die selektive Wirkung der Gesundheitsversorgung als Wirkfaktoren für die „ethnische Verteilung" von Gesundheit und Krankheit (Andrews u. Jewson 1993, Smaje 1996).

Die Studien unserer Forschungsgruppe v. a. zur Gesundheitsversorgung von Migrantinnen zeigen, dass die Mitwirkungsmöglichkeiten von Migrantinnen durch verbesserte Erreichbarkeit in der Versorgungspraxis und -forschung gefördert werden können. Ebenso belegen sie, dass Information und Patientenaufklärung Migrantinnen bisher nicht ausreichend erreichen und dass es im Aufklärungsprozess bei Migrantinnen sogar zu Informationsverlusten kommen kann (Borde 2009, Borde 2010, Pette et al 2004).

Bedingungen für gleiche Gesundheitschancen schaffen

Den Themen Migration, Diversität und Integration wird heute deutlich mehr Aufmerksamkeit geschenkt, denn es zeichnet sich ab, dass die Förderung der Partizipation und die Schaffung von Bedingungen für Chancengerechtigkeit zentrale Faktoren für den sozialen Zusammenhalt in Einwanderungsgesellschaften sind. Inzwischen lassen sich verstärkte Bemühungen zur Verbesserung der Gesundheitschancen von Migrantinnen und Migranten beobachten, denn auch die Gesundheitsversorgung steht angesichts der gesundheitlichen Benachteiligung der Bevölkerung mit Migrationshintergrund vor der Herausforderung, Versorgungskonzepte und -strukturen zu etablieren, die der soziokulturellen Vielfalt und damit verbunden unterschiedlichen Gesundheitsbedürfnissen gerecht werden und eine gleich gute Versorgung für alle ermöglichen.

Seit einiger Zeit wird in Deutschland diskutiert, Versorgungseinrichtungen migrationsspezifisch im Sinne einer „interkulturellen Öffnung" zu verändern. Dabei orientiert man sich seit den 1990er Jahren an Modellen anderer Einwanderungsländer, die eine Anpassung der Versorgungskonzepte an die Bedürfnisse unterschiedlicher Bevölkerungsgruppen vorsehen. In Deutschland wurden in diesem Kontext Begriffe und Konzepte wie „interkulturelle Öffnung", „interkulturelle Kompetenz", „transkulturelle Kompetenz", „Kultursensibilität", „Migrationssensibilität" oder „Differenzsensibilität" geprägt, die aber bisher wenig reflektiert und oft nebeneinander verwendet werden. Existierende Modellprojekte, die darauf abzielen, die Partizipationsmöglichkeiten von Migrantinnen und Migranten zu stärken, haben vor allem kompensatorischen Charakter und sind keineswegs flächendeckend etabliert. Einerseits sind es spezifische Angebote für bestimmte Herkunftsgruppen, andererseits haben sich in Ergänzung zur Regelversorgung komplementäre Dienste entwickelt, wie zum Beispiel Dolmetschdienste oder Gesundheitsmediatoren, die eine Brückenfunktion zwischen Migrantinnen und Migranten und Versorgungseinrichtungen einnehmen. Die Finanzierung solcher erforderlichen ergänzenden Dienste und Projekte ist bisher allerdings nicht langfristig gesichert.

Für alle Berufsgruppen, die in der Gesundheitsversorgung tätig sind, gewinnen neben der fachspezifischen Qualifikation gute Kompetenzen beim Erkennen von Differenzen und unterschiedlichen Bedürfnissen verschiedener Menschen an Bedeutung, damit eine bedarfsgerechte Versorgung gewährleistet werden kann. Sowohl differenzsensible Kompetenzen als auch die strukturelle Ausrichtung der Versorgungseinrichtungen und -angebote auf die Bedürfnisse der Nutzer/-innen und die Mobilisierung von Gesundheitspotenzialen von Menschen mit Migrationshintergrund sind daher zentrale Handlungsfelder für die nahe Zukunft.

Mit dem 2010 beschlossenen Gesetz zur Regelung von Partizipation und Integration in Berlin nimmt das Land Berlin eine Vorreiterrolle in Deutschland ein, indem es Voraussetzungen für eine verbesserte Teilhabe und Integration von Menschen mit Migrationshintergrund schafft, soweit dieses durch ein Landesgesetz geregelt werden kann. Das Gesetz zielt darauf ab, Menschen mit Migrationshintergrund die Möglichkeit zur gleichberechtigten Teilhabe in allen Bereichen des gesellschaftlichen Lebens zu geben. Alle

Einrichtungen im Geltungsbereich des Partizipations- und Integrationsgesetz des Landes Berlin (Berliner Verwaltung, landesunmittelbare öffentlich-rechtliche Körperschaften, Anstalten und Stiftungen, Präsident des Abgeordnetenhauses von Berlin, Rechnungshof von Berlin, Berliner Beauftragten für Datenschutz und Informationsfreiheit) haben die Aufgabe, im eigenen Zuständigkeitsbereich für gleichberechtigte Teilhabe und interkulturelle Öffnung zu sorgen. Ziel ist dabei, die Vielschichtigkeit der Einwanderungsgesellschaft zu berücksichtigen und die Aufgabenwahrnehmung bedarfs- und zielgruppengerecht auszurichten. Weiter ist gesetzlich geregelt, dass interkulturelle Kompetenz für alle Beschäftigten durch Fortbildungsangebote und Qualifizierungsmaßnahmen gewährleistet und diese bei der Beurteilung der Eignung, Befähigung und fachlichen Leistung im Rahmen von Einstellungen und Aufstiegen der Beschäftigten im öffentlichen Dienst positive Berücksichtigung findet. Darüber hinaus werden Maßnahmen zur Erhöhung des Anteils der Beschäftigten mit Migrationshintergrund eingeleitet. Die Hochschulen sind gefordert, den Anteil von bisher wenig repräsentierten Bevölkerungsgruppen zu erhöhen. Ein wichtiger Schritt in die richtige Richtung.

In den Empfehlungen zur Ausrichtung der Gesundheitsversorgung in einer multikulturellen Gesellschaft (*Recommendation Rec(2006)18 of the Committee of Ministers to member states on health services in a multicultural society*) wurden ähnliche Anforderungen auf europäischer Ebene formuliert (Abb. 1). Die Sicherung des Zugangs und die Verbesserung der Versorgungsqualität stellen in multikulturellen Gesellschaften – so heißt es dort – ist eine prioritäre gesundheitspolitische Aufgabe und stellt einen integralen Bestandteil des allgemeinen Gesundheitssystems dar. Um verschiedenen Gesundheitsbedürfnissen unterschiedlicher Bevölkerungsgruppen gerecht zu werden, bedarf es übergreifender intersektoraler und multidisziplinärer Strategien. Ebenso ist eine Weiterentwicklung der Wissensbasis über die gesundheitliche und soziale Lage verschiedener Bevölkerungsgruppen in Einwanderungsgesellschaften erforderlich. Bei der Planung, Implementierung und nachhaltigen Sicherung einer an multikulturelle Gesellschaften angepassten Gesundheitspolitik und Gesundheitsversorgung in Europa ist die Partizipation aller beteiligten Gruppen (Forschung, Politik, regionale Gesundheitsbehörden, Gesundheitsfachkräfte, Vertreter ethnischer Minderheiten und deren Organisationen) erforderlich.

Differenzsensible Ansätze

Perspektiven auf verschiedenen Ebenen

gesamtgesellschaftlich, politisch
- sozialer Zusammenhalt, Inklusion, Partizipation
- Versorgungsgerechtigkeit

Institutionen des Gesundheitswesens
- Differenzsensibilität
- Zugänglichkeit und Annehmbarkeit der Angebote sichern
- Qualifizierung des Personals für Zukunftsaufgaben
- Eigenverantwortung ermöglichen durch verständliche Aufklärung

Migranten/-innen u. ethnische Minderheiten
- Stärkung der Gesundheitskompetenzen
- Patientenschulung, Gesundheitsförderung
- Empowerment
- Selbstorganisation
- soziale Anwaltschaft

vgl. Recommendation Rec(2006)18 on Health Services in a Multicultural Society

Abb. 1: Partizipation ermöglichen – Chancengerechtigkeit verwirklichen

Gesellschaftliche Partizipation und Chancengerechtigkeit setzt die Weiterqualifizierung der Mitarbeiter/-innen, die Ausbildung der Fachkräfte und eine angemessene Ausstattung von Versorgungs-, Bildungs- und Forschungseinrichtungen für differenzsensible und chancengerechte Ansätze voraus.

Literatur

Andrews A, Jewson N, 1993: Ethnicity and infant deaths: The implications of recent statistical evidence for materialist explanations. *Sociology of Health and Illness*, 15 (2), 1993:137-156.

Borde T, 2010: Frauengesundheit und Migration: Bedürfnisse – Versorgungsrealität – Perspektiven. In: Deutscher Ethikrat (Hrsg.) Migration und Gesundheit. Kulturelle Vielfalt als Herausforderung für die medizinische Versorgung. Vorträge der Jahrestagung des Deutschen Ethikrats. Berlin, 2010: 41-52.

Borde T, 2009: Migration und Gesundheitsförderung – Hard to reach? Neue Zugangswege für „schwer erreichbare" Gruppen erschließen. Migration und Gesundheitsförderung. Ergebnisse einer Tagung mit Expertinnen und Experten. In: Bundeszentrale für gesundheitliche Aufklärung, BZgA (Hrsg.) Gesundheitsförderung konkret. Band 12, 2009: 18-31.

Gesetz zur Regelung von Partizipation und Integration in Berlin, 29.09.2010 (http://www.parlament-berlin.de/ados/16/IIIPlen/vorgang/d16-3524.pdf)

Pette M, Borde T, David M, 2004: Kenntnis über die Diagnose und Therapie ihrer Erkrankung bei deutschen und türkischstämmigen Patientinnen vor und nach einem Krankenhausaufenthalt. *J Turkish German Gynecol Assoc*, Vol. 5 (4), 2004: 130-137.
(http://www.artemisonline.net/published/volume5/issue4/ErratumMPette5(4).pdf)

Razum O, Zeeb H et al, 2008: Migration und Gesundheit. Schwerpunktbericht der Gesundheitsberichterstattung des Bundes. Robert Koch-Institut, 2008

Recommendation Rec(2006)18 of the Committee of Ministers to member states on health services in a multicultural society
(https://wcd.coe.int/wcd/ViewDoc.jsp?id=1062769&Site=CM)

Smaje C, 1996: The ethnic patterning of health: New directions for theory and research. *Sociology of Health and Illness*, 18 (2), 1996: 139-171.

Schwangerschaft und Geburt

Oliver Razum, Anna Reeske, Jacob Spallek

Schwangerschaft, Geburt und erstes Lebensjahr in der Migration: gesundheitliche Herausforderungen

Besonders vulnerable Lebensphasen

In der Zeit von der Empfängnis bis zum ersten Geburtstag sind die werdende Mutter und ihr Ungeborenes, später die Mutter und ihr Kind, besonders vulnerabel (Partnership for Maternal Newborn and Child Health 2007). Es ist unabdingbar, dass (werdende) Mutter und Kind Zugang zu wirksamen Vorsorgeprogrammen und gesundheitlicher Versorgung erhalten und diese auch nutzen. Dies trägt dazu bei, Entwicklungsdefizite und spätere Erkrankungen zu vermeiden. Eine bis zum Termin ausgetragene Schwangerschaft, die Reife des Kindes bei der Geburt und ein angemessenes Geburtsgewicht sowie die Gewichtentwicklung im ersten Lebensjahr beeinflussen nicht nur die Gesundheitschancen während der Kindheit positiv. Es gibt zunehmend Belege dafür, dass diese Faktoren auch das Risiko für Herzerkrankungen, Schlaganfall, Diabetes und Atemwegserkrankungen im höheren Lebensalter reduzieren (Barker 1995, 2003). Ein gestörter Verlauf der Schwangerschaft kann natürlich nicht nur das Kind gefährden, sondern auch die Gesundheit der Mutter.

In vielen Ländern haben Minderheiten einen schlechteren Zugang zu präventiven und kurativen Diensten als die Mehrheitsbevölkerung. Vielfach hat sich gezeigt, dass Migrantinnen ein besonderes Risiko einer Unter- oder Fehlversorgung haben. Wenn dies auch für Schwangerenvorsorge, Geburtshilfe und perinatale Versorgung zutrifft, so sind (werdende) Mütter und Säuglinge mit Migrationshintergrund potenziell gesundheitlich erheblich gefährdet. Es stellt sich die Frage, ob mangelnde Integration und Akkulturation hierfür Risikofaktoren sind.

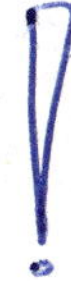

In Deutschland gibt es beispielsweise bei der Säuglingssterblichkeit (Anzahl der Sterbefälle von Säuglingen im Alter unter einem Jahr bezogen auf 1.000 Lebendgeborene) Hinweise, dass dies der Fall sein könnte. Unterschiede in der Säuglingssterblichkeit zwischen verschiedenen Gruppen einer Bevölkerung gelten als empfindliches Maß für gesundheitliche und soziale Ungleichheiten. Die Säuglingssterberate in Deutschland ist in den letzten Jahrzehnten kontinuierlich zurückgegangen. Während in den 1970er Jahren noch mehr als 20 Säuglinge je 1.000 Lebendgeborene verstarben, sank dieser Wert seit dem Jahr 2000 auf unter 5. Trotz dieser erfreulichen Entwicklung ist die Säuglingssterblichkeit in einzelnen Gruppen der Bevölkerung noch deutlich erhöht. Dies gilt ganz besonders für ausländische Neugeborene. Ein Neugeborenes erhält die deutsche Staatsangehörigkeit, wenn mindestens einer der beiden Elternteile seit mindestens 8 Jahren rechtmäßig in Deutschland lebte. Bei ausländischen Neugeborenen handelt es sich dagegen um Neugeborene, deren Mütter erst seit kurzer Zeit in Deutschland leben. Im Jahr 2004 betrug die Säuglingssterblichkeit in dieser Gruppe 8 pro 1.000 Lebendgeborenen, während sie in der deutschen Bevölkerung und bei ausländischen Eltern, die sich bereits mehr als 8 Jahre in Deutschland aufhielten, bei unter 5 Todesfällen je 1.000 Lebendgeborene lag (Razum et al. 2008). Diese Beobachtung aus dem Schwerpunktbericht der Gesundheitsberichterstattung „Migration und Gesundheit" gibt Anlass zur Vermutung, dass auch in Deutschland das Ausmaß der Integration oder Akkulturation einen Einfluss auf die perinatale Gesundheit bei Migrantinnen nimmt.

Im Rahmen einer Expertise, die vom AOK-Bundesverband in Auftrag gegeben und gefördert wurde, haben wir daher weitere Datenanalysen zur Gesundheit von Schwangeren und Säuglingen mit Migrationshintergrund durchgeführt. Die ausführlichen Ergebnisse finden sich in einer Buchveröffentlichung (Razum et al. 2011)[1]. Einige der im Folgenden präsentierten Er-

[1] Oliver Razum / Anna Reeske / Jacob Spallek (Hrsg.): Gesundheit von Schwangeren und Säuglingen mit Migrationshintergrund. Reihe „Challenges in Public Health", Bd. 59. Peter Lang Verlag, Frankfurt am Main, 2011: Entlang der Zeitachse von der Konzeption bis zum ersten Geburtstag werden in diesem Band ausgewählte Aspekte der mütterlichen und kindlichen Gesundheit bei Migranten dargestellt. Dabei stehen folgende Fragen im Vordergrund: Inwieweit bestehen gesundheitliche Unterschiede zwischen Müttern und Säuglingen mit Migrationshintergrund und der Mehrheitsbevölkerung Deutschlands? Wie sind bestehende Unterschiede zu bewerten? Welche Faktoren bedingen diese Unterschiede? Welche Maßnahmen sind Erfolg versprechend, um bestehende Ungleichheiten zu reduzieren und positive gesundheitliche Entwicklungen zu fördern?

gebnisse entstammen diesem Band. Ergänzt werden sie durch Daten aus dem oben genannten Schwerpunktbericht der Gesundheitsberichterstattung.

Mütterliche und kindliche Gesundheit bei Migranten: Einflussfaktoren

Abbildung 1 gibt einen Überblick über Faktoren und Problemkonstellationen, die die perinatale Gesundheit bei Migrantinnen beeinflussen. Grundlage für einen komplikationsfreien Verlauf von Schwangerschaft und Geburt ist eine zugängliche und umfängliche Versorgung im Bereich sexuelle und reproduktive Gesundheit. Hierzu gehört als ein zentrales Element die Schwangerenvorsorge. Sie muss rechtzeitig in Anspruch genommen werden, in der Lage sein, bestehende Komplikationen zu erkennen und dafür sorgen, dass diese Komplikationen behoben werden. Dazu ist neben der Qualität der Versorgung und dem Zeitpunkt der ersten Inanspruchnahme eine Mindestzahl von Besuchen der Schwangerenvorsorge während der Schwangerschaft erforderlich.

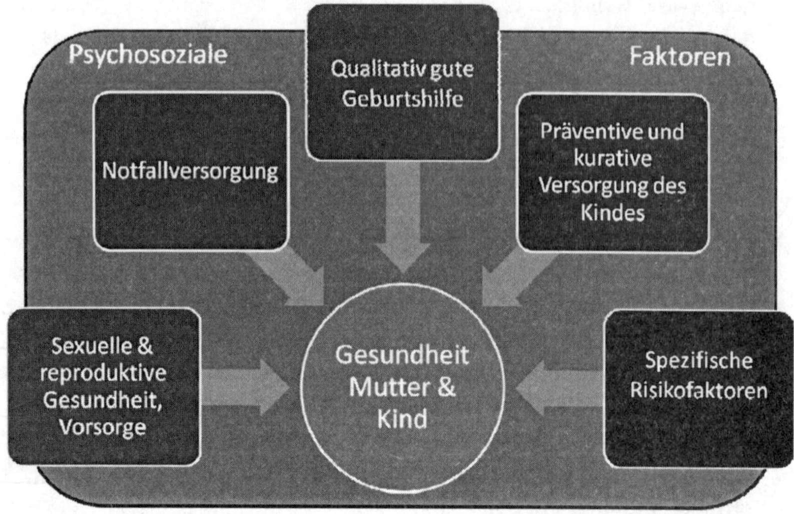

Abb. 1: Faktoren und Problemkonstellationen, die die perinatale Gesundheit bei Migrantinnen beeinflussen (Quelle: eigene Abbildung, teilweise modifiziert aus (Partnership for Maternal Newborn and Child Health 2007))

Treten während der Schwangerschaft Komplikationen auf, so ist eine zugängliche und effektive Notfallversorgung erforderlich. Ein Beispiel für Komplikationen sind Blutungen durch Fehlgeburten, die in schweren Fällen einen operativen Eingriff oder sogar eine Bluttransfusion erforderlich machen. Wird nicht schnell und effektiv gehandelt, so kann es im schlimmsten Fall zu einem mütterlichen Todesfall kommen.

Zum Zeitpunkt der Geburt ist eine qualitativ gute geburtshilfliche Versorgung erforderlich. Sie beinhaltet die Betreuung der Mutter, die Behandlung von eventuell bei der Geburt auftretenden Komplikationen sowie eine angemessene Versorgung des Neugeborenen.

Eine präventive und kurative Versorgung des Kindes ist selbstverständlich nicht nur in der Neonatalzeit erforderlich. Säuglinge bis zum Ende des ersten Lebensjahres gelten als besonders vulnerable Gruppe. Um gesundheitliche Komplikationen und im Extremfall Todesfälle zu vermeiden, wird beispielsweise die regelmäßige Inanspruchnahme von Früherkennungsuntersuchungen für Kinder (den früher sogenannten U-Untersuchungen) empfohlen. Neben einer medizinischen Untersuchung werden dabei präventive Maßnahmen wie einerseits Ernährungsberatung und andererseits Impfungen angeboten.

Säuglinge von Migrantinnen sind nicht nur den üblichen altersentsprechenden Risiken ausgesetzt. Hinzu kommen spezifische, mit dem Migrationshintergrund in indirektem Zusammenhang stehende Risikofaktoren. Dazu gehören beispielsweise erblich bedingte Stoffwechselkrankheiten oder Erkrankungen der roten Blutkörperchen (Hämoglobinopathien). Sie können in konsanguinen Ehen häufiger auftreten.

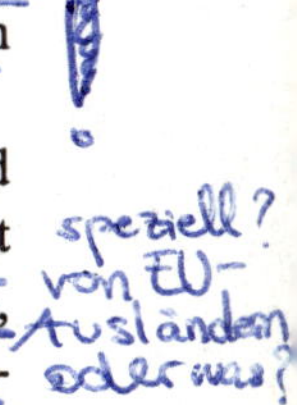

Alle genannten Faktoren und potenziellen Problemkonstellationen sind eingebettet in den speziellen psychosozialen Kontext von Menschen mit Migrationshintergrund. Hierzu gehören sozioökonomische Benachteiligung, Diskriminierung sowie möglicherweise eine geringe Integration und Akkulturation. Es sind jedoch keinesfalls alle kontextuellen Faktoren negativ zu sehen: In Migrantenfamilien gibt es oftmals mehr Unterstützung der Schwangeren und Mütter, möglicherweise sogar einen entspannteren Umgang mit der Schwangerschaft als in deutschen Familien (siehe hierzu den Beitrag von Magdalena Stülb im vorliegenden Band).

Migrationshintergrund: Daten und Datenquellen

Im Jahr 2007 kamen in Deutschland rund 120.000 Lebendgeborene von Müttern mit ausländischer Staatsangehörigkeit zur Welt. Dies entspricht 17,5% aller Lebendgeborenen in Deutschland. Während die Zahl der Geburten in Deutschland insgesamt sinkend ist, bleibt der Anteil ausländischer Mütter an den Geburten stabil oder steigt leicht an. Die vorliegenden Zahlen umfassen nicht Mütter mit Migrationshintergrund und deutscher Staatsangehörigkeit. Dieser Mangel weist auf ein grundlegendes Defizit an aussagekräftigen Datenquellen im Bereich der perinatalen Gesundheit bei Migrantinnen hin (Razum, Reeske & Spallek 2011).

Tabelle 1 zeigt exemplarisch einige der verfügbaren (und teilweise hier verwendeten) Datenquellen. Die Todesursachenstatistik beruht auf bundesweit erhobenen und weitgehend vollzähligen Daten. Hinsichtlich des Migrationsstatus wird aber lediglich zwischen ausländischer und deutscher Staatsangehörigkeit unterschieden. Eine Analyse nach Herkunftsländern ist nur auf der Ebene einzelner Bundesländer möglich. Ausführliche Daten über den Schwangerschafts- und Geburtsverlauf enthält die Perinatalerhebung. Sie wird flächendeckend an deutschen Geburtskliniken durchgeführt. Hierbei wird das Herkunftsland der Mutter erhoben, allerdings nur in 6 Großregionen.

Im Kinder- und Jugendgesundheitssurvey (KiGGS) wurde der Migrationsstatus vorbildlich erhoben (Schenk et al. 2008). Auch sind umfangreiche Gesundheitsdaten verfügbar. Schwangere sind jedoch naturgemäß nicht eingeschlossen, und in der Altersgruppe 0 bis 1 Jahr erlaubt die Fallzahl keine Untergliederung in verschiedene Herkunftsländer. Auch die Datensätze der gesetzlichen Krankenversicherung enthalten potentiell interessante Daten zu Gesundheitsproblemen während der Schwangerschaft und in der Säuglingszeit. Hier sind jedoch keine Angaben zum Migrationsstatus verfügbar.

Quelle	Indikatoren der sozialen Lage	Migrationsstatus	Gesundheitsdaten
Basis: Gesamtbevölkerung			
Todesursachenstatistik	Geschlecht, Alter	Staatsangehörigkeit (nur auf Länderebene)	Todesursachen: auf Bundesebene: alters- und ursachenspezifische Sterberaten für Deutsche und Nichtdeutsche zusammen
Perinatalerhebung (bis 6. Lebenstag)	Alter, Mutter alleinstehend ohne festen Partner, Tätigkeit der Mutter, berufstätig während der Schwangerschaft	Herkunftsland der Mutter in sechs Großgruppen	Schwangerschafts- und Geburtsrisiken, -outcomes; Verlegung, Mortalität und Morbidität von Mutter und Kind
Neonatalerhebung (bis 4. Lebenswoche)	Geschlecht des Kindes, Reifealter, Postleitzahl des Wohnortes	keine Angaben	med. Diagnostik und Befunddaten, Maßnahmen, Verlegung /Entlassung, Tod (-esursachen)
Basis: repräsentative Stichprobe aus der Gesamtbevölkerung			
Kinder- und Jugendgesundheitssurvey (KiGGS)	Geschlecht, Alter, Soziodemografie, soziale Ungleichheit, soziale Kontakte, Familie, Lebensumfeld	Staatsangehörigkeit und Geburtsland der Eltern und des Kindes, Einreisejahr der Eltern, Einreisealter des Kindes, zu Hause gesprochene Sprache, Migrationsgruppenzugehörigkeit	Befragung bzw. medizinische Untersuchung zu körperlicher Gesundheit, psychischer Gesundheit, Gesundheitsverhalten und Gesundheitsrisiken, gesundheitliche Versorgung
Basis: weitere Daten der Gesundheits- und Sozialberichterstattung			
Gesetzliche Krankenversicherung	Geschlecht, Alter, Versichertenstatus, Stellung im Erwerbsleben, einkommensabhängige Beitragshöhe	keine Angaben	Krankheitsart (ICD-Kodierung), Behandlungsart und -dauer, krankheits-bedingter Pflegebedarf, verordnete Arzneimittel, Heil- und Hilfsmittel

Tab. 1: Auswahl verfügbarer Datenquellen im Bereich der perinatalen Gesundheit bei Migrantinnen (Quelle: modifiziert nach Razum et al. 2008 und 2011)

Ergebnisse zu Schwangerenvorsorge und Geburtshilfe

Die Perinatalerhebung ist eine bundesweite Erhebung zur Qualitätssicherung in der Geburtshilfe. Sie wurde seit 1980 flächendeckend in allen Bundesländern eingeführt. Bis Ende 2009 war das Institut für Qualität und Patientensicherheit (BQS-Institut) für die Datenerhebung und -auswertung zuständig. Die Daten werden bundeseinheitlich erhoben und enthalten auch Informationen aus der Schwangerschaft (Mutterpass). Die Vollzähligkeit der gelieferten Datensätze wie auch der teilnehmenden Kliniken ist sehr hoch. Die Daten der Perinatalerhebung haben wir u. a. hinsichtlich folgender Indikatoren ausgewertet:

- Inanspruchnahme Schwangerenvorsorge
- Frühgeburtlichkeit
- Niedriges Geburtsgewicht
- Intrauterine Mangelentwicklung
- Totgeburtlichkeit

Bei einer angemessenen Versorgung im Bereich sexuelle und reproduktive Gesundheit sowie einer qualitativ hochwertigen Geburtshilfe dürfte es höchstens geringe Unterschiede bei den meisten dieser Indikatoren zwischen Migrantinnen und der Mehrheitsbevölkerung geben. Sollten tatsächlich auffallende Ungleichheiten hinsichtlich Outcomes wie der Frühgeburtlichkeit bestehen, so ist zu prüfen, ob es sich dabei um Ungerechtigkeiten handelt. Das wäre der Fall, wenn es sich um schwerwiegende, aber weitestgehend vermeidbare Beeinträchtigungen handelte.

Datensatz des BQS-Instituts

Der vom BQS-Institut bereitgestellte Datensatz aus der Perinatalerhebung umfasste 2,7 Millionen Geburten aus dem Zeitraum 2004 bis 2007. Darunter waren rund 500.000 Geburten von Müttern ausländischer Herkunft. Rund ein Drittel von ihnen stammte aus der Region „Mittlerer Osten und Nordafrika“. Diese Region umfasst u. a. auch das Herkunftsland Türkei.

Inanspruchnahme der Schwangerenvorsorge

Schwangerenvorsorgeuntersuchungen sollten spätestens zur 9. Schwangerschaftswoche erstmals in Anspruch genommen werden. Abbildung 2 zeigt den Zeitpunkt der ersten Inanspruchnahme der Schwangerenvorsorge nach Herkunft der Mutter. Mehr als 40% der deutschen und ausländischen werdenden Mütter nehmen die Schwangerenvorsorge bereits vor der 9. Schwangerschaftswoche erstmals in Anspruch. Weitere knapp 40% in beiden Gruppen tun dies spätestens bis zur 12. Schwangerschaftswoche. Lediglich bei der Inanspruchnahme nach der 12. Schwangerschaftswoche zeigen sich Unterschiede zu Ungunsten ausländischer Frauen. Dies betrifft jedoch nur einen insgesamt kleinen Anteil aller Schwangeren.

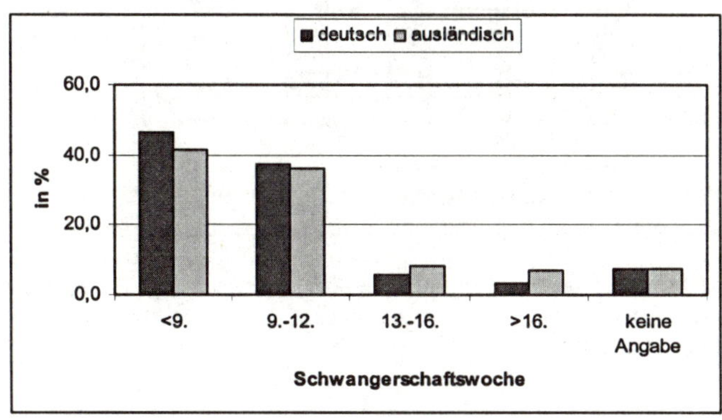

Abb. 2: Zeitpunkt der ersten Inanspruchnahme der Schwangerenvorsorge (in Schwangerschaftswochen) nach Herkunft der Mutter, 2004-2007. Quelle: Razum et al. 2011

Späte Inanspruchnahme der Schwangerenvorsorge

Abbildung 3 zeigt, welche Zahl und welcher Anteil der werdenden Mütter aus einer Herkunftsregion die Schwangerenvorsorge jeweils erst nach der 16. Schwangerschaftswoche erstmals in Anspruch nahmen. Während das auf lediglich 3% der deutschen Schwangeren zutrifft, beträgt der Anteil bei

Schwangeren aus Asien über 9%. Allerdings handelt es sich hierbei um ein zahlenmäßig insgesamt kleine Gruppe (rund 2.800 Schwangere gegenüber den über 67.000 deutschen Schwangeren mit später Inanspruchnahme). Der Anteil der Schwangeren aus dem mittleren Osten und Nordafrika, die die Schwangerenvorsorge erst nach der 16. Schwangerschaftswoche in Anspruch nehmen, liegt unter 6%.

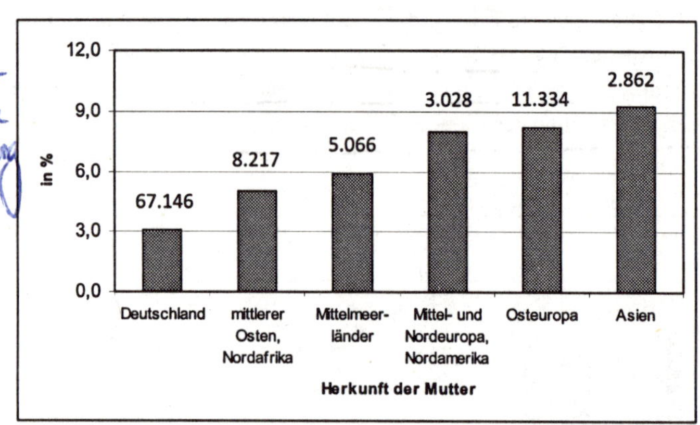

Abb. 3: Zahl und Anteil der werdenden Mütter, die Schwangerenvorsorge erst nach der 16. Schwangerschaftswoche erstmals in Anspruch nahmen, nach Herkunftsregion, 2004-2007. Quelle: Razum et al. 2011

Anzahl der Schwangerenvorsorgeuntersuchungen

Abbildung 4 zeigt die Anzahl der in Anspruch genommenen Schwangerenvorsorgeuntersuchungen nach Herkunft der Schwangeren. Jeweils mehr als 40 % der werdenden Mütter suchen die Schwangerenvorsorge acht bis elf Mal auf, dies gilt für komplikationslose Schwangerschaften als der erwünschte Zahlenbereich. Ein größerer Teil der deutschen als der ausländischen Schwangeren sucht die Schwangerenvorsorge zwölf oder mehrmals auf. Umgekehrt findet sich ein höherer Anteil von ausländischen Schwangeren in der Gruppe, die die Schwangerenvorsorge weniger als acht Mal aufsucht.

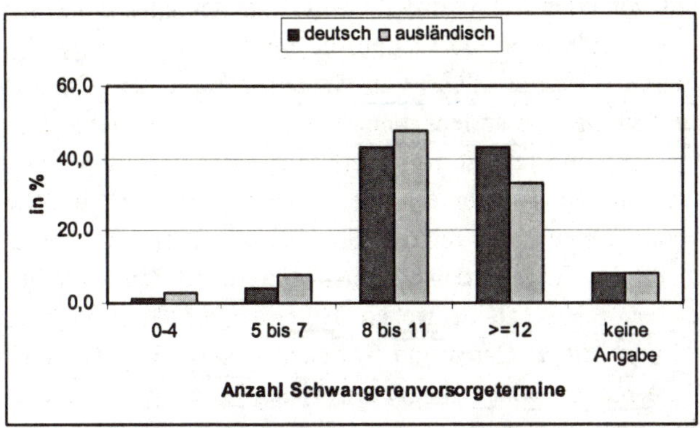

Abb. 4: Anzahl der in Anspruch genommenen Schwangerenvorsorgeuntersuchungen nach Herkunft der Schwangeren, 2004-2007. Quelle: Razum et al. 2011

Schwangerschaftsergebnisse

Beim Vergleich wichtiger Schwangerschaftsergebnisse (*Outcomes*) zwischen Frauen deutscher und ausländischer Herkunft finden sich nur geringe Unterschiede. Alle hier genannten Unterschiede fallen *zugunsten* der ausländischen Frauen aus - diese haben also jeweils einen *kleineren* Anteil der genannten ungünstigen Outcomes:

- Niedriges Geburtsgewicht: nur geringe Unterschiede
- Frühgeburten: kaum Unterschiede
- Fehlbildungen: keine Unterschiede
- Zu kleine oder zu leichte Neugeborene: nur geringe Unterschiede

Totgeburten

Anders sieht die Situation bei den Totgeburten aus. Unter der Totgeburtenrate ist die Anzahl vor oder während der Geburt Verstorbener mit einem Geburtsgewicht von mindestens 500 Gramm in einem Jahr pro 1.000 Lebend- und Totgeborene desselben Jahres zu verstehen. Bei einem Geburtsgewicht von unter 500 Gramm spricht man dagegen von einer Fehlgeburt. Tabelle 2 zeigt die Totgeburtlichkeit nach Herkunftsregion der Mutter. Dargestellt sind die Anzahl der Totgeburten, die Totgeburtenrate je 1.000 Lebend- und Totgeborene sowie das relative Sterberisiko. Letzteres gibt an, wie viel Mal so hoch das Totgeburtenrisiko bei Müttern aus den jeweiligen Herkunftsregionen ist, relativ zu deutschen Müttern. Auffallend ist, dass Frauen aus der Region Mittler Osten und Nordafrika (diese Region enthält die Türkei) ein 1,34-mal so hohes Totgeburtenrisiko haben – mit anderen Worten, das Risiko einer Totgeburt ist in dieser Gruppe um gut ein Drittel höher als bei deutschen Frauen.

	Anzahl	je 1.000 Lebend- und Totgeborene[1]	relatives Sterberisiko[2]	95%-Konfidenzintervall
insgesamt	8.752	3,28	-	-
Herkunft				
Deutschland	6.865	3,17	1	-
Ausland	1.887	3,74	1,18	1,12 – 1,24
Ausland				
Mittel- und Nordeuropa, Nordamerika	111	2,93	0,92	0,76 - 1,11
Mittelmeerländer	309	3,60	1,14	1,02 - 1,28
Osteuropa	458	3,31	1,04	0,95 - 1,14
mittlerer Osten, Nordafrika (inkl. Türkei)	700	4,26	1,34	1,24 - 1,45
Asien	115	3,74	1,18	0,98 - 1,42
sonstige Staaten	194	4,13	1,30	1,13 - 1,50

[1] Totgeburtenrate [2] relative Sterberisiken von Geborenen nichtdeutscher versus deutscher Frauen (nach Herkunftsregion der Mutter)

Tab. 2: Totgeburtlichkeit nach Herkunftsregion der Mutter, 2004-2007. Quelle: Razum et al. 2011

Eine detailliertere Analyse zeigt, dass Unterschiede im Risiko einer Totgeburt zwischen deutschen und ausländischen Frauen lediglich in der Altersgruppe über 30 Jahre zu beobachten sind (Ergebnisse nicht dargestellt). Die Anzahl der vorangegangenen Geburten hingegen erklärt nur einen sehr geringen Teil der Unterschiede. Unter Frauen mit Totgeburten ist die Inanspruchnahme der Schwangerenvorsorge insgesamt geringer als bei Frauen mit Lebendgeburten. Es finden sich jedoch kaum Unterschiede zwischen Frauen deutscher und ausländischer Staatsangehörigkeit. Unter den Totgeburten befindet sich ein hoher Anteil Frühgeborener (66%, vor der 37. Schwangerschaftswoche). Bis zur 28. Schwangerschaftswoche haben ausländische Frauen ein niedrigeres Totgeburtsrisiko als deutsche Frauen. Zwischen der 28. und 31. Schwangerschaftswoche dagegen haben ausländische Frauen ein 1,2-mal so hohes Risiko wie deutsche Frauen, zwischen der 32. und 36. Schwangerschaftswoche sogar ein 1,5-mal so hohes Risiko einer Totgeburt. Es gibt zudem Hinweise, dass intrauterine Mangelentwicklung unter den Totgeborenen ausländischer Frauen häufiger ist als unter denen deutscher Frauen. Alle beschreibenden Unterschiede sind statistisch signifikant.

Notfallversorgung

Als Indikator für Zugänglichkeit und Qualität der Notfallversorgung dient die Müttersterblichkeit. Darunter sind Todesfälle in ursächlichem Zusammenhang mit Komplikationen bei Schwangerschaft, Entbindung und Wochenbett zu verstehen. Die Müttersterblichkeit wird pro 100.000 Lebendgeborene berichtet. Insgesamt hat die Müttersterblichkeit in Deutschland in den vergangenen Jahrzehnten stark abgenommen. Während im Zeitraum 1980 bis 1988 noch 13 mütterliche Todesfälle pro 100.000 Lebendgeborene auftraten, waren es im Zeitraum 2001 bis 2004 nur noch 3,2 Todesfälle. In den 1980er Jahren lag das Risiko ausländischer Frauen, durch einen mütterlichen Todesfall zu versterben, rund doppelt so hoch wie das deutscher Frauen. Seitdem haben sich die Risiken angeglichen. Das bedeutet, dass das Risiko, einen mütterlichen Todesfall zu erleiden, bei ausländischen Frauen noch stärker gesunken ist als bei deutschen. Dies hängt mit einem starken Rückgang der Übersterblichkeit ausländischer Frauen an Blutungen, etwa durch Fehlgeburten, zusammen. Dies wird als Hinweis auf einen zunehmend besseren Zugang zu und eine bessere Nutzung von Gesundheitsdiensten – ganz besonders auch der Notfallversorgung – gewertet (Razum et al. 1999, Razum et al. 2008).

Schlussfolgerungen

Die vorliegenden Daten zeigen ein heterogenes Bild. Die Nutzung der Schwangerenvorsorge ist insgesamt ausreichend, dies gilt auch für einen Großteil der Schwangeren mit Migrationshintergrund. Hier scheinen sich in den vergangenen 10 Jahren Verbesserungen ergeben zu haben (David et al. 2006). Hinweise auf Defizite in der Notfallversorgung ergeben sich aus den vorhandenen Daten nicht mehr. Das sind durchaus erfreuliche Ergebnisse. Es zeigt sich jedoch auch, dass die Gruppe der schwangeren Migrantinnen keineswegs homogen ist. Die vorliegenden Daten weisen darauf hin, dass es kleine Gruppen von Frauen mit Migrationshintergrund gibt, die einem besonders hohen Risiko für Komplikationen während der Schwangerschaft ausgesetzt sind. Die Ursachen hierfür können sowohl im Bereich der Vorsorge als auch des Zugangs oder der Nutzung von geburtshilflichen Diensten liegen. Ob dies an bestimmte Herkunftsländer, eine kurze Aufenthaltsdauer oder einen niedrigen sozioökonomischen Status gekoppelt ist, müssen weitere Studien zeigen.

Schwangerschaft, Geburt und erstes Lebensjahr „in der Fremde“ bleiben eine Herausforderung. Die vorliegenden Daten weisen darauf hin, dass mangelnde Akkulturation oder geringe Integration ein Risikofaktor für Gesundheitsprobleme während der Schwangerschaft, in der Perinatalzeit und im ersten Lebensjahr sein können. Auch hier sind jedoch weitere Untersuchungen erforderlich, die den Grad der Integration und Akkulturation valide messen.

Die reproduktive und perinatale Gesundheitssituation bei Migrantinnen hat sich im Verlauf der vergangenen Jahrzehnte in Deutschland deutlich verbessert. Bei allen weiterhin bestehenden Kritikpunkten sollte man diese Fortschritte bei Zugang, Nutzung und Qualität anerkennen. Sie stellen eine Leistung sowohl der Migrantinnen als auch der Gesundheitsdienste dar. Dies nicht zu erwähnen und immer nur Defizite bei Migrantinnen darzustellen, stellt eine Form der Diskriminierung dar. Erste Erfolge dürfen aber nicht dazu führen, dass Anstrengungen zu weiteren Verbesserungen der perinatalen Gesundheit bei Migrantinnen unterbleiben. Wie die vorliegenden Daten zeigen, sind beispielsweise hinsichtlich der Outcomes Totgeburtlichkeit und Säuglingssterblichkeit weitere Untersuchungen erforderlich. Bei diesen Outcomes bedeuten Ungleichheiten zwischen Migrantinnen und der Mehrheitsbevölkerung in den meisten Fällen auch Ungerechtigkeiten, die behoben werden müssen.

Um solchen Ungleichheiten weiter nachgehen und sie beheben zu können, müssen noch detailliertere Daten zu Schwangerschaft und Geburt bei Migrantinnen erhoben werden. Einen Beitrag dazu soll das DFG-finanzierte Projekt „Der Einfluss von Migrations- und Akkulturationsprozessen auf Schwangerschaft und Geburt: Perinataldaten von Migrantinnen und deutschen Frauen im Vergleich“ leisten (siehe den Beitrag von Brenne et al. in diesem Band). Ergänzend dazu müssen weitere Sekundärdatenquellen für die Migrationsforschung erschlossen werden. Nur auf der Basis geeigneter Daten können Probleme beschrieben werden sowie Handlungsstrategien entwickelt und anschließend evaluiert werden. Dies setzt für alle Studien und Erhebungen von Routinedaten voraus, dass der Migrationsstatus valide erhoben wird. Hierfür hat die KiGGS-Studie geeignete Instrumente entwickelt. Eine weitere Voraussetzung ist, dass neue Interventionen zunächst in Pilotstudien erprobt und kritisch evaluiert werden - auch wenn sie noch so plausibel erscheinen. Nur so kann sichergestellt werden, dass die perinatale Gesundheit bei Migrantinnen effektiv und nachhaltig verbessert wird.

Literatur

Barker DJ, 1995: Fetal origins of coronary heart disease.*British Medical Journal* 311: 171-174.

Barker DJ, 2003: The developmental origins of adult disease. *European Journal of Epidemiology* 18: 733-736.

David M, Pachaly J, Vetter K, 2006: Perinatal outcome in Berlin (Germany) among immigrants from Turkey. *Archives of Gynecology and Obstetrics* 274: 271-278.

Partnership for Maternal Newborn and Child Health. Deliver Now Campaign. 2007. Geneva, WHO.

Razum O, Jahn A, Blettner M, Reitmaier P, 1999: Trends in maternal mortality ratio among women of German and non-German nationality in West Germany, 1980 to 1996. *International Journal of Epidemiology* 28: 919-924.

Razum O, Reesk A., Spallek, J, 2011: Gesundheit von Schwangeren und Säuglingen mit Migrationshintergrund. Frankfurt/Main, Peter Lang Verlag. Challenges in Public Health.

Razum O, Zeeb H, Meesmann U et al, 2008: Migration und Gesundheit. Schwerpunktbericht der Gesundheitsberichterstattung des Bundes. Robert Koch-Institut, Berlin.

Schenk L, Neuhauser H, Ellert U et al, 2008: *Kinder- und Jugendgesundheitssurvey (KiGGS) 2003-2006: Kinder und Jugendliche mit Migrationshintergrund.* Robert Koch-Institut, Berlin.

Maike Lamshöft

Schwanger und im Konflikt – Familienplanung bei undokumentierten Migrantinnen in Berlin[1]

Ausgehend von einer neoliberalen Umgestaltung der sozialen Sicherungssysteme, steigenden Lohnnebenkosten und einer alternden Bevölkerung sieht sich Deutschland seit den 1990er Jahren mit einer Schattenökonomie konfrontiert, die sich in einer wachsenden Nachfrage nach „flexiblen" Arbeitskräften im Niedriglohnsektor, wie z. B. in der Altenpflege, Gebäudereinigung und Hauswirtschaft, ausdrückt. Damit einher geht eine sukzessive Verschärfung der ohnehin restriktiven Einwanderungspolitik mit der Folge, dass Migrantinnen und Migranten nur noch sehr geringe Chancen auf ein Arbeitsvisum, also eine temporäre Aufenthaltsgenehmigung, haben.

Schätzungen zufolge leben und arbeiten heute zwischen 500.000 und einer Million Menschen ohne Papiere in Deutschland, davon allein 100.000 in Berlin. Laut Weltgesundheitsorganisation sind irreguläre oder undokumentierte Migranten solche, die ohne Autorisierung der dafür zuständigen Behörden einreisen oder ihr Visum überziehen. Die Beweggründe für ihr Leben in der aufenthaltsrechtlichen Illegalität sind so unterschiedlich wie ihre Biografien, jedoch meist geprägt durch soziale Ungleichheit und Chancenlosigkeit im Heimatland (Borde et al. 2004).

Die Migrationserfahrungen, die Frauen in der aufenthaltsrechtlichen Illegalität machen, unterscheiden sich grundsätzlich von denen der Männer. So ist eine ungeplante Schwangerschaft in vielfacher Hinsicht ein kritische Situation: Unabhängig davon, ob die Frau sich dafür oder dagegen entscheidet, das Kind zu bekommen, muss sie Zugang zum gesundheitlichen Versorgungssystem finden – und sich vor allem darin zurechtfinden. Die Wahrscheinlichkeit einer Aufdeckung durch die Ausländerbehörde (und in

[1] Dieser Beitrag basiert auf der Master's Thesis "Pregnant without Papers - Perspectives on Family Planning and Reproductive Health Care for Undocumented Migrant Women in Berlin" zur Erlangung des Master of Science in Public Health (MPH) an der Charité-Universitätsmedizin Berlin 2010.

letzter Konsequenz einer Abschiebung) ist dabei hoch. Zum anderen erfordert eine Schwangerschaft erhebliche zusätzliche finanzielle Ressourcen, nicht erst bei Geburt des Kindes. Die Praxis zeigt, dass gewollte und ungewollte Schwangerschaften einen der häufigsten Beratungsanlässe in den Institutionen für medizinische Flüchtlingshilfe darstellen.[2] Es stellt sich daher die Frage, inwieweit der Zugang zu Methoden der Empfängnisverhütung und Familienplanung durch den fehlenden Aufenthaltsstatus und die damit verbundene Diskriminierung erschwert wird.

„Es gibt immer Menschen, die durch das Raster fallen"[3]

Die Lebens- und Arbeitsbedingungen von undokumentierten Migrantinnen in Deutschland sind überwiegend prekär. Getrennt von Familie und Freunden und der ständigen Gefahr ausgesetzt, entdeckt und abgeschoben zu werden, haben sie keine Möglichkeit einer sozialversicherungspflichtigen Beschäftigung nachzugehen. In ihrem Buch „Doing the Dirty Work – Migrantinnen in der bezahlten Hausarbeit in Europa" illustriert Bridget Anderson die durch die restriktiven Ausländergesetze ermöglichten ausbeuterischen Arbeits- und Abhängigkeitsverhältnisse, in denen die Frauen leben. Der bundesweite *Koordinierungskreis gegen Frauenhandel und Gewalt an Frauen im Migrationsprozess* (KOK e.V.) nennt Arbeitszeiten von vierzehn Stunden pro Tag, bei einem durchschnittichen Gehalt zwischen 100 und 500 Euro im Monat.

Eigentlich fallen undokumentierte Migrantinnen genau wie Asylbewerber und Flüchtlinge unter das Asylbewerberleistungsgesetz, das ihnen gewisse Ansprüche auf „Ernährung, Unterkunft, Heizung, Kleidung, Gesundheits- und Körperpflege und Gebrauchs- und Verbrauchsgüter des Haushalts" garantiert. Allerdings werden sie in der Realität kaum einen dieser

---

[2] In Berlin vermittelt das unabhängige, nichtstaatliche Büro für medizinische Flüchtlingshilfe anonyme und kostenlose Behandlung von Menschen ohne Aufenthaltsstatus und ohne Krankenversicherung durch qualifiziertes medizinisches Fachpersonal (siehe auch http://medibuero.de/).

[3] Die Überschriften sind Zitate aus den Expertinneninterviews, die im Rahmen der Masterarbeit 2010 in Berlin geführt wurden.

Ansprüche wahrnehmen, da wiederum das Aufenthaltsgesetz und die Meldepflicht die Mitarbeiterinnen und Mitarbeiter der Sozialämter dazu anhalten, die Ausländerbehörde zu informieren, sollten sie Kenntnis von einem unautorisierten Aufenthalt erlangen. Für Schwangere, die gemäß Asylbewerberleistungsgesetz ohnehin anspruchsberechtigt sind, gewährleistet das Mutterschutzgesetz einen zusätzlichen „Abschiebeschutz" von sechs Wochen vor und acht Wochen nach der Geburt. Hierfür muss die werdende Mutter jedoch eine Duldung bei der Ausländerbehörde beantragen, woraufhin sie aktenkundig wird und nach Ablauf der Frist umgehend abgeschoben werden kann. Eine so offensichtlich widersprüchliche und doppelbödige Gesetzeslage begünstigt Unsicherheit und Skepsis – nicht nur bei den Schwangeren, sondern auch bei den Mitarbeiterinnen und Mitarbeitern der zuständigen Institutionen.

„Fünfzehn Abbrüche hinter sich und nicht einmal mit der Wimper gezuckt"

Eine Schweizer Studie kommt zu dem Ergebnis, dass sich die reproduktive Gesundheit von undokumentierten Migrantinnen eklatant von Migrantinnen mit gesichertem Aufenthaltsstatus unterscheidet. 75% der Schwangerschaften bei undokumentierten Migrantinnen waren ungewollt, verglichen mit nur 21% in der Vergleichsgruppe. 61% der Frauen (Vergleichsgruppe 9%) hatten zudem keinerlei Kenntnisse über die sog. „Pille danach" (Wolff et al. 2008).

Um zu verstehen, inwieweit das beobachtete Phänomen auch auf Berlin zutrifft, wurden Expertinnen verschiedener Berliner Beratungseinrichtungen zu der hiesigen Situation und möglichen Erklärungen befragt. Nach Ansicht der Expertinnen ist die Wahl der Methode zur Empfängnisverhütung grundsätzlich nicht von den Präventionsangeboten in Deutschland, sondern vor allem von dem im Heimatland erworbenen Wissen beeinflusst. Im Hinblick auf den praktischen Zugang zu Verhütungsmitteln gehen die Meinungen auseinander: Einerseits gibt es in Berlin die besondere Situation, dass die *Zentren für Sexuelle Gesundheit und Familienplanung* die Kosten für alle gängigen Methoden der Empfängnisverhütung übernehmen. Andererseits wird dieses Angebot von undokumentierten Migrantinnen kaum wahrgenommen. Vielen Frauen fehlt das Wissen um Hilfsangebote, Finanzierungsmöglichkeiten und die Strukturen des öffentlichen Gesundheitsdienstes. Dazu kommt, dass ihre Angst vor staatlichen Institutionen oft so groß ist, dass ein Besuch der Einrichtungen auch bei Zusicherung der Anonymität nicht wahrgenommen wird. Alle befragten Expertinnen befürworten daher einen erleichterten Zugang zu Verhütungsmitteln und der „Pille danach", entweder durch die Ausnahme aus der Verordnungspflicht oder die Möglichkeit, noch niedrigschwelliger an die ärztliche Verordnung zu kommen.

Auch im Hinblick auf das Verhalten im Schwangerschaftskonflikt birgt der auf ein absolutes Minimum reduzierte Kontakt zum Gesundheitswesen das Risiko, dass sich die Frauen allein aufgrund ihrer rechtlichen und sozialen Diskriminierung gegen die Austragung entscheiden. Für die Schwangerschaftskonfliktberatung ist es elementar, dass Frauen ihre Handlungsoptionen verstehen und eine aufgeklärte und selbstbestimmte Entscheidung treffen können. Familienplanung ist bei Frauen jeden Alters und jeder Nationalität hochkomplex. Die Praxis zeigt jedoch, dass die Entscheidung, die Schwangerschaft abzubrechen, in der überwiegenden Mehrzahl der Beratungen bereits vorher feststeht und sich nicht direkt aus der prekären rechtlichen Lage ableitet. Dennoch werden eine fehlende stabile Partnerschaft und ein fehlendes unterstützendes familiäres Umfeld als häufigste Gründe für den Schwangerschaftsabbruch genannt. Muttersein in der aufenthaltsrechtlichen Illegalität bedeutet einen erheblichen Verlust von Zeit und Mobilität, beides wichtige Faktoren für Frauen in hochgradig prekären Arbeitsverhältnissen.

„Jetzt werde ich mal schwanger und dann kann ich hier bleiben"

Im Gegensatz zum Schwangerschaftsabbruch betrachten die Expertinnen die bewusste Entscheidung *für* eine Schwangerschaft als durchaus beeinflusst durch die sich daraus ergebenden Konsequenzen für die aufenthaltsrechtliche Situation. In bestimmten Fällen verschafft das Muttersein undokumentierten Migrantinnen gewisse Vorteile. Sie haben unter gewissen Voraussetzungen verbesserte Chancen im Asylverfahren (inklusive der vorübergehenden Legalisierung nach Mutterschutzgesetz) und daraus resultierend einen leichteren Zugang zu Sozialleistungen. Beantragt eine schwangere Frau die Duldung, fällt sie automatisch unter das Asylbewerberleistungsgesetz, das die Kosten von Schwangerschaft und Geburt abdeckt. Nachteilig wirkt sich hingegen aus, dass die Frauen nach der Registrierung in andere Bundesländer umverteilt werden. Wird dem Asylantrag später nicht stattgegeben, droht außerdem die Abschiebung.

Die genannten aufenthaltsrechtlichen Konsequenzen einer versuchten Legalisierung sind für viele Mitarbeiterinnen und Mitarbeiter in Beratungseinrichtungen nur schwer abzusehen. Oft sind die Probleme nach Ablauf der Schutzfrist größer, als wenn die Frauen niemals „aufgetaucht" wären. Aus der unbestimmten Rechtslage ergibt sich eine heikle Situation: Schwangere Frauen nehmen ihre Legalisierungsmöglichkeiten regelmäßig nicht wahr und sind so dem Risiko medizinischer Unterversorgung ausgesetzt.

Ist der Vater des Kindes hingegen deutscher Staatsbürger oder hat eine dauerhafte Aufenthaltsgenehmigung, eröffnet die Anerkennung der Vaterschaft und die gesetzlich gebotene Auflage einer zu ermöglichenden Familienzusammenführung einen enormen Vorteil im Asylverfahren der Mutter. Gleichzeitig birgt die Abhängigkeit vom Verhalten des Kindsvaters auch eine ernst zu nehmende Gefahr neuer Unterdrückungsmechanismen für die Frau. Die Anerkennung der Vaterschaft wird oft an bestimmte Bedingungen geknüpft, ist sie doch ausschlaggebend für die Zukunft von Mutter und Kind und deren Verbleib in Deutschland (Castañeda 2008). Sie eröffnet damit eine einmalige Form der Geschlechterdiskriminierung, da durch die Anerkennung der Vaterschaft über das Aufenthaltsrecht der Frau entschieden wird. Die deutsche Gesetzgebung folgt dem Abstammungsprinzip (‚ius sanguinis'), mit dem jedes Kind die Staatsangehörigkeit seiner Eltern annimmt. Eine Änderung zugunsten des insbesondere im angelsächsischen Rechtskreis herrschenden Geburtsortsprinzips (‚ius soli'), nach dem auch in der aufenthaltsrechtlichen Illegalität geborene Kinder automatisch die doppelte Staatsbürgerschaft bekämen, wäre ein anzustrebendes politisches Ziel.

Es wird deutlich, dass Auffassungen und Ideologien von Staatsbürgerschaft und gesellschaftlicher Zugehörigkeit eine wichtige Rolle dabei spielen, ob die Beraterin die legitime Möglichkeit zur Legalisierung als „gutes

Recht" oder als Ausdruck von taktischem Kalkül, Unehrlichkeit und Nutznießertum betrachtet. Der Kontrast, wie Muttersein deutsche Frauen privilegiert, Migrantinnen jedoch stigmatisiert, könnte nicht größer sein. Dies unterstreicht, was für eine wichtige Rolle die uneingeschränkte Neutralität und Solidarität mit der Klientin in der Beratungsarbeit einnimmt, um die ohnehin vorhandene moralische Dimension im Schwangerschaftskonflikt nicht noch zu forcieren.

„Hilfen sind eine Sache. Existentiell hier bleiben zu dürfen, ist eine andere Sache"

In den Familienplanungseinrichtungen werden die Frauen anonym und kostenlos zu medizinischen, sozialen und rechtlichen Fragen beraten. Im Falle eines Schwangerschaftskonflikts ist die Beziehung durch die gesetzliche Verpflichtung zur Beratung nach § 219 des Strafgesetzbuches allerdings erheblich vorbelastet. Diese Verpflichtung stellt eine überflüssige Hürde dar, da die Frauen ohnehin sehr sorgfältig abwägen, bevor sie sich für einen Abbruch entscheiden. Die Qualität, der Zugang zu niedrigschwelligen Angeboten und ihre Bezahlbarkeit sind die entscheidenden Voraussetzungen für eine Akzeptanz aufseiten der undokumentierten Migrantinnen. Hierbei kommt scheinbar unwichtigen Details große Bedeutung zu, so dass zum Beispiel am Empfang nicht nach dem Namen und der Versicherungskarte gefragt wird oder dass die Frauen ihren Namen selbst in das erforderliche Beratungszertifikat eintragen können. Selten gibt es institutionelle Richtlinien, die im Umgang mit undokumentierten Migrantinnen Orientierung geben. Es liegt in der Verantwortung der Einrichtungsleitung, ein Klima zu schaffen, das den Mitarbeiterinnen und Mitarbeitern ermöglicht, vorurteilsfrei mit den Frauen zu agieren und sie kompetent rechtlich zu begleiten. Zu den weitreichenden Konsequenzen einer Duldung, den neuen Regelungen im Rahmen der EU-Osterweiterung und dem damit einhergehenden Recht auf Freizügigkeit von Unionsbürgern besteht ein erheblicher Fortbildungsbedarf. Nicht selten ist der Besuch in der Beratungsstelle der erste und einzige Kontakt undokumentierter Migrantinnen zum deutschen Gesundheitswesen und oft auch die einzig verlässliche Informationsquelle in Bezug auf ihre Rechte. Dieses besondere Vertrauensverhältnis, in einer ansonsten durch Misstrauen und Unsicherheit gezeichneten Situation, bietet einen wertvollen Ansatzpunkt für Gesundheitsförderung und eine allgemeine Sozialberatung. Eine Weiterleitung an andere Organisationen z. B. an eine spezielle Rechtsberatung ist zu diesem Anlass geboten und macht eine Vernetzung zwischen den verschiedenen Trägern essentiell.

Effektive Familienplanung impliziert, dass Frauen auch wirklich zwischen verlässlichen und sicheren Methoden der Empfängnisverhütung wählen können und dass sie selbst entscheiden, ob und wie sie ihr Kind austragen und zur Welt bringen wollen. Auch wenn zutiefst persönliche Beweggründe ausschlaggebend für die Familienplanung sind, fügt sich die diskriminierende rechtliche Praxis wie ein weiterer Mosaikstein in die insgesamt als feindlich wahrgenommene Umgebung ein. Die Anerkennung individueller Beweggründe darf nicht darüber hinwegtäuschen, dass es ein Grundrecht, ein Menschenrecht sein muss, sein Kind in einem sicheren Umfeld zur Welt bringen zu können. Der Dienstleistungssektor ist abhängig von der billigen Arbeitskraft junger Migrantinnen, die beispielsweise pflegebedürftige Menschen rund um die Uhr betreuen. Während die Gesellschaft also einerseits von ihnen profitiert, werden sie auf der anderen Seite in Zonen rechtlicher, sozialer und politischer Marginalität verbannt. Ein politisch motivierter erschwerter Zugang zum Gesundheitssystem, versteckt hinter dem Aufenthaltsgesetz und der Meldepflicht, macht klar, dass der institutionelle Spielraum immer durch die staatliche Gesetzgebung beschnitten ist und eine nachhaltige Verbesserung für undokumentierte Migrantinnen und Migranten nur in der grundlegenden Änderung diskriminierender Paragraphen bestehen kann. In der politischen Konsequenz bedeutet dies den sofortigen Stopp der Umverteilungen, eine sukzessive Ausweitung des Abschiebeschutzes, die standesamtliche Ausstellung von Geburtsurkunden für die Kinder illegalisierter Mütter – und auf lange Sicht eine bedarfsgerechte Umgestaltung des Gesundheitswesens, die allen Menschen, die in diesem Land leben, eine gerechte Gesundheitsversorgung ermöglicht.

Literatur

Borde T, David M, Papies-Winkler I (Hrsg.), 2009: Lebenslage und gesundheitliche Versorgung von Menschen ohne Papiere. Mabuse-Verlag Frankfurt a. M.

Castañeda H, 2008: Paternity for sale: Anxieties over 'demographic theft' and undocumented migrant reproduction in Germany. *Medical Anthropology Quarterly*, 22(4): 340-359

Wolff H, Epiney M, Lourenco AP, Costanza MC, Delieutraz-Marchand J, Andreoli N, Dubuisson B, Gaspoz JM, Irion O, 2008: Undocumented migrants lack access to pregnancy care and prevention. *BMC Health Services Research*, 19(8): 93ff.

Matthias David

Wenig Akkulturation – wenig Geburtsrisiko: Ist das paradox?

Einleitung

Bereits Mitte der 1960er Jahre wurde die Migration als möglicher Faktor für das geburtshilfliche Outcome[1] identifiziert (z. B. Barron u. Vessey 1966). Auch in Deutschland beschäftigte man sich in dieser Zeit erstmals mit dem Phänomen der sogenannten „Ausländergeburt" (z. B. Rimbach 1967, Wittlinger et al. 1971), ohne jedoch zunächst soziokulturelle oder interdisziplinäre Aspekte in die Ergebnisinterpretationen einzubeziehen.

Bis in die neuere Zeit sind aber abgesehen von den aktuellen Aktivitäten der Arbeitsgruppe um Razum keine wesentlichen größeren Untersuchungen zur Versorgung von Schwangeren mit Migrationshintergrund in der Bundesrepublik Deutschland publiziert worden (Brzoska u. Razum 2010).

Akkulturation wurde bereits Mitte der 1980er Jahre als ein wichtiges, „strategisches" Forschungsthema eingestuft. In den vergangenen zwei Jahrzehnten wurde Akkulturation hauptsächlich als Erklärungsvariable in sozialwissenschaftlichen Studien bei ethnischen Minderheiten herangezogen. Die Fortschritte in der transkulturellen Forschung haben aber Konzeptionalisierung und Akkulturationsmessung (Skalenentwicklung) eher behindert (Beck 2006). Eingang in die Perinatal- resp. geburtshilfliche Forschung gefunden haben Aspekte der Akkulturation bisher kaum.

Die vorliegende Arbeit beschäftigt sich nun mit einem speziellen Aspekt des Themas „Auswirkungen von Migration und Akkulturation auf geburts-

[1] geburtshilfliches Outcome: Ergebnisparameter bzw. Indikatoren, die den Gesundheitszustand des Neugeborenen und der Mutter charakterisieren. Dazu gehören neben der Perinatal-, Säuglings- und Müttersterblichkeit auch die Frühgeburtlichkeit, das Geburtsgewicht in Relation zur Schwangerschaftswoche, der Apgar-Wert, der Nabelschnurblut-pH-Wert, Angabe zum Geburtsmodus (operativ/nichtoperativ), mütterliche Geburtsverletzungen, sonstige Geburtskomplikationen u. a. m.

hilfliche Ergebnisparameter“, dem sog. Latina-Paradox. Zunächst sollen einige Anmerkungen zur Theorie der Akkulturation gemacht werden. Dann wird auf das Latina-Paradox selbst eingegangen. Es folgen in einer kurzen Literaturübersicht geburtshilfliche Beispiele für dieses epidemiologische Phänomen. Schließlich wird ein Beispiel dazu aus der eigenen Forschungstätigkeit vorgestellt.

Anmerkungen zur Theorie der Akkulturation

Auch wenn hier nicht einmal ansatzweise versucht werden kann und soll, in wenigen Absätzen Jahrzehnte der Akkulturationsforschung zusammenzufassen, so müssen doch einige Definitionen und Grundlagen vorgestellt werden. Wer eine umfassende Darstellung zum Thema Akkulturation und Akkulturationsforschung sucht, wird auf das ausgezeichnete Buch von Zick „Psychologie der Akkulturation“ (2010) verwiesen. Dieser definiert Akkulturation u. a. wie folgt: Die Akkulturation von Individuen setzt ein, wenn Menschen Orte verlassen, eine neue kulturelle Umwelt aufsuchen, ihr begegnen und sich mit dieser neuen Welt auf der Grundlage ihrer Herkunft und den Herausforderungen der neuen Umwelt auseinandersetzen (Zick 2010).

Eine andere, sehr frühe Definition, die Beck (2006) zitiert, stammt aus dem Jahr 1936: Unter Akkulturation versteht man solche Phänomene, die daraus resultieren, wenn Gruppen von Individuen aus verschiedene Kulturen in kontinuierlichen Erstkontakt kommen und daraus Veränderungen in den Ursprungskulturmustern einer oder beider Gruppen resultieren (Redfield, Linton u. Herskovits 1936 – zit. in Beck 2006)

Akkulturation wird von Han (2000) als ein Prozess der Angleichung, der im kognitiven Bereich als Lernprozess stattfindet und in dessen Verlauf Personen oder Gruppen von Personen kulturelle Orientierungsmuster, Eigenschaften und Verhaltensweisen in den institutionalisierten Teilbereichen der Aufnahmegesellschaft übernehmen, bezeichnet. Akkulturation sei weder ein automatisch einsetzender noch ein in seiner Verlaufsrichtung und seinen Ergebnissen unumkehrbar festgelegter Prozess. Sie sei ein allmählicher Vorgang der Einführungen der Einwandererminderheiten in die Kultur der dominanten Mehrheit des Aufnahmelandes; die Angehörigen der Minderheiten werden von den Wertvorstellungen und Verhaltensnormen ihrer Herkunftskultur in die allgemeinen Wertvorstellungen und Symbolsysteme der Mehrheitskultur hinüber geleitet (Han 2000).

Han (2000) unterscheidet eine externe Akkulturation auf der äußeren Verhaltensebene, die die Übernahme typischer Verhaltensweisen und Umgangsformen der dominanten Kultur wie Alltagssprache und Erlernen von Alltagsrollen, schrittweises Vertrautmachen mit der materiellen Kultur der Aufnahmegesellschaft u. ä. m. umfasst, und eine interne Akkulturation, wobei Wertvorstellungen der dominanten Kultur vom Migranten oder der Migrantin übernommen werden, so dass daraus resultierende und für die dominante Kultur typische Haltungen und Verhaltensweisen fast selbstverständlich werden.

Akkulturation findet sowohl auf Gruppen- als auch auf individueller Ebene statt. Berry (2003 – zit. in Beck 2006) verbindet in seinem Modell (Abb. 1) die kulturellen Veränderungen auf Gruppenebene mit der psychischen Akkulturation des Individuums. Obwohl der Gruppen-Ebenen-Effekt bedeutend für das Verständnis der Akkulturationserfahrungen ist, sollte auch die Individualanalyse der Akkulturation nicht vernachlässigt werden. Das Modell von Berry (Abb. 1) verdeutlicht, dass es nach dem Kontakt der Kulturen A und B auf Gruppeneben im Akkulturationsprozess zu psychischen Veränderungen auf individueller Ebene innerhalb der Gruppen mit dem möglichen Effekt Akkulturationsstress kommt. Dieser drückt sich individuell u. U. in Depressionen, Angstzuständen u. ä. aus. Am Ende des Akkulturationsprozesses steht im Idealfall die soziokulturelle Adaptation. Sowohl innerhalb der Aufnahmegesellschaft als auch auf individueller Ebene gibt es moderierende Faktoren, die den Akkulturationsprozess modifizieren, fördern oder behindern können (Abb. 2).

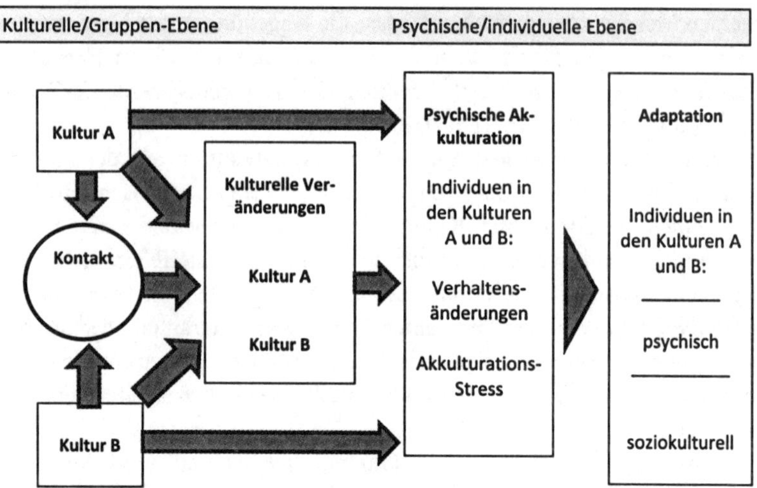

Abb. 1: Rahmenmodell zum Verständnis von Akkulturation auf Gruppen- und individueller Ebene (Berry 2003 – in Beck 2006)

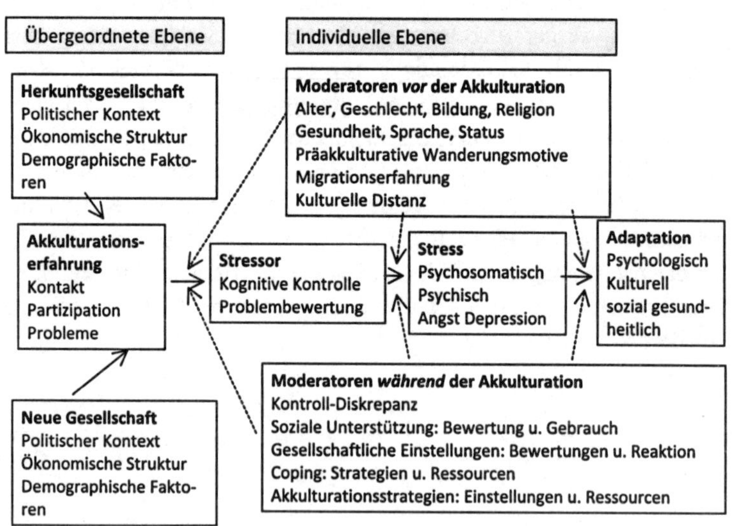

Abb. 2: Grundmodell zur Analyse von Akkulturationsprozessen nach Berry (1997) (aus Zick 2010)

Nach Berry (1987), der zahlreiche grundlegende Überlegungen zu diesem Thema seit den frühen 1980er Jahren publiziert hat, sind vier individuell unterschiedliche Ergebnisse einer Akkulturation möglich: Assimilation, Integration, Segregation und Marginalisierung (Tab. 1). Diese Darstellung von Alternativstrategien impliziert allerdings, dass die in Kulturkontakt stehenden nicht-dominierenden Gruppen und ihre Mitglieder die Freiheit haben, wie sie sich in die Mehrheitskultur akkulturieren wollen, was in der Realität so nicht immer der Fall ist. Die individuellen Möglichkeiten oder die Entwicklungsmöglichkeiten einer Migrantengruppe können durchaus begrenzt sein. Dieses Modell ist auch aus diesem Grund nicht ohne Widerspruch geblieben. Als ein Gegenmodell kann das Zwei-Faktoren-Modell des Bikulturalismus nach Birman (1994) im Sinne einer „zweidimensionalen Identität" angeführt werden. Hier werden Bikulturalismus und Traditionalismus, Assimilation und Marginalisierung gegenübergestellt (Tab. 2). Die Zuordnung erfolgt nach der Stärke der Involviertheit von Identität und Verhalten der Individuen in die Herkunfts- oder Aufnahmelandkultur (Zick 2010).

		Beziehung zur eigenen Gruppe (eigene Kultur wird als wertvoll angesehen)	
		+	-
Beziehung zum Aufnahmeland (fremde Kultur wird als wertvoll angesehen)	+	Integration	Assimilation
	-	Separation	Marginaliserung

Tab. 1: Mögliche Akkulturationsergebnisse (nach Berry 1987)

<table>
<tr><td colspan="2" rowspan="2"></td><td colspan="2">Akkulturation zur Kultur der Herkunftsgesellschaft</td></tr>
<tr><td>stark</td><td>schwach</td></tr>
<tr><td rowspan="2">Akkulturation zur Kultur der Aufnahmegesellschaft</td><td>stark</td><td>Bikulturalismus</td><td>Assimilation</td></tr>
<tr><td>schwach</td><td>Separation/ Traditionalismus</td><td>Marginaliserung</td></tr>
</table>

Tab. 2: Zwei Faktoren-Modell des Bikulturalismus nach Birman (1994) aus Zick (2010)

Nach Zick (2010) sollte sich die Akkulturationsforschung folgende Fragen vorlegen: 1. wie verläuft der Prozess der Umweltaneignung, 2. welche psychologischen Phänomene treten in diesem Prozess auf und 3. welche Faktoren beeinflussen diesen Prozess und seine Folgen.

Die von uns gewählte Beschäftigung mit dem „geburtshilfliche Phänomen Latina-Paradox“ berührt den dritten Fragenkomplex.

Das Latina[2]-Paradox

Nach einer Übersicht von Gissler et al. (2009) haben Migrantinnen im Vergleich zur Population einiger Aufnahmeländer eine mindestens gleich gute oder sogar bessere perinatale Gesundheit, was mit dem sog. healthy migrant-Effekt erklärt wird. Andere Migrantinnengruppen in anderen Ländern haben ein schlechteres perinatales Outcome. Hier werden zur Erklärung die mütterliche Lebenssituation, das Gesundheitsverhalten der Schwangeren, sozioökonomische Umstände, der Zugang zu und die Nutzung von Gesundheitsversorgung, die Auflösung sozialer Netzwerke, gesellschaftliche Faktoren im Zusammenhang mit (fehlender) Gleichberechtigung und eine diskriminierende Politik im Aufnahmeland angeführt.

Als ein typisches Beispiel für entsprechende Studienergebnisse können die Resultate der Untersuchung von Robertson et al. (2005) herangezogen werden. Diese schwedische Studie hat sich mit Perinataldaten von im Ausland geborenen Frauen, die nach Migration nun in Schweden ihr Kind bekamen, beschäftigt. 215.500 Einlingsgeburten bei Erstgebärenden der Jahre 1996 bis 1998 wurden ausgewertet, davon waren nahezu 180.400 Geburten einheimischer schwedischer Frauen. Im Ergebnis zeigte sich, dass Migrantinnen aus der Subsahara, Afrika, Iran, Asien und Lateinamerika im Vergleich zu den einheimischen schwedischen Frauen ein signifikant höheres altersadjustiertes Risiko für Geburtskomplikationen hatten. Eine kausale Erklärung konnte zunächst nicht gefunden werden bzw. ergab sich zumindest aus den Daten nicht (Robertson et al. 2005).

---

[2] Latina: Die weibliche Form des Wortes „Latino". Als „Latino" wird ein Mensch lateinamerikanischer Herkunft bezeichnet. „Latino" ist die Kurzform für das spanische Wort *latinoamericano*. Der Begriff „Latino" wird vor allem in Nordamerika für die US-Bewohner benutzt, deren Muttersprache Spanisch oder Portugiesisch ist bzw. deren Herkunftsland in Lateinamerika liegt. In den USA wird „Latino" häufig synonym zur Bezeichnung der Gruppe der *Hispanics* gebraucht. Genau genommen sind Latinos jedoch nur ein Teil der hispanischen Bevölkerungsgruppe der USA. (Quelle: http://de.wikipedia.org/wiki/latino_21.2.2011)

Ebenso wie diese zeigen zahlreiche geburtshilflich-epidemiologische Untersuchungen anderer Arbeitsgruppen, die in den letzten Jahren international publiziert wurden und die sich mit den gesundheitlichen Folgen der Migration (auch in der zweiten oder dritten Zuwanderergeneration) oder der Zugehörigkeit zu einer ethnischen Minderheit beschäftigten, dass mit der Migration verbundene ungünstige sozio-ökonomische Umstände, Mängel in der Schwangerschafts- und Geburtsbetreuung, Kommunikationsstörungen, kulturelle, aber auch bisher unzureichend verstandene biologische Faktoren zu deutlich mehr Frühgeburten, einer erhöhten perinatalen Mortalität oder einer erhöhten Frequenz operativer Entbindungen bei Migrantinnen führen können (z. B. Aveyard et al. 2002, Essén et al. 2002, Ibison 2005, Salihu et al. 2004, Vangen et al. 2000). Es wurde jedoch zumeist versäumt, zu überprüfen, ob fortschreitende Akkulturations- und Integrationsprozesse bei bestimmten Zuwanderergruppen die Situation inzwischen verbessert oder verschlechtert haben.

Dass eine differenzierende Betrachtungsweise angebracht ist, zeigt ein zuerst in US-amerikanischen Publikationen beschriebenes epidemiologisches Phänomen. In einer ersten Übersichtsarbeit von 1997 (Fuentes-Afflick u. Lurie 1997) wurden Studien zusammengestellt, die sich von 1982 bis 1996 mit einen möglichen Zusammenhang zwischen einer lateinamerikanischen Herkunft der zugewanderten Mutter und einem niedrigen Geburtsgewicht des Neugeborenen befasst hatten. Die Medline-Recherche ergab 32 Arbeiten, die festgestellte Rate untergewichtiger Kinder war insgesamt für die Kollektive der Latina- und der „weißen" Mütter ähnlich. Das Auftreten dieser trotz ihrer ungünstigeren soziökonomischen Lebenslage überraschend guten Werte bei den Latina-Frauen, die auch andere geburtshilfliche Ergebnisparameter betreffen, wird als Hispanic[3]- oder Latina-Paradox bezeichnet

[3] Hispanic: Die Hispanics sind eine Ethnie in den Vereinigten Staaten, die alle Einwohner mit hispanoamerikanischer oder spanischer Herkunft umfasst. Der Begriff wurde in den 1970er Jahren von der Regierung der USA geprägt. Aufgrund der Vermischung verschiedener Ethnien der USA während der letzten 400 Jahre besitzt die Bezeichnung keine Trennschärfe. Im Wesentlichen beruht die Zugehörigkeit zu den Hispanics auf einer Selbsteinschätzung, die der US-Bürger alle zehn Jahre in einem Census angibt. Der Begriff „Latino" wird oft gleichbedeutend mit dem des Hispanics verwendet. Im wissenschaftlichen Sinn bezeichnet jener aber nur die Hispanics, die aus Mittel- und Südameri-

(McGlade et al. 2004). Zahlreiche Arbeiten in den letzten 10 Jahren haben sich mit diesem Phänomen beschäftigt und es letztlich immer wieder bestätigen können (de al Rosa 2002, Callister u. Birkhead 2002, Ceballos u. Palloni 2010)

Nach Ruiz (2008) kann man quasi zwei Teilphänomene unterscheiden: Das Akkulturations-Paradox I – trotz niedrigem sozioökonomischen Status (SES) haben die Latinas ein besseres gesundheitliches/geburtshilfliches Outcome als vergleichbare US-amerikanische Non-Hispanic-Gruppen mit gleichem SES. Und das Akkulturations-Paradox II – Gesundheitsverhalten, Risikofaktoren und gesundheitliche Lage verschlechtern sich mit zunehmender Akkulturation.

Das epidemiologisch geburtshilfliche Latina-Paradox kann also zusammenfassend so umschrieben werden: Obwohl die Latinas insgesamt weniger gebildet und im US-amerikanischen Gesundheitssystem medizinisch unterversorgt sind, haben beispielsweise die wenig akkulturierten mexikanischen Einwanderinnen der sogenannten ersten Generation eine relativ geringe Inzidenzrate von perinatalen Komplikationen im Vergleich zu einheimischen „weißen" Amerikanerinnen und zu Migrantinnen mexikanischer Herkunft der zweiten und dritten Generation. Möglicherweise sind Akkulturation und Akkulturationsgrad als ein eigenständiger perinataler Risikofaktor anzusehen.

Page (2004) und Leslie et al. (2006) führen als Erklärungsversuche für das Latina-Paradox die soziale Unterstützung durch informelle Netze und den ausgeprägten Familiensinn bei den mexikanischen/lateinamerikanischen Einwanderern, gesunde Ernährung (wenig Fett und Kohlenhydrate), eine geringe Prävalenz von Nikotin- und Alkoholkonsum und die Religionsverbundenheit an. Die zunehmende Akkulturation in den USA kann dann demnach für eine Population mit einem niedrigen sozioökonomischen Status mit einem Verlust bzw. einer Abnahme der o. g. Faktoren verbunden sein.

---

ka eingewandert sind und nicht die Nachfahren spanischer Siedler aus Europa in den USA. (Quelle: http://de .wikipedia.org/wiki/hispanic_21.2.2011)

Geburtshilfliche Beispiele für ein epidemiologisches Phänomen

Nachfolgend sind in einer kurzen Übersicht Untersuchungsergebnisse verschiedener Arbeitsgruppen zunächst aus den letzten fünf Jahren zusammengestellt, die sich mit einem möglichen Zusammenhang der Akkulturation auf Schwangerschaft, Geburt und Wochenbett befasst haben. Interessant ist, dass das Phänomen des Latina-Paradox durchaus „überregionale Bedeutung" zu haben scheint, wie die Untersuchungen von Ray et al. (2007) und Hawkins et al. (2008) zeigen.

Akkulturation und Frühgeburt

Ruiz und Mitarbeiter publizierten 2008 eine Untersuchung zum Einfluss der Akkulturation auf das Verhältnis der Hormone Progesteron und Estriol und die Frühgeburtlichkeit, wobei das Untersuchungskollektiv letztlich 468 Hispanic-Frauen mit geringem Einkommen umfasste. Die Autoren führen aus, dass die Akkulturation bei den Hispanics bzw. Latinas ein Prädiktor für die Frühgeburtlichkeit entsprechend den Ergebnissen in der vorliegenden aktuellen wissenschaftlichen Literatur sei, wobei unklar bleibt, welche kausalen Zusammenhänge es gibt. Als Akkulturation bezeichnen die Autoren die Entwicklung neuer kultureller Eigenschaften, wenn zwei zuvor kulturell verschiedene Gruppen miteinander interagieren. Wenn sich Akkulturation ereignet, wählen Individuen demnach einige neue Verhaltensweisen basierend auf ihren neuen kulturellen Überzeugungen aus. Diese Verhaltensweisen werden später zu Faktoren, die ihre Gesundheit beeinflussen. Die Autoren verwenden für ihre (vereinfachte) Akkulturationsmessung drei übliche Faktoren: eine Skala zur Darstellung der englischen Sprachkompetenz, die Aufenthaltsdauer in den USA und das jeweilige Geburtsland der Schwangeren. Ruiz et al. (2008) postulieren, dass mit der Untersuchung der „Stärke des Ausgesetztseins" eines Individuums gegenüber der dominanten Kultur ein bestimmter Akkulturationsstress bestimmt werden kann. Dieser (unterschiedlich große) Akkulturationsstress wird von den Autoren als Erklärung für die vorgelegten Ergebnisse herangezogen: Ein gutes Beherrschen der englischen Sprache als Maß einer starken Akkulturation war assoziiert mit einer niedrigen Progesteron-Estriol-Ratio und einem vierfach erhöhten adjustierten Frühgeburtsrisiko (Ruiz et al. 2008).

Risiko für Geburt eines untergewichtigen Kindes (< 2500 g)

Für in Mexiko geborene Frauen ohne zusätzliche soziodemographisch bedingte Risiken betrug das Risiko für die Geburt eines untergewichtigen Kindes 5,1%, mit soziodemographischen Risikofaktoren 5,2%, für in den USA geborene Frauen mexikanischer Abstammung der ersten Generation 6,1% resp. 6,5%, für Frauen der zweiten und weitere Migrantinnengeneration 7,5% resp. 8,3% (Collins et al. 2004).

Akkulturation und Gesundheitsverhalten in der Schwangerschaft

Detjen et al. (2007) untersuchten einen möglichen Zusammenhang zwischen dem Akkulturationsgrad und dem Zigarettenkonsum bei schwangeren Hispanic-Frauen, die in den USA leben. Dazu wurden im Rahmen einer Schwangerschaftsdiabetes-Studie prospektiv 1.231 Hispanic-Frauen zwischen 2000 und 2004 untersucht. Der Akkulturationsgrad wurde nach einer Selbsteinschätzungsskala eingestuft, der Zigarettenkonsum wurde gemessen, außerdem wurden bilinguale Interviews geführt, um entsprechende Zusatzangaben zu erhalten. 21% der Frauen berichteten über Rauchen während der Schwangerschaft, eine zunehmende Akkulturation war verbunden mit einer erhöhten Raucherrate bei schwangeren Hispanic-Frauen. Die in den USA geborenen Frauen, die Englisch bevorzugten, rauchten mehr als doppelt so viel, verglichen mit den Puertoricanerinnen oder den im Ausland geborenen Hispanic-Frauen, die Spanisch bevorzugten. Diese Ergebnisse sollten entsprechende Interventionsprogramme beeinflussen (Detjen et al. 2007).

Akkulturation und Stillrate

Gemäß den Empfehlungen der Fachgesellschaften ist Stillen für die ersten sechs Monate post partum erstrebenswert (Nationale Stillkommission 2004). Dies ist verbunden mit Vorteilen für das Kind. Der Stillbeginn unmittelbar post partum ist bei wenig akkulturierten Frauen häufiger als bei mehr akkulturierten Latina-Fauen und bei diesen wiederum mehr als bei einheimischen weißen Frauen zu verzeichnen (Gorman et al 2007). Sussner et al. (2008) untersuchten das Stillverhalten in einem größeren Kollektiv von Latina-Frauen mit niedriegem Einkommen in den USA. Sie stellten im Ergebnis einer multivariaten Analyse fest, dass Mütter, die zu Hause nur in ihrer (spanischen) Muttersprache kommunizierten, häufiger mit dem Stillen begannen und auch länger stillten als Frauen, die vor allem oder ausschließlich Englisch sprachen (als Maß der Akkulturation). Ebenfalls einen signifikanten Einfluss auf das Stillverhalten hatte das Herkunftsland der Eltern der Befragten (Sussner et al. 2008).

Akkulturation und Sectiorate

Zlot et al. (2005) untersuchen in ihrer Studie einen Zusammenhang zwischen einer erhöhten Sectiorate und Akkulturationsgrad insbesondere bei den sog. Latinas. Als Akkulturationsvariablen wurden die gesprochene Sprache (fünf Kategorien einer Skala) und das Geburtsland (zwei mögliche Kategorien) herangezogen. Daraus wurden dann Akkulturationsmodelle konstruiert, die beide Kategorien kombinieren und drei verschiedene Akkulturationsstufen charakterisieren. In den USA geborene Mehrgebärende hatten 2,2-mal häufiger eine Kaiserschnittentbindung als in Mexiko geborene Spanisch-sprechende Frauen. Bei Erstgebärenden war hingegen eine stärkere Akkulturation ein Protektivfaktor, denn die Sectiorate bei in den USA geborenen Latinas war geringer (um 50%) als bei den in Mexiko geborenen Frauen (Zlot et al. 2005).

Gibt es das Latina-Paradox oder ein vergleichbares Phänomen auch außerhalb der USA?

Ray et al. (2007) untersuchten in Kanada einen möglichen Zusammenhang zwischen Akkulturation und Plazentafunktion. Die Forschungsfrage dieser Untersuchungen war, ob sich der sog. healthy migrant-Effekt und die Akkulturation auf das Risiko einer Plazentadysfunktion auswirken. Dazu wurden 800.000 Gebärende der kanadischen Provinz Ontario untersucht (alle Geburten der Jahrgänge 1995 bis 2005). Das sog. maternale Plazentasyndrom, welches vier schwerwiegende geburtshilfliche Komplikationen umfasst (Präeklampsie, Eklampsie, vorzeitige Plazentalösung und Plazentainfarkt) ereignete sich im untersuchten bei 5,7% der Frauen; das Risiko war am geringsten für Schwangere (um 40% reduziert), die weniger als drei Monate vor der Entbindung eingewandert waren, und es war am höchsten bei den Migrantinnen, die seit mindestens fünf Jahren in Kanada lebten (Ray et al. 2007).

Das Latina-Paradox – transatlantisch?

Das Ziel der britischen Studie von Hawkins et al. (2008) war eine Messung des gesundheitlichen Verhaltens in der Schwangerschaft, speziell ging es um Rauchen und das Trinken von Alkohol, die Stillbereitschaft sowie die Dauer des Stillens im Vergleich bei einheimischen Frauen und Müttern ethnischer Minderheiten. Innerhalb der Studienkollektive der ethnischen Minderheiten sollte untersucht werden, ob Indikatoren für die Akkulturation wie Generationsstatus, gesprochene Sprache (englisch ja/nein) zu Hause sowie Aufenthaltsdauer in Großbritannien mit einem bestimmten Gesundheitsverhalten assoziiert sind. Die Studie wurde prospektiv bei fast 6.500 britischen und irischen Müttern sowie ca. 2.100 Müttern, die ethnischen Minderheiten in England entstammten, durchgeführt. Im Ergebnis zeigte sich, dass die britischen und irischen Mütter häufiger in der Schwangerschaft Alkohol getrunken und geraucht hatten. Die Frauen aus ethnischen Minderheiten hatten häufiger mindestens vier Monate gestillt. Nach Adjustierung nach Akkulturations- und soziodemographischen Faktoren war nachweisbar, dass insbesondere beim Gesundheitsverhaltens in der Schwangerschaft zwischen zugewanderten Frauen der ersten und zweiten Generation ein signifikant ungünstiger Trend mit zunehmender Angleichung an die einheimische Bevölkerung zu verzeichnen ist, letztlich auch, wenn auch nicht so ausgeprägt, zeigt sich dies auch hinsichtlich des Stillverhaltens. Dies bedeutet: Das Gesundheitsverhalten in der Schwangerschaft wird mit der Dauer des Aufenthalts der Migrantinnen in Großbritannien schlechter (Hawkins et al. 2008).

Literaturübersicht bis 2005

Beck hat 2006 eine interessante Arbeit mit dem Titel „Acculturation: Implications for perinatal research“ vorgelegt, die nach einer ausführlichen Erläuterung theoretischer Konzepte, Messinstrumente und des Forschungsrahmens sich auch damit befasst, welche Literatur aktuell zum Thema „Perinatalforschung und Akkulturation“ vorliegt. Hierzu wurde eine umfängliche Literatur-Recherche vorgenommen, wobei die Dateninformationssysteme PsychINFO, Medline, HAPI und CINAHL der Jahre 1990 bis 2005 sowie Abstracts soziologischer Zeitschriften durchforscht wurden. 16 Studien konnten bei Verwendung der sechs Schlüsselwörter „hispanics, latinos, acculturation, perinatal, prenatal, postpartum“ identifiziert werden. Diese lassen sich unter drei Themen zusammenfassen: 1. Kindliches Geburtsgewicht – dazu fanden sich acht Studien aus den Jahren 1995-2004; 2. Stillen – vier Studien (1993/94, 2003/04) und 3. postpartale Depression – ebenfalls vier Studien (1992, 2003-2005) (Beck 2006).

Hinsichtlich des Effekts der Akkulturation auf das Geburtsgewicht kommen die acht von Beck (2006) zusammengestellten Studien zu einem uneinheitlichen Ergebnis und zwar jeweils in Abhängigkeit davon, wie die Akkulturation gemessen wurde. In sieben Studien zeigt sich, dass ein hoher Grad der Akkulturation signifikant mit einem niedrigen Geburtsgewicht assoziiert ist. Zum Teil differieren aber die Ergebnisse auch innerhalb der Studien. Die vier Studien, die einen möglichen Zusammenhang zwischen Akkulturation und Stillen untersuchten, lassen sich nach Beck (2006) so zusammenfassen: Drei Studien fanden, dass amerikanische Mütter mexikanischer Herkunft bei einem niedrigen Akkulturations-Grad häufiger erfolgreich mit dem Stillen begannen. Eine Studie fand keine Assoziation zwischen dem Akkulturations-Grad und dem Stillbeginn bei puertoricanischen Frauen. Zum Thema „postpartale Depression und Akkulturation" wurden vier Studien gefunden. Zwei Studien zeigten keinen Zusammenhang zwischen Akkulturation und postpartaler Depression, während zwei andere Studien nachweisen konnten, dass ein hoher Akkulturationsgrad mit einem hohen Grad postpartaler Depressionssymptomatologie verbunden war. Ähnlich wie die Studien zum Geburtsgewicht unterschieden sich die Ergebnisse in Abhängigkeit von der Methode, mit der Akkulturation gemessen wurde.

Zusammenfassend schlussfolgert die Autorin, dass die Bedingungen, die die Entwicklung einer Akkulturationsforschung generell behindern, auch die entsprechende Forschungsarbeit in der Perinatalmedizin beeinflussen. In diesem Review zum Thema „Perinatalforschung und Akkulturation" fanden sich nur wenige Studien, die evaluierte Akkulturationsskalen nutzten. Teilweise wurden lediglich sog. Stellvertretervariablen wie Ort der Geburt oder Aufenthaltsdauer (in den USA) verwendet, um den Akkulturationsgrad abzuschätzen. Dies ist nicht nur ungenau, ein Vergleich der Resultate mit anderen Studien, die evaluierte Skalen bzw. Fragebögen zur Messung des Akkulturationsgrades verwenden, ist damit erschwert. Ein weiteres Problem auch der perinatalen Akkulturationsforschung ist die Fokussierung auf ausschließlich mexikanisch-amerikanische Frauen. In nur zwei Studien dieser

Literaturübersicht wurden andere Gruppen als die Hispanic-Frauen in die Patientinnenkollektive einbezogen (Beck 2006).

Eigene Forschungsergebnisse

Eigene Erfahrungen mit dem Forschungsgegenstand „Akkulturation" sammelten wir bei der Betreuung von Patientinnen mit Beschwerden in den ersten Schwangerschaftsmonaten: Die Hyperemesis gravidarum als schwere Form des Schwangerschaftserbrechens führt wegen des subjektiv und objektiv stark beeinträchtigten Ernährungs- und Allgemeinzustandes der Patientinnen fast immer zur stationären Aufnahme und ist damit heute eine der häufigsten Indikationen für eine Klinikbetreuung im ersten Drittel der Schwangerschaft.

Zur Erklärung des Hyperemesis-Syndroms werden verschiedene Theorien diskutiert, psychosomatische bzw. psychosoziale Faktoren spielen sicher eine wichtige Rolle. Auf Zusammenhänge mit Migrationserfahrungen lassen Ergebnisse großer epidemiologischer Studien aus Skandinavien schliessen (Vikanes et al. 2008)

Von 1/2008 bis 11/2009 wurden alle stationär in unserer Klinik am Campus Virchow-Klinikum der Charité betreuten Hyperemesis-Patientinnen konsekutiv um Teilnahme an einer Fragebogenuntersuchung gebeten. Auch die subjektive Krankheitstheorie zur Erklärung der Hyperemesis gravidarum (Fragebogen n. Zenz u. Bischoff, 1996) wurde eruiert. Es wurden ausschließlich Patientinnen befragt, die erstmalig wegen einer Hyperemesis gravidarum stationär aufgenommen wurden. Das Fragebogenpaket lag nur in deutscher Sprache vor. Patientinnen, die die deutsche Sprache nicht ausreichend beherrschten, oder bei Semi- bzw. Analphabetinnen waren nichtärztliche Mitarbeiterinnen beim Ausfüllen der Fragebögen behilflich. Um eine Subgruppenanalyse nach dem Akkulturationsgrad innerhalb der Migrantinnengruppe durchführen zu können, wurde ein Fragebogen nach Günay/Haag (1990) für die Unterteilung des Akkulturationsgrades herangezogen. Grundlage für die Abschätzung des Akkulturationsgrades waren neun Variablen: selbsteingeschätzte deutsche Sprachkenntnisse, Kontakte (zu Deutschen) außerhalb der Familie, bevorzugte Wohngegend, nationale Identität, Kontakte zum Herkunftsland, Rückkehrwünsche, in der Familie gesprochenen Sprache, bevorzugte Radio-/Fernsehsender und Bewertung des Lebens in Deutschland. Je Variable konnten 1-4 Punkte vergeben werden. Patientinnen, die bei mindestens fünf Variablen 3 oder 4 Punkte hatten, wurden der Gruppe „mehr akkulturiert" (n=29), die anderen der Gruppe „weniger akkulturiert" (n=21) zugeordnet.

Im Ergebnis zeigte sich, dass für die fünf Skalen der subjektiven Krankheitstheorie nach Bischoff und Zenz (1996) (psychosozial innen, naturalistisch innen, Gesundheitsverhalten, naturalistisch außen und psychosozial außen) jeweils keine signifikanten Unterschiede zwischen den weniger und mehr akkulturierten Patientinnen in der Migrantinnen-Gruppe nachweisbar waren. Vorbehaltlich der relativ kleinen Stichprobe spielen also offenbar bei diesem Krankheitsbild eher Akkulturationsfaktoren für das Erklärungsmuster der Krankheit keine Rolle.

Schlussfolgerungen aus deutscher Perspektive

Die Auswertungen im Rahmen der bundesweit erhobenen, klinikbasierten Qualitätssicherungsdaten in der Geburtshilfe lassen den Schluss zu, dass insgesamt in Deutschland eine gute Versorgung aller Frauen und Kinder rund um die Geburt besteht, aber genaue Zahlen zu differenzierten Parametern fehlen.

Während geburtshilfliche Routinedaten im Rahmen der seit nunmehr über 20 Jahre laufenden Perinatalerhebung in guter Qualität vorhanden sind, besteht auch weiterhin ein Versorgungsforschungsdefizit in der Bundesrepublik Deutschland im Hinblick auf die Betreuung von Migrantinnen in Schwangerschaft, unter der Geburt und im Wochenbett.

Inwieweit Akkulturationsfaktoren medizinische Ergebnisparameter beeinflussen, ist bisher in Deutschland nicht untersucht worden. Ein ähnliches Phänomen wie das Latina-Paradox z. B. bei türkeistämmigen Schwangeren bzw. Gebärenden (Frauen der zweiten hier geborenen Generation gegenüber sog. nachgezogenen Ehefrauen) könnte vorhanden sein. Möglicherweise hat ein unterschiedlicher Akkulturationsgrad nicht nur Einfluss auf geburtshilfliche Parameter, sondern ist als ein Protektivfaktor in der Schwangerschaft anzusehen, so dass dies Konsequenzen für Interventionsprogramme haben könnte.

Ein eigenes, DFG-gefördertes Forschungsprojekt[4] (siehe Beitrag von Brenne et al. in diesem Buch) soll aktuelle Daten dazu erbringen.

Literatur

Aveyard P, Cheng KK, Manaseki S, Gardosi J, 2002: The risk of preterm delivery in women from different ethnic groups. *BJOG* 2002; 109: 894-899

Barron SL, Vessey MP, 1996: Immigration - a new social factor in obstetrics. *Br Med J* 1966; 14: 1189-1194

Beck CT, 2006: Acculturation: implications for perinatal research. *MCN, The American Journal of Maternal/Child Nursing* 2006; 31: 114-120

Berry JW, Kim U, Minde T, Mok D, 1987: Comparative studies of acculturative stress. *Int Migr Review* 1987; 21: 491-511

Brzoska P, Razum O, 2010: Validity Issues in Quantitative Migrant Health Research: The Example of Illness Perceptions. Verlag Peter Lang, Frankfurt 2010

Callister LC, Birkhead A, 2002: Acculturation and perinatal outcomes in Mexican immigrant childbearing women: an integrative review. *J Perinat Neonatal Nurs* 2002; 16: 22-38

Ceballos M, Palloni A, 2010: Maternal and infant health of Mexican immigrants in the USA: the effects of acculturation, duration, and selective return migration. *Ethn Health* 2010; 15: 377-96.

Collins JW, David RJ, 2004: Pregnancy outcome of mexican-american women: the effect of generational residence in the United States. *Ethn Dis* 2004; 14: 317-321

---

[4] David M, Borde T, Brenne S: Der Einfluss von Migrations- und Akkulturationsprozessen auf Schwangerschaft und Geburt: Perinataldaten von Migrantinnen und deutschen Frauen im Vergleich. DFG-Studie DA 1199/2.1. 2010-2012

De la Rosa IA 2002: Perinatal outcomes among Mexican Americans: a review of an epidemiological paradox. *Ethn Dis* 2002; 12 :480-487.

Detjen MG, Nieto FJ, Trentham-Dietz A, Fleming M, Chasan-Taber L, 2007: Acculturation and cigarette smoking among pregnant Hispanic women residing in the United States. *Am J Public Health* 2007; 97: 2040-2047

Essén B, Bödker B, Sjöberg NO, Langhoff-Roos J, Greisen G, Gudmundsson S, Östergren PO, 2002: Are some perinatal deaths in immigrant groups linked to suboptimal perinatal care services? *BJOG* 2002; 109: 677-682

Fuentes-Afflick E, Lurie P, 1997: Low birth weight and Latino ethnicity. Examining the epidemiologic paradox. *Arch Pediatr Adolesc Med* 1997 ;151: 665-674

Gissler M, Alexander S, Macfarlane A, Small R, Stray-Pedersen B, Zeitlin J, Zimbeck M, Gagnon A, 2009: Stillbirths and infant deaths among migrants in industrialized countries. *Acta Obstet Gynecol* 2009; 88: 134-148

Gorman JR, Madlensky L, Jackson DJ, Ganiats TG, Boies E, 2007: Early postpartum breastfeeding and acculturation among Hispanic women. *Birth* 2007; 34: 308-315

Günay E, Haag A, 1990: Krankheit in der Emigration - Eine Studie an türkischen Patientinnen in der Allgemeinpraxis aus psychosomatischer Sicht. *PPMP Psychother Psychosom Med Psychol* 1990; 40: 417-422

Han P, 2000: Soziologie der Migration. Lucius & Lucius, Stuttgart 2000

Hawkins SS, Lamb K, Cole TJ, Law C, 2008: Influence of moving to the UK on maternal health behaviors: prospektive cohort study. *BMJ* 2008; 336: 1052-1055

Ibison JM, 2005: Ethnicity and mode of delivery in 'low-risk' first-time mothers, East London, 1988 – 1997. *Europ J Obstet Gynecol* 2005; 118: 199-205

Leslie JC, Galvin SL, Diehl SJ, Bennett TA, Buescher PA, 2003: Infant mortality, low birth weight, and prematurity among Hispanic, white, and African American in North Carolina. *Am J Obstet Gynecol* 2003; 188: 1238 – 1240

McGlade MS, Saha S, Dahlstrom ME, 2004: The Latina paradox: an opportunity for restructuring prenatal care delivery. *Am J Public Health* 2004; 94: 2062-2065

Nationale Stillkommission, 2004: Empfehlung der Nationalen Stillkommission am BfR vom 1. März 2004: Stilldauer. Bundesinstitut für Risikobewertung 2004

Page RL, 2004: Positive pregnancy outcomes in Mexican immigrants: what can we learn? *J Obstet Gyncol Neonatal Nurs* 2004; 33: 783 – 790

Ray JG, Vermeulen MJ, Schull MJ, Singh H, Shah R, Redelmeier DA, 2007: Results of the recent immigrant pregnancy and perinatal long-term evaluation study (RIPPLES). CMAJ 2007; 176: 1419-1426

Rimbach E, 1967: Schwangerschaft und Geburt bei Ausländerinnen. *Arch Gynacol* 1967; 204: 293 – 295

Robertson E, Malmström M, Johansson SE, 2005: Do foreign-born women in Sweden have an increased risk of non-normal childbirth? *Acta Obstet Gynecol Scand* 2005; 84: 825-832

Ruiz RJ, Saade GR, Brown CEL, Nelson-Becker C, Tan A, Bishop S, Bukowski R, 2008: The effect of acculturation on progesteron/estriol ratios and preterm birth in hispanics. *Obstet Gynecol* 2008; 111: 309-316

Salihu HM, Kinniburgh BA, Aliyu MH, Kirby RS, Alexander GR, 2004: Racial disparity in stillbirth among singleton, twin and triplet gestations in the United States. *Obstet Gynecol* 2004; 104: 734 -740

Sussner KM, Lindsay AC, Peterson KE, 2008: The influence of acculturation on breast-feeding initiation and duration in low-income women in the US. *J Biosoc Sci* 2008; 40: 673-696

Vangen S, Stoltenberg C, Skrondal A, Magnus P, Stray-Pedersen B, 2000: Cesarean section among immigrants in Norway. *Acta Obstet Gynecol Scand* 2000; 79: 553-558

Vikanes A, Grjibovski AM, Vangen S, Magnus P, 2008: Length of residence and risk of developing hyperemesis gravidarum among first generation immigrants to Norway. *Eur J Public Health* 2008; 18: 460-465

Wittlinger H, Beck HO, Brander U, 1971: Zur Problematik der Ausländerentbindung. Bericht über 621 Entbindungen von Ausländerinnen in den Jahren 1966 – 1969. *Geburtsh Frauenheilk* 1971; 31: 1174 – 1183

Zenz H, Bischoff C, Hrabal V, 1996: Patiententheoriefragebogen (PATEF) (Testmappe mit Handanweisung). Hogrefe, Göttingen 1996

Zick A, 2010: Psychologie der Akkulturation. Neufassung eines Forschungsbereiches. VS Verlag für Sozialwissenschaften, Wiesbaden 2010

Zlot AI, Jackson DJ, Korenbrot C, 2005: Association of acculturation with cesarean section among latinas. *Maternal Child Health J* 2005; 9: 11-17

Eveline Stupka

Interkulturelle Kommunikation im Gebärsaal – wie kommunizieren die Hebammen mit Frauen mit nicht deutscher Muttersprache unter der Geburt?

Einleitung

Die Globalisierung, die europäische Öffnung und die weltweit zunehmende Migration erfordern eine aktive Sprachpolitik sowie gute Kenntnis der Hintergründe der Globalisierung und ihrer Auswirkungen auf Individuen. Moderne Gesellschaften sind mit und ohne Einwanderung plurale Gesellschaften.

Der Alltag im Krankenhaus wird zunehmend „internationaler“, d. h. sowohl Patientinnen als auch Pflegepersonal kommen aus unterschiedlichen Kulturkreisen. Die Patientinnen bringen andere, für das Pflegepersonal zunächst befremdende Lebensgewohnheiten und Wertvorstellungen mit. Dadurch entstehen auch andere Erwartungen an die Krankenpflege.
Kranksein in einem fremden Kulturkreis – das bedeutet ein Ausgeliefertsein an fremde Bezugspersonen, fremde Behandlungsformen und eine fremde Auffassung von der Medizin allgemein.

In Anbetracht der zunehmenden Geburtenzahl von Frauen mit nicht deutscher Muttersprache tauchen vermehrt Fragen zu interkultureller Kommunikation und transkultureller Kompetenz auf; im Gesundheitswesen braucht es sozio-kulturelle Offenheit, Ambiguitätstoleranz[1]. Die Kommunikation hat für alle Frauen mit nicht deutscher Muttersprache wie auch für die Hebammen einen hohen Stellenwert und gilt als ein wichtiger Einflussfaktor auf ihr Wohlbefinden.

[1] Ambiguitätstoleranz ist das Ertragenkönnen anderer Meinungen, Normen oder kulturell bedingter Unterschiede sowie von Mehrdeutigkeiten und Widersprüchen in Situationen und Handlungsweisen, ohne sich unwohl zu fühlen oder aggressiv zu reagieren.

Die Migration (auch bedingt durch interkulturelle Heiraten), Integration, Interkulturalität und die Begegnung von Mehrheiten und Minderheiten waren in der Vergangenheit, sind in der Gegenwart und bleiben in der absehbaren Zukunft zentrale Problembereiche und Gestaltungsaufgaben gesellschaftlichen Zusammenlebens.

Die Berücksichtigung der Sprache und der soziokulturellen Herkunft im Hinblick auf eine bedarfsgerechte Gesundheitsversorgung ist wichtig.
In der Schweiz liegen nur wenige wissenschaftliche Arbeiten zum Thema interkulturelle Kommunikation mit Frauen mit nicht deutscher Muttersprache im Spital beziehungsweise im Gebärsaal vor. Das Bundesamt für Gesundheit (BAG) ist betreffend Migration und Gesundheit sehr engagiert. Mit der Bundesstrategie Phase ll, die von 2008-2013 dauert, gehen die Departemente und Ämter seit der neuen Ausländerpolitik erstmals gemeinsam vor, wobei sie Integration als übergreifende Aufgabe verstehen. Eine Grundvoraussetzung für erfolgreiche Integration ist die Herstellung von Chancengleichheit. Dies bedeutet im Gesundheitsbereich, dass Migrant/inn/en hierzulande dieselben Chancen wie Einheimische haben sollten, ihr Gesundheitspotential zu entfalten. Als einen wichtigen Endbericht sieht die Autorin das Gesundheitsmonitoring der schweizerischen Migrationsbevölkerung (GMM, Bonn, 2006) von Rommel et al. vom Wissenschaftlichen Institut der Ärzte Deutschlands an.

Daneben existieren vereinzelt empirische Studien, welche die Situation von Patientinnen muslimischer Glaubens in Spitälern untersuchten. Es liegen einige theoretische Abhandlungen vor, die als Orientierungshilfen für Fachpersonen im Gesundheitsbereich zu Themen wie Glauben, Rituale und Kultur dienen sollen.

In meiner Arbeit wollte ich zum einen herausfinden, wie viele der Geburten in den Spitälern der Schweiz von Frauen mit nicht deutscher Muttersprache stattfinden, zum anderen interessierte mich, entlang welcher Muster und Regeln im Gebärsaal miteinander kommuniziert wird. Weiter verfolgte die Arbeit das Ziel herauszufinden, ob und welche Kommunikationstechniken und -technologien den Hebammen bei der Arbeit mit Frauen nicht deutscher Muttersprache zur Verfügung stehen und wie sie diese situationsangemessen anwenden. Werden die Hebammen dank diesen Hilfsmitteln zum ‚Bindeglied' zwischen verschiedenen Kulturen?

Die Interaktionen unter der Geburt, welche von Hebammen durchgeführt werden, sind seitens der Frauen mit nicht deutscher Muttersprache häufig mit Gefühlen der Angst und Unsicherheit assoziiert. Ein wichtiger Faktor für Stabilität sind Rituale; Rituale dienen dazu, das Verhalten des Menschen in angstbesetzten Situationen zu stabilisieren (Domenig 2007). Das dynamische Geschehen der Geburt erfordert von Frauen eine enorme physische und psychische Anpassung. Ob die Geburt komplikationslos oder aber kräfteraubend und risikoreich für Mutter und Kind ist, beeinflusst maßgeblich das subjektive Erleben der Wochenbettsituation. Borde (2008) schreibt dazu: „Sprach- beziehungsweise im weiteren Sinne Kommunikationsschwierigkeiten und deren möglicherweise ungünstiger Einfluss auf den Geburtsverlauf sind zu überprüfen."

Unter der Geburt greifen die gebärenden Frauen oft auf ihre Muttersprache zurück, geben ihren Schmerzen in ihrer ihnen vertrauten Sprache Ausdruck, benennen die Schmerzen mit den ihnen vertrauten Worten. Als Muttersprache bezeichnet man die in der frühen Kindheit ohne formalen Unterricht erlernte Sprache, die Erstsprache.

Hindernisse in der interkulturellen Kommunikation zwischen Hebammen und Frauen mit nicht deutscher Muttersprache und deren mögliche Ursachen

Es können einige Erschwernisse bei der interkulturellen Kommunikation zwischen Hebammen und Gebärenden mit nicht deutscher Muttersprache auftreten. Aspekte dafür liegen in der erschwerten oder fehlenden Kommunikation, dem fehlenden Wissen um soziokulturelle Hintergründe, zum Teil verstärkt durch Faktoren der Migrationssituation und das divergierende Bezugswissen. Psychische und soziale Belastungen, Migration und Armut können entscheidende Einflussfaktoren und Erschwernisse auf die Gesundheit von Frauen mit nicht deutscher Muttersprache sein. Das Welt- und Wirklichkeitsverständnis jeder einzelnen Frau wird von kulturellen Dimensionen beeinflusst. Migration, auch bedingt durch interkulturelle Heiraten, Integration, Interkulturalität und die Begegnung von Mehrheiten und Minderheiten waren in der Vergangenheit, sind in der Gegenwart und bleiben in der absehbaren Zukunft zentrale Problembereiche und Gestaltungsaufgaben gesellschaftlichen Zusammenlebens. Laut dem Wiener Frauengesundheitsbericht (2006) ist Migration per se kein Gesundheitsrisiko – sie wird es erst dann, wenn strukturelle, sprachliche und/oder kulturelle Barrieren in der Gesundheitsversorgung hinzukommen, die zu unter- oder überdurchschnittlicher Inanspruchnahme von Gesundheitsangeboten, zu Fehlbehandlungen oder häufigem Ärzt/inn/enwechsel führen.

Saladin (2007) beschreibt Migration als ein auf Dauer angelegter bzw. dauerhaft werdender Wechsel in eine andere Gesellschaft/Region von einzelnen oder mehreren Mensch, mit dem Wunsch, sich definitiv oder temporär an einem anderen als dem Herkunftsort niederzulassen. Es werden vier Dimensionen, die einen zum Teil nicht zu unterschätzenden Einfluss auf den Migrationsprozess haben, unterschieden: die motivationale, die räumliche, die zeitliche und die soziokulturelle Dimension. Migration kann eine Belastung sein, eine Krise hervorrufen, andererseits kann diese Krise als Herausforderung zu Veränderung sein, damit auch eine Wachstumschance. Migration verlangt von den Individuen enorme Anpassungs- und Bewältigungsleistungen ab; dies kann ein Grund sein, dass auf ursprüngliche Werte, Rituale (performative Handlungen eines soziokulturellen Codes, Jäggi 2009) und Traditionen zurückgegriffen werden möchte.

Stereotype

Dreissig (2005) beschreibt Stereotype wie folgt:

> „…sind Eigenschaften, die die Akteure sowohl der eigenen wie auch der anderen Gruppe zuschreiben; es entstehen Selbst- und Fremdbilder. Dabei wird häufig stark generalisiert, gewertet. In diesem Zusammenhang wird oft von Vorurteilen gesprochen. Bilder über andere Menschen speisen sich oft nicht nur aus Erfahrungen, sondern auch aus Gehörtem, Gelesenem und Anerzogenem. Wird eine Diskrepanz zwischen Vorurteilen und Erfahrungen wahrgenommen, gilt es diese Vorurteile gegebenenfalls zu revidieren. Das wohl bekannteste Vorurteil aus der Medizin ist das sogenannte Mamma-Mia-Syndrom, auch Morbus Mediterranée genannt. Diese Kategorisierung beschert ausländischen PatientInnen die Zuschreibung, wehleidiger zu sein. Dabei gibt es sehr wohl PatientInnen, die nicht klagen, Schmerzen still erdulden, was oft ausgeblendet wird. Diese Zuschreibung kann sich negativ auf die Pflege auswirken.“

Transkulturelle Kompetenz
Wird als Extremform von Hybridisierungsprozessen bezeichnet, als Resultat von Austausch und Kontakt zwischen Kulturen. Domenig (2007) definiert Transkulturelle Kompetenz wie folgt:

> „Transkulturelle Kompetenz ist die Fähigkeit, individuelle Lebenswelten in der besonderen Situation und in unterschiedlichen Kontexten zu erfassen, zu verstehen und entsprechende, angepasste Handlungsweisen daraus abzuleiten. Transkulturell kompetente Fachpersonen reflektieren eigene lebensweltliche Prägungen und Vorurteile, haben die Fähigkeit die Perspektive anderer zu erfassen und zu deuten und vermeiden Kulturalisierungen und Stereotypisierungen von bestimmten Zielgruppen."

Transkulturelle Kompetenz ist die Fähigkeit, anderen Menschen in ihrer *individuellen Lebens- und Gesundheitssituation* vorurteilsfrei begegnen zu können. Bei Gesundheitsfachpersonen ist diese Fähigkeit von großer Wichtigkeit, da unreflektierte Verallgemeinerungen und Vorurteile über einzelne Personen oder ganze Personengruppen den Blick auf deren tatsächlichen Probleme und damit eine angemessene Pflege/Behandlung verhindern kann. Transkulturelle Kompetenz basiert auf Hintergrundwissen, Selbstreflexion und Empathie (Domenig 2007).

Interkulturelle Kompetenz
Nach Erll (2007) wird interkulturelle Kompetenz als überfachliche Kompetenz, als Schlüsselqualifikation (soft skills) bezeichnet, die unabhängig von einer spezifischen Ausbildung *in vielen Berufen* gefordert ist. Spätestens im Verlauf des letzten Jahrzehnts ist interkulturelle Kompetenz zu einer Schlüsselkompetenz avanciert, der im Kontext von Debatten über Globalisierung, Internationalisierung und Multikulturalität ein hoher Stellenwert zukommt. Interkulturelle Kommunikation gilt als Fähigkeit, Anderes, Unangenehmes oder Unklarheiten aufgrund des unterschiedlichen sozio-kulturellen Hintergrundes auszuhalten (Jäggi 2010).

Für die interkulturelle Kommunikation werden u. a. Kompetenzen wie Empathie, Kongruenz, Flexibilität, Ambiguitätstoleranz, Interesse am Kommunikationspartner, Kenntnisse über kulturelle Spezifika und allgemeine kulturelle Dimensionen benötigt.

Instrumente zur interkulturellen Kommunikation

Das Spitalwörterbuch

Die Autorin nimmt Bezug am Beispiel des Kantonsspitals St. Gallen (KSSG): Das seit 2002 eingesetzte Spitalwörterbuch© stellt eine Unterstützung und Verständigungshilfe im täglichen Umgang miteinander dar, da im Spitalalltag (v. a. nachts) der Einsatz von Dolmetscher/inn/en nicht immer gewährleistet werden kann. In der revidierten und überarbeiteten Version 3.1 2007 des Spitalwörterbuchs© werden besonders das Kapitel Ernährung und Schmerzkarte vertieft präsentiert. Jede Sprache ist mit über 450 Wörtern und Sätzen inklusive Aussprache dargestellt. Neu ist ebenfalls, dass es eine Version speziell für die Geburtshilfe bzw. Gynäkologie gibt.

Bildatlas und Puppen-/Beckenmodell

Der Bildatlas ist heutzutage in fast jedem Gebärsaal zu finden. Er zeigt Bilder von der Befruchtung und den Vorgang der Geburt in Querschnitten. Die Erklärungen zu den Bildern sind in Englisch (mittlerweile gibt es auch eine deutsche Version) geschrieben, er ist 40 x 60 cm groß und mit einer Spiralbindung versehen.

Das Puppen-/Beckenmodell verbildlicht das weibliche Becken, die Puppe kann dem Geburtsverlauf folgend durch das Becken geschoben werden; diese ‚Vorführung' jedoch braucht sprachliche Begleitung.

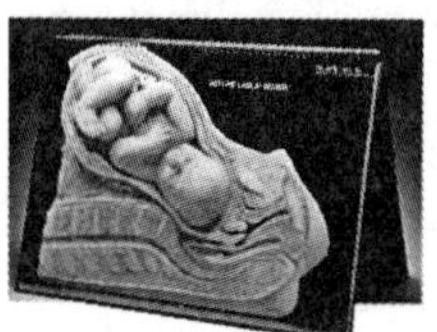

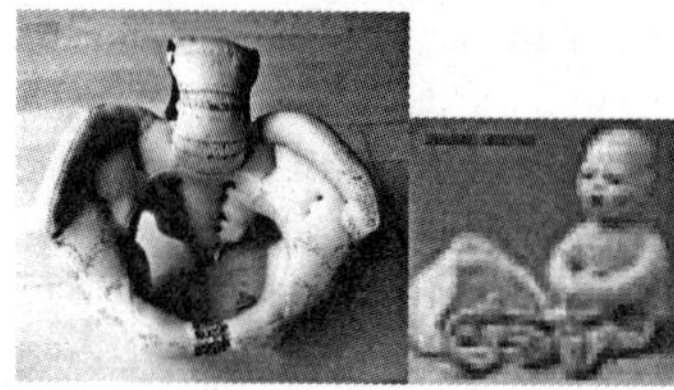

Abb. 1: Geburtsatlas, Stoffbecken und -puppe
http://www.okmedical-team.de/katalog/schulung/fetusmodell.html

Interkulturelle Dolmetscherinnen

Es gibt Unterschiede zwischen Übersetzen, Dolmetschen und interkultureller Übersetzung. Zitat Fawaz (2009):

> „Übersetzen ist schriftlich, passiv, wortwörtlich, einseitig, das Tätigkeitsfeld sind Briefe, Bücher, Artikel etc. Dolmetschen ist mündlich, sinngemäss, also nicht wortwörtlich, das Tätigkeitsfeld sind Begegnungen, Verhandlungen, Kongresse etc. Interkulturelles Übersetzen verlangt zusätzliche Kenntnisse wie Erfahrung im Migrationsbereich, soziale und kulturelle Hintergründe der GesprächsteilnehmerInnen, Kenntnisse von Codes (Beispiel: Krebs darf man hier sagen, in anderen Kulturen kann Krebs ein Tabuthema sein), keine Wertung, Informationen werden klar und richtig vermittelt etc.“

Interkulturelle Übersetzerinnen/Dolmetscherinnen absolvieren eine berufsbegleitende einjährige Ausbildung. Für den Erhalt des Zertifikates ‚Interkulturelle Übersetzerinnen‘ absolvieren die Interessent/inn/en zwei Module. Der Inhalt dieser Module berücksichtigt wichtige Faktoren wie Kennen der kulturellen Gegebenheiten der Schweiz (Gesetzgebungen, Gesundheitswesen etc.), Schweigepflicht, Trialogsituationen (die Modulbeschreibungen und die Ausführungsbestimmungen sind auf der Internetseite interpret.ch abrufbar). Interkulturelle Übersetzer/inn/en ermöglichen durch mündliches Übersetzen die Verständigung zwischen Gesprächspartnerinnen unterschiedlicher Herkunft. Sie sind dann unentbehrlich, wenn eine gemeinsame Sprache fehlt, wenn es um komplexe Themen geht, also zwischen Frauen mit nicht deutscher Muttersprache und Fachpersonen (hier Ärzte und Hebammen). Diese Gesprächssituationen werden Trialogsituationen genannt. Bei diesen Gesprächssituationen sollte mit einem erhöhten Zeitaufwand gerechnet werden.

Dank ihrer Arbeit gewährleisten interkulturelle Dolmetscherinnen, dass Frauen mit nicht deutscher Muttersprache den gleichberechtigten Zugang zu Dienstleistungen der öffentlichen Hand haben und die Fachpersonen ihre Dienstleistung effizienter erbringen können.

Angewandte Methodologie

Mit der vorliegenden Arbeit wollte die Autorin untersuchen, wieviele der Geburten im Jahr 2009 von Frauen mit nicht deutscher Muttersprache waren und ob bzw. welche Kommunikationstechnologien den Hebammen in der Praxis unter der Geburt mit Frauen mit nicht deutscher Muttersprache zur Verfügung stehen. Dazu wurde ein quantitatives Forschungsdesign gewählt. Dies ermöglichte, die Fragestellungen der Autorin zu beantworten. Die Rekrutierung der Zielgruppe erfolgt durch Hebammen der Spitäler der deutschen Schweiz.

Anhand einer quantitativen Studie mittels Fragebogen wurden 17 Hebammen zu den bestehenden Kommunikationstechniken und -technologien bzw. deren Anwendung unter der Geburt mit nicht deutsch sprechenden Frauen befragt. Fragebögen gehören zu den am weitesten verbreiteten Instrumenten der empirischen Sozialforschung. Ein Fragebogen besteht aus einer Liste von schriftlichen Fragen und Feststellungen, deren Anordnung und Formulierung über alle Befragten hinweg konstant bleiben (Kühlmann 2007). Der Fragebogen eignete sich bei der vorliegenden Arbeit gut, um die zentralen Fragestellungen beantwortet zu erhalten. Bei der Erfassung der demographischen Daten (Name, Jahrgang, Diplomjahr, Arbeitsort) konnte die Autorin gleichzeitig die Fragen nach Fremdsprachen der Hebammen, der Geburtenzahl im Jahr 2009 im jeweiligen Spital und die Geburtenzahl im Jahr 2009 von Frauen mit nicht deutscher Muttersprache erheben.

Der erste Teil des Fragebogens enthielt Fragen nach Kommunikationstechnologien der Praxisinstitutionen und gleichzeitig je eine Frage, ob und wie ein Ritual erfragt und ermöglicht wird beziehungsweise ob und wie das Einverständnis (‚informed consent‘) der Frauen mit nicht deutscher Muttersprache eingeholt wird. Diese Aussagen werden anhand einer Grafik dargestellt.

Der zweite Teil des Fragebogens beinhaltete Aussagen zur Arbeit der Hebammen mit Frauen mit nicht deutscher Muttersprache, die ebenfalls in Grafiken dargestellt werde.

Für die Aussagen zur Arbeit wurde das Instrument ‚Likert Skala' gewählt: Die Likert-Skala ist ein von Rensis Likert im Jahr 1932 entwickeltes Instrument der Einstellungsmessung. Eine Likert-Skala besteht aus mehreren konstatierenden Aussagen oder Items, in denen ein Standpunkt zu einem Thema zum Ausdruck kommt (Polit et al. 2004). Es ist ein leistungsfähiges, eindimensionales, personenorientiertes Skalierungsverfahren, welches auf Ratingskalen aufbaut. Durch summierte Einschätzungen soll die Einstellung einer Person als ablehnende oder zustimmende Haltung zum Einstellungsobjekt gefunden werden. Die Summenbildung macht es möglich, feine Unterschiede zwischen Personen mit unterschiedlichen Standpunkten zu treffen.

Das Antwortformat der Skalen „Aussagen zur Arbeit" wird in einer einheitlichen, vierstufigen, endpunktbenannten Intervallskala (sehr bis gar nicht bzw. trifft zu bis trifft nicht zu) gestaltet. Diese Items (bei der Datenerhebung eines von mehreren Merkmalen einer Untersuchungseinheit) werden nummeriert und in eine Exceltabelle eingegeben.

Zielgruppe

Die Zielgruppe der vorliegenden Arbeit waren diplomierte Hebammen aus Spitälern der deutschen Schweiz, aus großen und kleineren Spitälern, urban und rural. Die Autorin wählte diese Zielgruppe aus den vier folgenden Gründen:

- Alle Hebammen sind erfahrene Hebammen.
- Alle Hebammen haben mit Frauen mit nicht deutscher Muttersprache geboren.
- Es können Zahlen aus verschiedenen Spitälern generiert werden.
- Alle Hebammen betreuen studierende Hebammen der Zürcher Hochschule für Angewandte Wissenschaften und der Berner Fachhochschule, d. h. sie begleiten die angehenden Hebammen bei Geburten mit Frauen mit nicht deutscher Muttersprache, was bedeutet, sie informieren und unterstützen sie zu Hilfsmitteln in der interkulturellen Kommunikation.

Auswertung der Ergebnisse mit Tabelle

Der Rücklauf war erstaunlich: Von den ursprünglich 17 versandten Fragebögen kamen 26 zurück – wie kam es dazu? Ich fragte bei den Hebammen nach und die Antwort war: „Als der Fragebogen im Gebärsaal auflag, haben wir anderen Hebammen den Fragebogen kopiert, um unsere Stimme zu diesem Thema abgeben zu können." Auch war es nicht nötig, einen Reminder zu versenden, da die Fragebögen innert kürzerster Zeit zurückgesandt wurden. Das Interesse an dieser Thematik freute mich natürlich sehr.

Bei der Erhebung der demographischen Daten wurden die Hebammen nach ihren Fremdsprachenkenntnissen befragt: Von den befragten 26 Hebammen sprechen sechs Französisch, neun Englisch, vier Italienisch, zwei ein wenig Spanisch.

Bei den nachfolgenden Grafiken handelt es sich um die Ergebnisse aus der Befragung beziehungsweise die Aussagen von 26 Hebammen aus 14 grösseren und kleineren, ländlichen und urbanen Spitälern der deutschen Schweiz.

Im Folgenden werden anhand von Graphiken und Erläuterungen die Ergebnisse aus den Fragebögen aufgezeigt.

Eine der Fragen an die Hebammenexpertinnen galt der Geburtenzahl des Jahres 2009 in Ihrem Spital. Gleichzeitig wurden sie gefragt, wie viele dieser Geburten von Frauen mit nicht deutscher Muttersprache waren (in einigen Spitälern wird diesbezüglich genau Statistik geführt, was zu erstaunlich genauen Angaben führte).

Grafik 1 zeigt die Geburtenzahl des Jahres 2009, wobei im rechten Kästchen innerhalb der Grafik jeweils die Prozentzahl der Geburten/Jahr mit Frauen mit nicht deutscher Muttersprache ausgerechnet wurden (S=Spital):

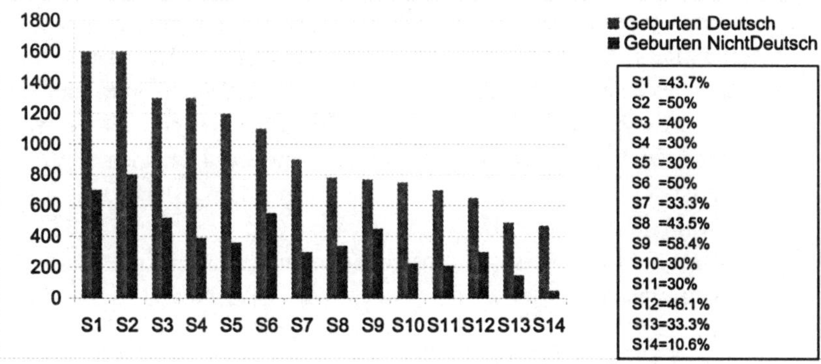

Grafik 1: Anzahl Geburten pro Jahr 2009 blau, mit Frauen mit nicht deutscher Muttersprache rot; im Kästchen rechts wurde die zum Spital gehörende %-Zahl berechnet

Grafik 1 zeigt auf, dass außer in Spital 14 ein Drittel bis beinahe die Hälfte der Geburten im Jahr 2009 von Frauen mit nicht deutscher Muttersprache waren. Die überwiegende Mehrheit der fremdsprachigen Frauen bezieht sich laut mündlichen Aussagen der Hebammen auf Frauen aus Bosnien, Serbien und der Türkei. Sie bezieht sich also vor allem auf Sprachen, welche nicht in unseren Schulen gelehrt werden.

Eine wichtige Angabe war für die Autorin, ob nachts eine interkulturelle Übersetzerin beigezogen werden kann:

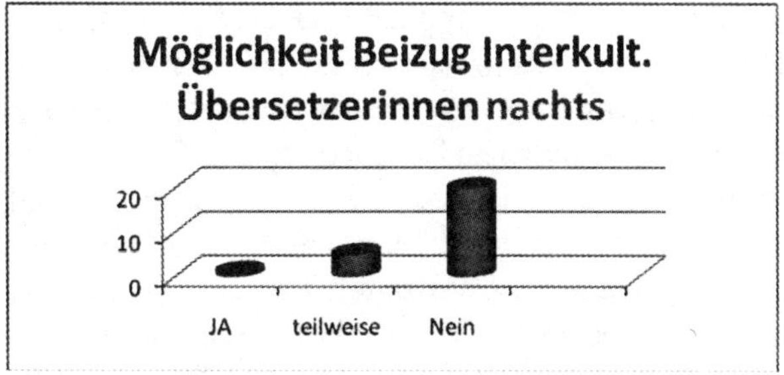

Grafik 2: Möglichkeit, nachts interkulturelle Übersetzerin beizuziehen

Einmal war die Antwort ja, fünfmal teilweise und 20-mal nein. Es ist mehrheitlich nicht möglich, nachts eine interkulturelle Übersetzerin beizuziehen. Dies ist zum einen auf die hohen Kosten zurückzuführen, zum anderen ist der Gebärsaal nachts mit einer Notfallaufnahme vergleichbar, was so viel bedeutet, dass interkulturelle Übersetzerinnen 24 Stunden abrufbereit sein müssten.

Angaben zu der Aussage, „unsere Kommunikationshilfsmittel sind einfach anzuwenden":

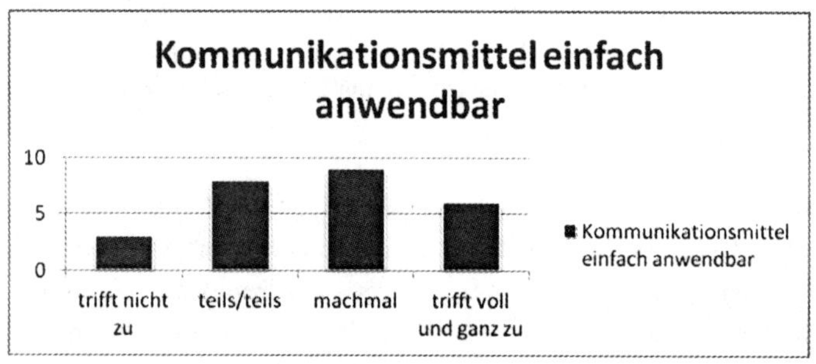

Grafik 3: Einfache Anwendung der vorhandenen Kommunikationshilfsmittel

Aus Grafik 3 wird ersichtlich, dass eine einfache Anwendung der vorhandenen Kommunikationshilfsmittel mehrheitlich mit „teils/teils" bzw. „trifft voll und ganz zu" beantwortet wurde. Unter Kommunikationshilfsmitteln wurden das Spitalwörterbuch des Kantonsspitals St. Gallen, der Bildatlas und das Puppen-/Beckenmodell genannt. Der Bildatlas enthält Bilder zum Geburtsvorgang, der in englischer Sprache beschrieben wird. Das Puppen-Beckenmodell ist anatomisch genau auf das ungeborene Kind und das weibliche Becken abgestimmt, verlangt jedoch eine genaue Erklärung zum Vorgang im Körper der Frau. Eine mündliche Nachfrage bei 30 der 60 studierenden Hebammen, die zum Zeitpunkt meiner Feldstudie ihr erstes Gebärsaalpraktikum abgeschlossen hatten (die anderen 30 waren auf der Wochenbettabteilung), ergab, dass sie die Hilfsmittel für die interkulturelle Kommunikation unter der Geburt als unzureichend empfanden oder diese gar fehlten.

Aussage: „Für mich als Hebamme ist das Geburtserlebnis mit Frauen mit nicht deutscher Muttersprache dank den Kommunikationshilfsmitteln vergleichbar mit dem mit deutsch sprechenden Frauen" – Standpunkte:

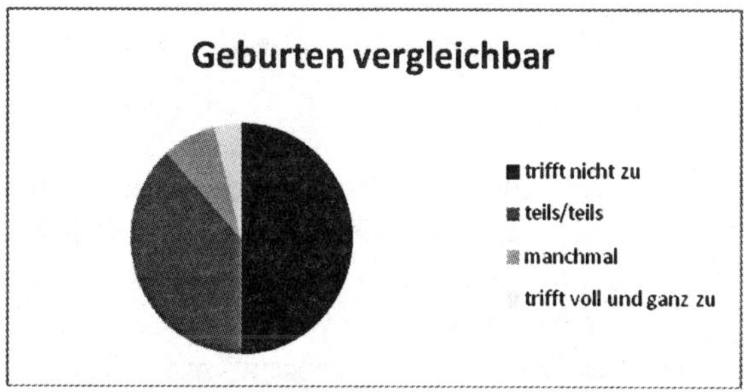

Grafik 4: Vergleichbarkeit der Geburten von Frauen mit deutscher/nicht deutscher Muttersprache

Nur eine der befragten Hebammen fand, dass die Geburten vergleichbar seien. Der hohe Anteil an „trifft nicht zu" zeigt auf, dass das Geburtserlebnis mit Frauen mit nicht deutscher Muttersprache für die Hebammen nicht zu vergleichen ist mit dem der Geburten ohne Kommunikationserschwernisse. Gelingende Kommunikation hat nach Ansicht und Erfahrung der Autorin einen hohen Einfluss auf ein befriedigendes Geburtserlebnis für die Hebamme und die gebärende Frau.

Aussage: „Frauen mit nicht deutscher Muttersprache konnten den ‚informed consent' und die ‚informed choice' im Gebärsaal abgeben." – Standpunkte:

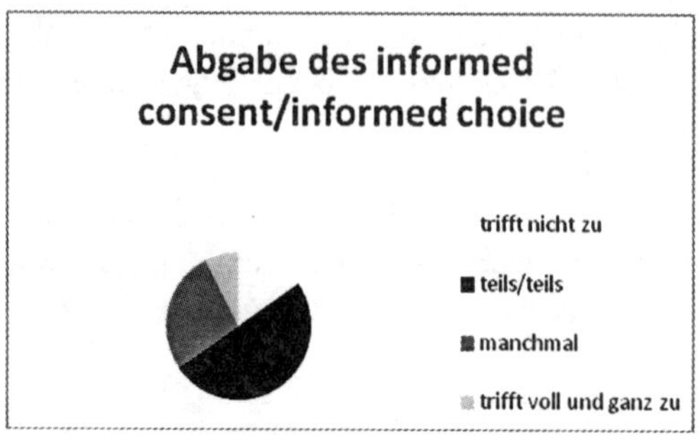

Grafik 5: Abgabe "informed choice" und "informed consent"

Wie erklären Hebammen den Frauen mit nicht deutscher Muttersprache was sie als nächstes tun werden und wie holen sich Hebammen die Einwilligung für Untersuchungen? Bei den Angaben „teils/teils" und „manchmal" wurde von den befragten Hebammen zusätzlich hingeschrieben, dass die „informed choice" und der „informed consent" mit „Händen und Füßen" eingeholt würden, wobei dazu manchmal der Geburtsatlas zu Hilfe genommen werde.

Übersetzte Formulare in diversen Fremdsprachen für die Aufklärung bei einer Operation und demzufolge einer Anästhesie existieren. Im Gebärsaal, wo meist eine Notfallsituation eine operative Geburtsbeendigung (Kaiserschnitt) erfordert, ist dies oftmals mit Hektik verbunden; zum einen bangen die Eltern um das Leben ihres ungeborenen Kindes, zum anderen müssen die Hebammen innerhalb kürzerster Zeit Ärzte und das OP-Team organisieren und zudem die Frau für die Operation vorbereiten. Es bleibt wenig Zeit für eine umfassende Aufklärung, erst recht, wenn diese in einer Fremdsprache stattfinden sollte. Diese Hektik und diese Notfallsituationen werden laut Aussagen von Frauen deutscher und nicht deutscher Muttersprache und den Hebammen als sehr ‚stressig' beschrieben.

Aussage: „Ich habe im Wochenbett mit den Frauen mit nicht deutscher Muttersprache ein Nachgespräch über die erlebte Geburt geführt." – Angaben:

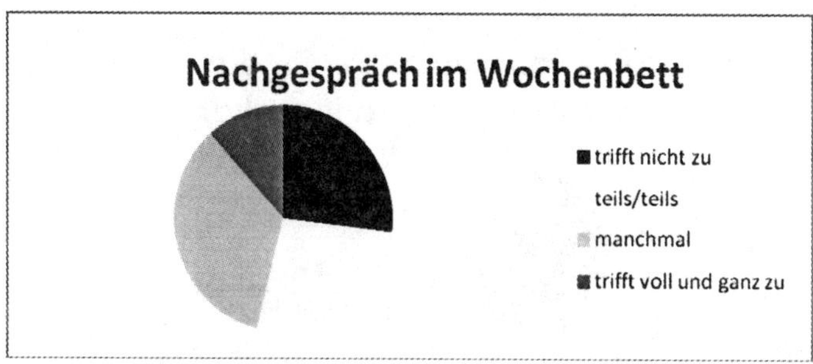

Grafik 6: Geführte Nachgespräche mit Frauen mit nicht deutscher Muttersprache im Wochenbett

Nachgespräche gehören heute zum Hebammenalltag dazu, d. h. auch Frauen mit nicht deutscher Muttersprache haben ein Anrecht auf ein solches Nachgespräch, welches einen Rückblick auf die erlebte Geburt ermöglicht und Teil der Geburtsverarbeitung sein kann. Für die Hebamme ist ein Nachgespräch ein Feedback der geleisteten Arbeit. Dieses Nachgespräch wird in der Regel einige Tage nach der Geburt durchgeführt, damit die Frau das Erlebte Revue passieren lassen kann, denn erst da tauchen Fragen auf. Die Hebamme besucht die Frau, mit der sie geboren hat, während des Wochenbettaufenthaltes und bespricht noch einmal die Geburt. Durch die kurze Dauer des Wochenbettaufenthaltes von Mutter und Kind kann dies oft auch aus zeitlichen Gründen nicht stattfinden, da der Dienstplan der Hebammen nicht passend ist, d. h. die Hebamme hat frei oder Nachtwache, und somit entfällt dieses Nachgespräch. Bei Frauen mit nicht deutscher Muttersprache wird für das Nachgespräch keine interkulturelle Übersetzerin beigezogen, da der zeitliche und finanzielle Aufwand hierfür zu groß sind.

Wie wichtig sind den Hebammen Kommunikationshilfsmittel im Gebärsaal?

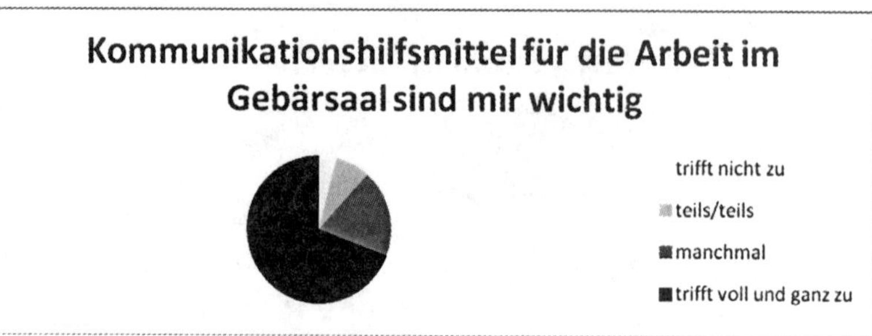
Kommunikationshilfsmittel für die Arbeit im Gebärsaal sind mir wichtig
trifft nicht zu
teils/teils
manchmal
trifft voll und ganz zu

Grafik 7: Wichtigkeit von Kommunikationshilfsmitteln

Die Auswertung dieser Aussage ergab, dass gut zwei Drittel der befragten Hebammen für ihre Arbeit im Gebärsaal ein Kommunikationshilfsmittel wichtig finden. Dieselben Hebammen würden ein einfach anwendbares Hilfsmittel begrüßen.

Die Erkenntnisse aus den Ergebnissen dieser Feldstudie zeigen der Autorin auf der einen Seite, dass die Zahl der Geburten mit Frauen mit nicht deutscher Muttersprache höher ist als von der Autorin vermutet, und auf der anderen Seite, wie die Kommunikation unter der Geburt von vielen Hebammen als unbefriedigend empfunden wird.

Zusammenfassung der Ergebnisse

Ziel dieser Feldstudie war, mehr Informationen zur Kommunikation zwischen Hebammen und Frauen mit nicht deutscher Muttersprache unter der Geburt zu erhalten. Dabei interessierten vor allem die Sichtweise und das Befinden der Hebammen.

Die Stichprobe bestand aus 26 Hebammen aus kleineren und größeren, urbanen und ruralen Spitälern der deutschen Schweiz. Eine der Fragen galt der Geburtenzahl im Jahr 2009 von Frauen mit nicht deutscher Muttersprache. Die hohe Zahl der Geburten in der Schweiz von Frauen mit nicht deutscher Muttersprache – in einigen Spitälern sind es bis zu 50% – erstaunte mich.

Die Angaben zu der Aussage nach bestehenden Kommunikationshilfsmitteln und deren Anwendung unter der Geburt zeigen mir, dass außer einer befragten Hebamme alle den Wunsch haben, ein einfach anwendbares Kommunikationshilfsmittel zur Hand zu haben, um unter der Geburt mit diesen genannten Frauen besser kommunizieren zu können. Mit den Angaben zu dieser Aussage wurde der Autorin bewusst, wie schwierig es für die Praxisausbildnerinnen ist, bei den studierenden Hebammen Kompetenz 5 „Beraten" zu beurteilen. Ich wage zu behaupten, dass die in Kapitel 1.1 beschriebenen Teilkompetenzen und die dazugehörigen Aktivitäten bei Frauen mit nicht deutscher Muttersprache eher weniger erreicht werden. Dies bestätigen mir bei der Evaluation der Praxismodule auch immer wieder die Aussagen der Studierenden, dass sie die Kommunikation mit Frauen mit nicht deutscher Muttersprache unter der Geburt als unbefriedigend empfinden.

Deutlich verneint wurde Frage drei nach der Möglichkeit des Beizugs einer interkulturellen Übersetzerin (im Folgenden abgekürzt mit ikÜ) nachts; eine Hebamme antwortete mit ja, fünf mit teilweise und 20 Hebammen verneinten. Nach den mündlichen Aussagen der Hebammen ist es aus drei Gründen nicht möglich, nachts eine ikÜ zu engagieren: erstens existiert kein 24-Stunden-Bereitschaftsdienst von ikÜ, zweitens haben die Hebammen meistens zu wenig Zeit und drittens wäre es zu teuer.

Weder die ‚informed choice' noch der ‚informed consent' können bei Frauen mit nicht deutscher Muttersprache professionell erhoben werden, dazu fehlen die entsprechenden Übersetzungen und die Zeit.

Das Geburtserlebnis der Hebammen mit Frauen mit nicht deutscher Muttersprache ist für die Hälfte der befragten Hebammen nicht vergleichbar mit dem von Frauen mit deutscher Muttersprache. Dem möchte ich mich anschließen, denn es bleibt immer ein Rest eines Gefühls von „nicht alles ausgeschöpft zu haben" zurück.

Die anfangs gestellten Fragen der Autorin wurden dank der Feldstudie beantwortet. Das Statement, die Hebamme als Bindeglied zwischen den Kulturen, kann ich nach dieser Feldstudie nicht bestätigen; dazu fehlt die Kommunikation zwischen den Hebammen und den Frauen mit nicht deutscher Muttersprache, demzufolge kann auch nicht genügend auf die Wünsche der Frauen eingegangen werden. Es ist meiner Meinung nach nicht möglich, dass alle Hebammen über Rituale und Bräuche in anderen Kulturen während der Schwangerschaft, unter der Geburt und im Wochenbett Bescheid wissen können.

Es ist mir bewusst, dass die Feldstudie nicht alle Themen im Zusammenhang mit der Kommunikation zwischen den Frauen mit nicht deutscher Muttersprache und den Hebammen erfasst, doch dank der Antworten der Hebammen bekam ich ein umfassenderes Bild über die von den Hebammen zum Teil als unbefriedigend empfundenen Kommunikationssituationen unter der Geburt.

Aus Gründen der erhöhten Sparmaßnahmen im Gesundheitswesen werden interkulturelle Übersetzerinnen nur dann eingesetzt, wenn die zuständige Pflegefachperson ein solches Gespräch genau planen kann, wie zum Beispiel das sogenannte Austrittsgespräch, wenn Mutter und Kind nach dem Wochenbettaufenthalt nach Hause entlassen werden. Aus den Ergebnissen wurde deutlich, dass diese Austrittsgespräche oftmals mit dem Ehemann bzw. dem Vater des Neugeborenen durchgeführt werden, weil diese meistens (ein wenig) deutsch sprechen, also als Übersetzer eingesetzt werden. Die Geburt und das Wochenbett sind in vielen Kulturen absolute Frauensache und die Hemmschwelle – auch dem eigenen Ehemann gegenüber – ist für ein offenes Gespräch recht hoch, da bei diesem Austrittsgespräch über Themen wie Geschlechtsverkehr und Familienplanung gesprochen wird. Diese Arbeit hat mir viele unbeantwortete Fragen beantwortet. Was mir besonders auffiel, war die Wertschätzung der Hebammen den Frauen mit nicht deutscher Muttersprache gegenüber.

Fazit

Welche Relevanz hat die Studie? Haben die Ergebnisse Folgen in der Praxis und welche Nebeneffekte könnte die Durchführung der Studie haben?
Die Erkenntnis, dass der Bedarf an muttersprachlichen Informationen stark befürwortet wird, geht aus dem Endbericht des Gesundheitsmonitorings (Rommel et al. 2006) hervor – dem möchte ich mich nun nach Beendigung meiner Feldstudie anschließen. Viele Teile meiner Feldstudie zeigen die

Notwendigkeit eines einfach anwendbaren Hilfsmittels im Gebärsaal auf. Einfache Piktogramme und ein Beiblatt über Rituale und Bräuche, ähnlich wie Leininger es in ihrem Buch *Multikulturelle Pflege* (1997) verfasste, könnten auch im Gebärsaal einige kulturelle Irritationen beseitigen beziehungsweise Antworten geben. Diese Piktogramme würden bei einer nächsten Befragung ja vielleicht dazu führen, dass nicht mehr nur eine Hebamme die Geburten mit Frauen mit nicht deutscher Muttersprache und Frauen mit deutscher Muttersprache vergleichbar findet bzw. auch eine Geburt mit einer Frau mit nicht deutscher Muttersprache als befriedigendes Geburtserlebnis sieht. Unter der Geburt angemessen kommunizieren zu können, ist den Hebammen ein großes Anliegen.

Die hohe Zahl an Geburten von Frauen mit nicht deutscher Muttersprache aus dem Jahr 2009 zeigt auf, dass jede Hebamme Geburten mit erschwerter Kommunikation begleitet hat, begleitet und auch in Zukunft begleiten wird.

Sparmaßnahmen im Gesundheits- und Sozialwesen tragen mit dazu bei, dass interkulturelle Dolmetscherinnen wirklich nur dann beigezogen werden, wenn eine ausreichende Planung möglich ist. Eine Frage, die mich während der vorliegenden Arbeit immer mehr beschäftigte war, ob die erschwerte Kommunikation mit Frauen mit nicht deutscher Muttersprache einen Einfluss auf eine eventuelle operative Geburtsbeendigung oder den Einsatz einer Periduralanästhesie (PDA) haben könnte. Bei der Zahl der Geburten des Jahres 2009 von Frauen mit nicht deutscher Muttersprache habe ich die Frage nach der Geburtsart weggelassen, wage mir aber vorzustellen, dass durch die erschwerte Kommunikation vielleicht eher invasive Maßnahmen wie eine PDA, ein vermehrter Einsatz von Schmerzmitteln oder eine operative Geburtsbeendigung (Vakuum, Zange, Kaiserschnitt) angewendet werden. Die Frage nach den Qualitätskriterien des Outcomes von Mutter und Kind nach der Geburt wäre meiner Meinung nach eine Studie wert.

In der interkulturellen Kommunikation liegt für mich ein großes Potenzial für weitere Forschung. Ich sehe diese Arbeit für mich als Motivation, mit Hilfe holistischer Betrachtungen von Kulturen mein Wissen zu vertiefen, um dies in der Praxis anwenden zu können. Der zentrale Aspekt in einer weiterführenden Arbeit liegt für mich im Einbezug der Frauen mit nicht deutscher Muttersprache. Ihre Sicht, ihr Wissen und ihre Anliegen sollen hier eine Stimme erhalten. Das Thema Kommunikationshilfsmittel unter der Geburt erarbeite ich demzufolge zur Zeit in Zusammenarbeit mit Frauen mit nicht deutscher Muttersprache. Diese Arbeit beinhaltet Interviews mit Frauen mit nicht deutscher Muttersprache zu Sitten und Bräuchen rund um die Geburt in ihren Sprach- und Kulturkreisen sowie das gemeinsame Erstellen von Piktogrammen, welche als Kommunikationshilfsmittel unter der Geburt beigezogen werden können. Diese Piktogramme ersetzen nicht die interkulturellen Dolmetscherinnen und ermöglichen auch nicht die informelle ‚Plauderei', sollen jedoch eine einfache Kommunikation beim Eintritt zur Geburt möglich machen. Kommunikation wird von den im Vorfeld befragten Frauen als Wertschätzung empfunden.

Literatur

Baldaszti E, Urbas E, 2006: *Wiener Frauengesundheitsbericht*. Wien: Bereichsleitung für Strukturentwicklung

Becker SA, Wunderer E, Schultz-Gambard J, 2006: Muslimische Patienten. Ein Leitfaden zur interkulturellen Verständigung in Krankenhaus und Praxis. München: Zuckerschwerdt. ISBN 3-88603-888-2

Behrens J, Langer G, 2006: Evidence-based Nursing and Caring. Interpretativ-hermeneutische und statistische Methoden für tägliche Pflegeentscheidungen. Vertrauensbildende Entzauberung der "Wissenschaft". Bern: Huber

Borde T., David M (Hrsg.), 2008: Frauengesundheit, Migration und Kultur in einer globalisierten Welt. Frankfurt: Mabuse

Bortz J, Döring N, 2006: Forschungsmethoden und Evaluation. Berlin: Springer

Büchi S, Spirig R, Cignacco E, Lüthi D, 2006: Bedürfnisse und Erwartungen von tamilischen Frauen in der Schwangerenvorsorge eines Schweizer Universitätsspitals. In: *Pflege* 19; 2006: 295-302

Cignacco E (Hrsg): *Hebammenarbeit. Assessment, Diagnosen und Interventionen bei (patho)physiologischen und psychosozialen Phänomenen*. Bern: Huber

Domenig D, 2007: Transkulturelle Kompetenz. Lehrbuch für Pflege-, Gesundheits- und Sozialberufe. Bern: Huber

Dreissig V, 2005: Interkulturelle Kommunikation im Krankenhaus. Eine Studie zur Interaktion zwischen Klinikpersonal und Patienten mit Migrationshintergrund. Deutschland: Transcript

Enggist S, 2005: Sprachkompetenz für den Trialog. In: *Zeitschrift Spectra* 49

Erll A, Gymnich M, 2007: Interkulturelle Kompetenzen. Stuttgart: Klett

Jäggi CJ, 2009: Sozio-kultureller Code, Rituale und Management. Neue Perspektiven in interkulturellen Feldern. Wiesbaden: VS Verlag für Sozialwissenschaften

Lenthe U, 2011: Transkulturelle Pflege. Kulturspezifische Faktoren erkennen-verstehen-integrieren. Wien: Facultas

Kumbier D, Schulz von Thun F (Hrsg.), 2009: Interkulturelle Kommunikation: Methoden, Modelle, Beispiele. Hamburg: Rohwolt

Pérez MA, Luquis RR, 2008: Cultural Competence in Health Education and Health Promotion. San Francisco: Wiley

Rommel A, Weilandt C, Eckert J, 2006: Gesundheitsmonitoring der schweizerischen Migrationsbevölkerung, Endbericht. Bonn

Stefanoni S, Alig B, 2009: Pflegekommunikation. Gespräche im Pflegeprozess. Bern: Huber

Theresia Jörg, Michael Tunç

Väter und Geburt begleiten – transkulturell[1]

Einleitung

In unserem Artikel möchten wir die Diskursstränge der Themenfelder Geburt, Migration und Väterlichkeit zusammenzubringen und dabei vor allem qualitativ empirische Zugänge in den Mittelpunkt rücken. Es werden neue Erkenntnissen zum Thema vorgestellt, um die subjektiven Konzepte der Männer mit Migrationshintergrund über Geburt, Vaterwerden und Vatersein in ihrer Komplexität verständlich und sichtbar zu machen. Daher wollen wir nicht nur eine grobe Sondierung des Feldes vornehmen, sondern auch ein Fallbeispiel aus der Geburtsbegleitung vorstellen, welches sich auf qualitative Interviews mit einem werdenden Vater und einer werdenden Mutter mit einem ägyptischen Migrationshintergrund stützt.

Eine Durchsicht bisheriger Ansätze macht jedoch klar, dass unser Vorhaben durch ein Dilemma erschwert wird: Einerseits kommen Männer mit Migrationshintergrund in allgemeinen Debatten um Väter und Geburt fast nicht vor oder es dominieren negative Vorurteile. Andererseits mangelt es an Aufmerksamkeit für die Väter, wenn Migration und Geburt Gegenstand der Forschung oder Diskussion sind.

Denn Geburtsvorbereitung ist zwar ein Thema, mit dem sich werdende Väter immer mehr beschäftigen, und der Anteil von Männern, die bei der Geburt anwesend sind, liegt in Deutschland über 80%. Der Markt mit Ratgeberliteratur für Männer im Übergang zum Vatersein brummt aktuell nur so und liefert eine Vielfalt unterschiedlicher Produkte. Vätern stehen zusätzlich leicht zugängliche Informationen rund um das Thema Geburt online zur

[1] Der vorliegende Text ist eine veränderte und erweiterte Fassung eines Artikels, der im März 2011 in der Deutschen Hebammen Zeitschrift veröffentlicht wurde (Jörg u. Tunç 2011).

Verfügung.[2] Es gibt auch zunehmend Erfahrungen darüber, wie Väter ihre neue Rolle rund um die Geburt gestalten (Schäfer u. a. 2008) sowie Erkenntnisse darüber, inwiefern Väter auch schon vor und nach der Geburt eine eigenständige Bedeutung für ihre Kinder besitzen (Nickel 2002). In den solchen aktuellen Debatten, Studien und Veröffentlichungen zum Thema Väter und Geburt kommen allerdings Männer mit Migrationshintergrund fast nicht vor. Das erkennt man unter anderem auch daran, dass in den erwähnten öffentlichen und fachlichen Diskursen so gut wie nie Bilder von Männern oder Vätern mit Migrationshintergrund zu sehen sind. So kann der Eindruck entstehen, als gäbe es in Familien Migrationshintergrund keine sog. neuen Männer und Väter. Den Ausgangspunkt der folgenden Überlegungen bildet daher unsere Hypothese, dass es immer mehr Männer und Väter mit Migrationshintergrund gibt, die beginnend mit der Geburtsbegleitung ihrer Partnerin Entwürfe neuer Väterlichkeit zu gestalten suchen.

Seit einiger Zeit steht allerdings weniger die neue Verantwortung von Vätern bei der Geburt, sondern die Nutzung des neuen Elterngeldes durch Väter im Fokus öffentlicher wie medialer Debatten. Und es mehren sich empirische Hinweise darauf, dass aufseiten der Männer und Väter ein langsamer Wandel in Richtung von mehr Gleichstellung und Geschlechterdemokratie in Gang kommt. In den erwähnten Männer- und Väterdiskursen wird ein Idealtypus des engagierten und fürsorglichen Mannes/Vaters konstruiert, der seine Partnerin bei der Geburt unterstützt, sich aktiver an der Kindererziehung beteiligt, auch im Haushalt zunehmend Verantwortung übernimmt und so die Balance geschlechtlicher und familiärer Arbeitsteilung tendenziell gerechter gestaltet. Leitbilder neuer Männer/Väter wurden auch politisch gefördert, weil diese auf männlicher Seite zu Hoffnungsträgern für eine neue umfassendere Gleichstellungspolitik erklärt wurden. Allerdings ist das so konstruierte Männer- und Väterleitbild stark normativ aufgeladen und es ist kritisch zu fragen, welche Bilder konkret erzeugt werden bzw. wer diesen Idealtypus verkörpert und wer nicht. Im Mainstream aktueller Väterdiskurse dominiert ein Bild des Vaters, der jung, weiß, im mittleren Alter und der Mittelschicht zugehörig ist, der keinen Migrationshintergrund und keine Behinderung hat sowie selbstverständlich heterosexuell ist. In diesen Diskussi-

[2] Zum Beispiel unter http://www.familienhandbuch.de

onen und Aktivitäten rund um neue Männer bzw. engagierte Väter mangelt es an Beispielen von Vielfalt, insbesondere bezüglich positiver Bilder von Männern mit Migrationshintergrund (Tunç 2010b).

Anschließend wird jetzt der Frage nachgegangen: Welche empirischen Hinweise gibt es dafür, dass es auch unter Männern mit Migrationshintergrund in bestimmten Milieus Entwicklungen hin zu sog. neuer Männlichkeit und Väterlichkeit gibt, die sich an veränderten Einstellungen und Verhaltensweisen rund um die Geburt festmachen lassen?

Erweiterung der Perspektiven auf Vielfalt

Der Väterforschung und -politik in Deutschland ist es bisher zu wenig gelungen, die Herausforderungen systematisch anzugehen, die mit der ethnisch-kulturellen Differenzierung der deutschen Migrationsgesellschaft verbunden sind. Dabei wird diese ethnisch-kulturelle Vielfalt der Einwanderungsgesellschaft zukünftig eher noch zunehmen. Nach Margaret O'Brian (2005) steht ganz Europa als Zuwanderungsregion vor der Aufgabe, die Vielfalt von Vaterschaft verschiedener ethnischer und religiöser Gruppen zu untersuchen und fachlich wie politisch zu gestalten. Während die Geburtenraten in den Staaten Europas rückläufig sind, kommt es laut O'Brian aufgrund der höheren Geburtenraten ethnischer Minderheiten in vielen europäischen Ländern dazu, dass die ethnische und religiöse Vielfalt von Vaterschaftskonzepten zukünftig noch wachsen wird (O'Brian 2005).

Zwar ist eine Sensibilität für diesbezügliche Handlungsbedarfe inzwischen gestiegen, es mangelt aber an einer auf Ressourcen statt auf Defizite gerichteten Perspektive im Themenfeld Männlichkeit, Väterlichkeit und Migration/Ethnizität. In der deutschsprachigen Männlichkeits- und Väterforschung sind die wissenschaftlichen Denk- und Arbeitsweisen, die Begriffe und Methoden im Umgang mit sich wechselseitig beeinflussenden Differenzen noch wenig entwickelt. Dabei sind vor allem in der Frauenforschung und zur Untersuchung der Mädchen/Frauen mit Migrationshintergrund solche mit dem Stichwort „Intersektionalität" verbundenen Ansätze bereits weit entwickelt, mit denen sich die Überschneidungen verschiedener Kategorien sozialer Differenzierung wie Geschlecht, Ethnizität, soziales und Bildungsmilieu, sexuelle Orientierung, Alter usw. untersuchen lassen. Diese Programmatik wird hier zugrunde gelegt, um die Komplexität des Themas „Männlichkeit/Väterlichkeit und Migration" verständlich zu machen (vgl. auch Tunç 2008 und 2010).

Warum ist diese Perspektive erforderlich?

Auch bzgl. der Einstellungen und Verhaltensweisen werdender Väter ist es wichtig, verschiedenste Einflussfaktoren im Blick zu haben, wie ihr soziales Milieu, ihr Bildungsniveau, ihre ethnisch-kulturelle Herkunft und Aspekte der individuellen Migrations-, Familien- und Lebensgeschichte, die später im Fallbeispiel zu sehen sind.

Befunde aktueller Studien

Cornelia Helfferich u. Koll. untersuchten in der Studie „männer leben" (im Auftrag der Bundeszentrale für gesundheitliche Aufklärung) auch Männer/Väter mit Migrationshintergrund. Deren explorative qualitative Machbarkeitsstudie enthält umfassende Ergebnisse, die nicht nur Zusammenhänge von Familie und Migration im Lebenslauf von Männern mit osteuropäischem und türkischem Migrationshintergrund erhellen, sondern auch Aussagen zum Thema Geburt machen. Ein Ergebnis dieser Studie ist, dass es stark vom Bildungsmilieu der Männer mit Migrationshintergrund abhängt, zu welchem Zeitpunkt sie die Geburt des ersten Kindes wünschen oder realisieren: Es zeichnet sich der Trend ab, dass mit steigender Bildung der Zeitpunkt der ersten Geburt verschoben und die Kinderzahl begrenzt wird (Niermann u. a. 2010). Statistisch belegen beispielsweise Studien von Nadja Milewski, dass Migrantinnen und Migranten der zweiten Generation sich dem Geburtenverhalten der deutschen Mehrheitsbevölkerung annähern (Milewski 2010)

Aber gelten diese Tendenzen der Akkulturation in Richtung der deutschen Mehrheitsbevölkerung auch für die subjektiven, auf die Geburt ihrer Kinder bezogenen Konzepte der Männer mit Migrationshintergrund, ihre Einstellungen und Verhaltensweisen?

Eine Studie an der Charité in Berlin von Matthias David zeigt, dass sich Männer mit türkischem Migrationshintergrund stark den deutschen Gewohnheiten anpassen. Untersucht wurde über zehn Jahre hinweg, in welchem Umfang und mit welcher Motivation türkischstämmige Väter Geburten im Kreißsaal begleiten. Die Untersuchungsergebnisse belegen, dass die überwiegende Mehrheit der in Deutschland lebenden Väter mit türkischem Migrationshintergrund bei der Geburt dabei ist: Laut der ersten Erhebung 1995 gehen 73 Prozent mit in den Kreißsaal, im Jahr 2003 waren es 82,1 Prozent. 1995 waren es bei den deutschen Vätern 83 Prozent und 2003 waren es 98,3 Prozent (David et. al. 2009).

Viele werdende Väter mit und ohne türkischen Migrationshintergrund möchten ihre Partnerin mit ihrer Geburtsbegleitung unterstützen. Ähnlich wie bei den weiter unten porträtierten Eltern im Fallbeispiel scheint sich bei Paaren mit türkischem Migrationshintergrund in Deutschland auch ein drittes Modell herauszubilden: 1995 begleiteten 10,9 Prozent der Väter ihre Partnerin bei der Geburt gemeinsam mit einem weiblichen Familienmitglied, 2006 waren es 35,7 Prozent. Bei deutschen Vätern wuchs der Anteil der Väter, die zusammen mit weiblichen Familienangehörigen geburtsbegleitend anwesend waren, lediglich von 6,2 Prozent 1995 auf 15,6 Prozent 2006 (David et. al. 2009). Einige Paare mit türkischem Migrationshintergrund entwerfen also offensichtlich eigene Modelle, die sich als individuelle transkulturelle Synthese von Geburtssystemen beschreiben lassen. Aus den Modellen, die sie vorfinden, gestalten sie kreativ eigene transkulturelle Muster für die Geburt und den Übergang vom Paar zur Familie. Nach dieser Studie von David (2008) bereiten sich Väter insgesamt zunehmend besser auf die Geburt vor. In den leitfadengestützten Interviews dieser Untersuchung wird jedoch erkennbar, dass türkeistämmige Väter deutlich weniger Angebote der Geburtsvorbereitung wahrnehmen: 1995 gaben 49 Prozent und 2003 68 Prozent der deutschen Männer an, sich in irgendeiner Form auf die Geburt vorbereitet zu haben. Bei den türkeistämmigen Vätern äußerten das 1995 23 Prozent und 2003 36 Prozent (David 2008). Der steigende Anteil der Väter mit türkischem Migrationshintergrund, die an der Geburt teilnehmen, entspricht also nicht ihrer Vorbereitung auf die Geburtsbegleitung. Darauf wird später hinsichtlich der Gestaltung von geburtsvorbereiteten Väterangeboten noch näher eingegangen.

Die Anwesenheit bei der Geburt und die Geburtsbegleitung der Partnerin kann die Motivation der Väter steigern, sich auch intensiv mit dem Säugling zu befassen, sich engagiert an der Pflege zu beteiligen und dadurch schon früh eine enge Bindung zum Kleinkind aufzubauen. Die positiven Auswirkungen früher Triangulierung auf die kindliche Entwicklung sind ja bekannt. Bei den Vätern kann das Erleben der Geburt zu aktiver Väterlichkeit motivieren, was Männer dann möglicherweise dadurch fortsetzen, dass sie auch einen Teil der Elternzeit wahrnehmen und teilweise auch eine geschlechtergerechtere Arbeitsteilung der Elternschaft anstreben.

Wie sieht es hier aus mit den Männern mit Migrationshintergrund?

Die Evaluationsstudie zum Bundeselterngeld- und Elternzeitgesetz vom August 2009 belegt deutlich den Trend, dass auch Väter mit Migrationshintergrund zunehmend Verantwortung für die Erziehungsarbeit bei Kleinkindern übernehmen. Von allen befragten Partnerhaushalten beziehen in 17 Prozent der Familien beide Partner Elterngeld bzw. haben es bezogen. Gemeint sind mit diesen Partneranträgen die meist sog. „Papamonate", also die Elternzeit von Vätern. Der Anteil von Familien mit Migrationshintergrund, in denen beide Partner Elterngeld bezogen haben, liegt bei 11 Prozent (BMFSFJ 2009). Allerdings ist fraglich, ob sich dieser positive Trend auch langfristig in veränderten Mustern geschlechtlicher Arbeitsteilung von Müttern und Vätern fortsetzt. Denn bekanntlich führt die Geburt von Kindern häufig zur Traditionalisierung von Arbeitsteilungsmustern.

Wichtige neue Erkenntnisse zu dieser Frage enthält eine aktuelle Umfrage der Bertelsmann-Stiftung (2010), in der auf Datenbasis einer Telefonbefragung von TNS EMNID die Vereinbarkeit von Familie und Beruf untersucht wurde, wobei Bürger mit und ohne Migrationshintergrund verglichen wurden. Laut dieser repräsentativen Umfrage, bei der insgesamt 1897 Menschen, 896 davon ohne und 1001 davon mit Migrationshintergrund befragt wurden, gibt es erstaunlich wenig Unterschiede und große Gemeinsamkeiten zwischen Frauen und Männern mit und ohne Migrationshintergrund: Herkunft übergreifend gibt es eine hohe Zustimmung zur Elternzeit für Väter, 85 Prozent der Menschen ohne und 84 Prozent der Menschen mit Migrationshintergrund haben eine zustimmende Meinung zur Frage, ob Väter Elternzeit nehmen sollten. Besonders auffällig und abweichend vom Stereotyp der konservativen Geschlechterarrangements bei Zugewanderten sind die Meinungen zur Erwerbsorientierung der Mütter: Männer und Frauen mit Migrationshintergrund lehnen zu 74 Prozent, Deutsche ohne Migrationshintergrund nur zu 70 Prozent eher ab, dass eine Mutter im Grunde nicht berufstätig sein und ihre Kinder zu Hause erziehen sollte. Das gilt in ähnlicher Weise auch für Zugewanderte, die aus einem mehrheitlich muslimischen Land nach Deutschland einwanderten.

Diese positive Haltung zur Erwerbstätigkeit von Müttern spiegelt sich wider in Einstellungen bezüglich der Partnerschaft: Eine Erwerbstätigkeit von Müttern als positiv für die Partnerschaft befürworten sogar etwas mehr Zugewanderte, 90 Prozent der Menschen ohne Migrationshintergrund, aber nur 92 Prozent der Menschen mit Migrationshintergrund stimmen folgender Aussage zu: „Es tut der Partnerschaft gut, wenn die Mutter neben der Kindererziehung geistige Abwechslung durch eine Berufstätigkeit bekommt."

Die Studie fand auch erstaunliche Einschätzungen bezüglich der Frage, inwiefern Väter an der Kindererziehung beteiligt sind bzw. sein sollten: Zwar präferieren Eltern grundsätzlich herkunftsübergreifend eine Kinderbetreuung durch KiTa oder Ganztagsschule, aber zur Sicherung der eigenen Berufstätigkeit geben Menschen mit Migrationshintergrund mit 20 Prozent sogar geringfügig häufiger als Deutsche ohne Migrationshintergrund (19 Prozent) an, dass eine Kinderbetreuung durch den Partner gewünscht oder praktiziert wird. Die Erkenntnisse dieser Bertelsmann-Stiftung (2010) sollten Anlass geben, die leider noch weit verbreiteten Vorurteile über angeblich so traditionelle Geschlechterarrangements der Menschen mit Zuwanderungsgeschichte zu hinterfragen und abzubauen.

Nicht nur die gerade genannte EMNID-Studie, sondern auch viele andere Forschungen wie beispielsweise die „Sinus Migranten-Milieus" untersuchen vor allem Einstellungen. Deshalb sind Zeitbudgetstudien nicht nur für die Männer- bzw. Väter- sondern auch für die Migrationsforschung ein wichtiges Forschungsinstrument, um (migrationsbezogene) Veränderungen der Geschlechterarrangements in Familien empirisch zu prüfen. Anhand von Tagebüchern, in denen Männer wie Frauen ihre tatsächliche Zeitverwendung protokollieren, erheben Zeitbudgetstudien belastbare empirische Aussagen. In solchen Studien zur Zeitverwendung sind zukünftig auch Menschen mit Zuwanderungsgeschichte zu untersuchen, weil diesbezüglich aktuell keine migrationssensiblen Daten vorliegen. Auf Basis von Studien zur Zeitverwendung haben beispielsweise Peter Döge und Rainer Volz (2004) die männliche Balance von Beruf und Familie erforscht und festgestellt, dass Männer nur zwei Drittel der Zeit für Haus- und Familienarbeit investieren, die Frauen dafür verwenden. Und insgesamt sind Männer immer noch stärker an Erwerbsarbeit orientiert und geben an, ungefähr doppelt so lange mit Erwerbsarbeit beschäftigt zu sein (Döge u. Volz 2004). In der dritten Welle der Zeitbudgeterhebungen in 2012 sollen nun erstmalig auch detaillierte empirische Daten über Frauen und Männer mit Migrationshintergrund ermitteln werden, um auch über sie Angaben zu männlichen Praxen in verschiedenen familialen Arbeitsteilungsmodellen und differenziert nach Bildungsmilieus machen zu können.

Die referierten Daten markieren also erste positive Trends bezüglich aktiver Väterlichkeit migrantischer Männer und ermutigen dazu, diese mehr in die Debatten um aktives Vatersein und um Lösungen für väterliche Vereinbarkeitsprobleme zwischen Beruf und Familie einzubeziehen als bisher. Wie Menschen transkulturelle Synthesen von Geburtssystemen gestalten, wie sie weiter oben in den Studien von Matthias David bereits beschrieben sind, wird jetzt anhand eines Einzelfalls aus der Hebammenpraxis ausführlicher dargestellt.

Ein Fallbeispiel aus der Praxis der Geburtsbegleitung

Aus Sicht der Hebamme stelle ich den Prozess des Vaterwerdens beziehungsweise des Elternwerdens einer jungen Familie mit Migrationshintergrund vor, die ich seit vielen Jahren begleite: Sarah und Salim E. stammen aus Kairo/Ägypten, sie haben drei Kinder. Salim ist 1964 in Kairo geboren, er ist das jüngste von acht Kindern. Sein Vater ist Buchhalter, seine Mutter Hausfrau. Salim studierte in Kairo Betriebswirtschaft und kam 1991 nach Berlin. Er bildete sich beruflich weiter und arbeitet als Videojournalist. 2001 heiratete er seine Verlobte Sarah, die 1976 in Kairo als zweitjüngstes von sieben Kindern geboren wurde. Sarahs Mutter ist Hausfrau, ihr Vater ist auch Buchhalter. Sie studierte in Kairo Betriebswirtschaft.

In mehreren Gesprächen erzählten mir die beiden über ihren gemeinsamen Lebensweg. Für Sarah war die erste Zeit in Berlin sehr schwer, vermisste sie doch ihre Familie, die Wärme und das ägyptische Essen. Salim war sehr bemüht, sie in die hiesige Gesellschaft einzuführen. Sie wollte so schnell wie nur möglich die deutsche Sprache erlernen.

Vater werden in der Migration

Nach zwei Jahren kündigte sich das erste Kind an. Die üblichen Schwangerschaftsbeschwerden setzten ein, in dieser Situation vermisste Sarah ganz besonders die sonst in Ägypten übliche Beratung und Betreuung durch die weiblichen Familienangehörigen. Das durch eigene Erfahrungen erworbene Wissen, verknüpft mit den kulturellen Traditionen, geben sie an die nachfolgenden Generationen weiter.

Meine regelmäßigen Besuche während der Schwangerschaft zeigten mir, welche großen Betreuungsdefizite Sarah zu bewältigen hatte und wie bemüht Salim war, seine Frau zu verstehen mit ihrer Übelkeit und ihrer seelischen Not. Er holte sich Informationen aus der Fachliteratur, durch Gespräche mit befreundeten Familien und in vielen Telefonaten mit den Familienangehörigen in der Heimat. Aufgrund der Sprachbarriere war Salim bei meinen Hausbesuchen immer zugegen, da er für uns übersetzten musste. Das hatte den großen Vorteil, dass er in ein für ihn neues Gebiet eingeführt wurde, das ihm aus seinem Heimatland gänzlich fremd war.

Aufgrund der Sprachprobleme konnte das Paar an keinem regulären Geburtsvorbereitungskurs teilnehmen, deshalb sprach ich mit den beiden die verschiedenen Phasen der Geburt durch. In Ägypten gibt es keine Geburtsvorbereitungskurse. Innerhalb der Familie wird nicht über die unangenehmen Vorkommnisse während der Geburt gesprochen, um der werdenden Mutter keine Angst zu machen. Jedoch steht das familiäre Netzwerk der Frauen dicht an ihrer Seite, wenn die schweren Stunden des Gebärens sie ereilen. Der werdende Vater bleibt außen vor und übt sich in männlicher Stärke mit Warten und Vertrauen in das weibliche Netzwerk und das medizinische Personal im Krankenhaus.

Weibliche Netzwerke ersetzen

Im Sommer 2003 gebar Sarah ihre Tochter Mariam, es war eine sehr schwere Geburt. Salim begleitete sie ins Krankenhaus, er blieb die ganze Zeit an ihrer Seite. Im Kreißsaal dolmetschte er für die Hebammen und die Ärzte. Nach der Entbindung blieb Sarah mit ihrer Tochter allein zurück auf der Wochenbettstation, was ihr sehr schwer fiel, weil alles fremd war.

Als sie aus dem Krankenhaus entlassen wurde, versorgte Salim seine kleine junge Familie. Dies war für ihn eine große Herausforderung, da in seiner Heimat die Versorgung der Wöchnerin und des Neugeborenen im Aufgabenbereich der Mutter der Frau sowie der Tanten und Schwestern liegt. Die Wochenbettzeit ist geprägt von vielen Traditionen wie Schutz gebenden Ritualen, Essensregeln, Hygienevorschriften und Verhaltensregeln – ein Wissen, das mit geringfügigen Veränderungen innerhalb der weiblichen Familienangehörigen von Generation zu Generation weitergegeben wird. Die jungen Männer und Väter werden in diese Praktiken nicht eingewiesen.

Salim war sehr bemüht. diese Bereiche abzudecken, so gut es ging. Er versorgte seine Frau, hielt den Haushalt in Ordnung und kümmerte sich um die kleine Mariam.

Sarah war auf Salims Hilfe angewiesen. Schlafmangel und Erschöpfung zeichnete das junge Elternpaar. Die helfenden Hände der in der Heimat gebliebenen weiblichen Familienangehörigen fehlten an allen Ecken und Enden. Für Salim war diese Zeit eine große Herausforderung, bewegte er sich doch auf einem ihm sehr fremden Terrain mit traditionell weiblicher Dominanz.

Sicherheit gewinnen

Ende 2004 war Sarah zum zweiten Mal schwanger. Salim war nach wie vor berufstätig und widmete seine freie Zeit ganz der Familie. Auch diesmal begleitete er seine Frau zur Geburt ins Krankenhaus. Für die Zeit des Wochenbetts nahm er sich Urlaub und versorgte wiederum seine Frau mit der neugeborenen Leila und die kleine Mariam.

Nun konnte das junge Elternpaar schon auf eigene Erfahrungen zurückgreifen, der Umgang mit dem Neugeborenen stellte keine Probleme mehr dar. Eine neue Herausforderung war Mariams Trotzphase, gepaart mit Eifersucht auf das neue Schwesterchen.

Eigentlich war die „Familienplanung abgeschlossen“. Mariam ging zur Schule, Leila war im Kindergarten und Sarah arbeitete an ihrem Spracherwerb. Salim verdiente als Videojournalist den Lebensunterhalt für seine Familie und war viel unterwegs. Er beteiligte sich an der Förderung seiner Kinder und unterstützte seine Frau. Er hatte an sich selbst den Anspruch, ein aktiver Vater zu sein, der Zeit hat für seine Familie und zu seiner Frau und seinen Kindern eine gute Beziehung hat.

Auf Traditionen zurückgreifen

Im Jahr 2010 kündigte sich ein drittes Kind an. Salim half Sarah im Haushalt und versorgte die Kinder. Gegen Ende der Schwangerschaft wurde Sarahs Mutter aus Kairo „eingeflogen". Sie übernahm die Haushaltsführung und hat damit von Salim und Sarah eine „große Last" weggenommen.

Wieder begleitete Salim seine Frau zur Geburt ins Krankenhaus, während die Großmutter zu Hause die Geschwisterkinder hütete. Die Eltern konnten nun schon auf zwei gemeinsam durchstandene Geburten zurückblicken. Sarah brauchte keinen Dolmetscher mehr. Sie hätte auch gerne ihre Mutter mit zur Geburt genommen, doch Salim wollte auch dieses Mal an ihrer Seite stehen und konnte seine Frau davon überzeugen. Ihr Sohn Yassin wurde per Notkaiserschnitt geboren – beide Eltern waren schockiert über dieses Ereignis. Sarah sah sich wie in einem Film und Salim brach für kurze Zeit in Tränen aus, als er alleine war und auf seine Frau wartete. Die Anspannungen im Vorfeld der Geburt und die bedrohliche Situation des Notkaiserschnitts lösten in ihm Ängste und Verzweiflung aus, die ihn ganz aus der Fassung brachten. An dieser Stelle tut sich die Frage auf: Wer kümmert sich um die Väter mit ihren Nöten?

Sarah ließ sich vorzeitig aus dem Krankenhaus entlassen, wusste sie sich doch in der Betreuung ihrer Mutter und ihres Mannes in guten Händen. Die Großmutter übernahm die Versorgung der jungen Mutter und ihrer Enkelkinder. Salim erledigte den Einkauf, brachte die Kinder zur Schule beziehungsweise in den Kindergarten, spielte und machte Unternehmungen mit ihnen. Er genoss die Aufgabenverteilung zwischen seiner Schwiegermutter und ihm. Nun war er in seiner Vaterrolle gefestigt, die er größtenteils selbst bestimmte.

Bei meinen Gesprächen mit Sarah und Salim vollzogen wir gemeinsam einen Rückblick auf den Prozess des Elternwerdens, mit Fokussierung auf den Prozess des Vaterwerdens. Ich fragte Salim nach seinem Vater und danach, was er an ihm vermisst hatte. Er erzählte:

> „Mein Vater wurde 1922 geboren, mit 29 Jahren wurde er selbst zum ersten Mal Vater. Er verdiente den Unterhalt für die Familie, half unserer Mutter im Haushalt, was in der damaligen Zeit nicht üblich war. Mein Vater war mit meinen älteren Geschwistern viel strenger und fordernder in der Erziehung als mit uns jüngeren. Auf das tägliche gemeinsame Abendessen gegen 17 Uhr legte mein Vater sehr großen Wert. Er hatte wenig Zeit für die Familie, von daher hatten wir wenig geistigen Austausch, Diskussionen und Auseinandersetzungen mit ihm. Unsere schulischen Leistungen waren ihm sehr wichtig, er hat uns nie direkt kritisiert, sondern indirekt, indem er uns positive oder negative Beispiele aus dem Leben aufzeigte. Im Allgemeinen wurden in meinem Elternhaus die aufgestellten Regeln zu wenig erklärt. Ein besonderes Vertrauensverhältnis hatte ich während meiner Kindheit zu meiner älteren Schwester und zu meiner Mutter."

Einen neuen Weg finden

Auf meine Frage, was er bei seinen Kindern anders machen wolle, antwortete er, dass er mit ihnen mehr reden und seine Erziehungsziele mit Aufklärung erreichen wolle. Rückblickend auf das Hineinwachsen in die Vaterrolle erklärte Salim, dass er bestimmte Entscheidungen ganz bewusst und nach langem Überlegen in Abstimmung mit Sarah getroffen habe.

Er wollte bei ihrem ersten Kind diese Situation gemeinsam mit seiner Frau bewältigen. Von daher war es für ihn selbstverständlich, während der Schwangerschaft und der Geburt für Sarah zu übersetzen. Jedoch fühlte er sich bei der Geburt überfordert – die große emotionale Anspannung mit der Sorge um Sarah und das Ungeborene hatte ihn an den Rand seiner Kräfte gebracht: „Es war fast nicht mehr auszuhalten und der Druck hat sich erst nach der Geburt entladen", meinte Salim. Mit der Haushaltsführung hatte er keine Probleme, da er vor seiner Heirat alleine gelebt hatte.

Eine erneute Herausforderung war die Zeit nach der Geburt des zweiten Kindes. Mariams Eifersucht setzte nach sechs Wochen ein und äußerte sich in nächtlichem Schreien und Schlagen der kleinen Schwester. Salim war verzweifelt und holte sich Rat bei seiner Mutter. Sie empfahl ihm, er solle kleine Geschenke für Mariam besorgen und ihr erklären, die wären von ihrer

Schwester Leila. „Das bringt sie einander näher, so entwickelt sie Leila gegenüber mehr Toleranz und das Vertrauen wächst“, erklärte ihm die Mutter.

Als Sarah mit dem dritten Kind schwanger war, war es Salim, der diesmal Unterstützung aus Ägypten anfordern wollte. Er hätte dies ja schon beim zweiten Kind gern in Anspruch genommen. Beim ersten Kind hatte er sich dagegen entschieden, weil er der Meinung war, dass sich die Familie oft in alle Angelegenheiten einmische und eine junge Frau, die nie ihr Elternhaus verlassen hat, keine Möglichkeit zum Nachdenken habe, um ihre eigenen Ideen zu entwickeln – was auch den Aufbau der eigenen Beziehung zum Partner behindern könne. In der Zwischenzeit habe sich die Beziehung zu seiner Frau stark gefestigt durch die gemeinsamen Erfahrungen des Elternwerdens.

Salim hat die Entwicklung seiner Vaterrolle in die eigenen Hände genommen. Die kritische Beleuchtung der eigenen Sozialisation in seiner Familie und den heimischen Lebensverhältnissen ließen ihn einen neuen Weg in die Vaterschaft gehen, nämlich einen mit Elementen des deutschen Geburtssystems. Er wägte die Vor- und Nachteile genau ab, suchte einen individuellen Weg, um dann auf die Vorzüge seiner Herkunftsgesellschaft zurückzugreifen. Auf seinem Weg in die Vaterschaft entwickelte er gemeinsam mit seiner Frau ein transkulturelles, partnerschaftliches Lebens- und Vatermodell.

An den Einstellungen und Verhaltensweisen von Salim in der Zeit der Schwangerschaft, Geburt und im Wochenbett lassen sich Ansätze sogenannter neuer Männlichkeit und Väterlichkeit erkennen.

Väter und Geburt – differenzsensible Praxis

Abschließend stellt sich die Frage, welche Konsequenzen sich aus dem bisher Gesagten für das Feld der Geburtshilfe und -begleitung ziehen lassen? Wir wollen hervorheben, dass die beiden Querschnittsperspektiven Väter und Migration zukünftig viel enger miteinander verzahnt werden müssen. Im gesamten Handlungsbereich Geburtshilfe und -begleitung müssen gleichermaßen Gender- und sozusagen Väterkompetenz sowie interkulturelle bzw. transkulturelle Kompetenz weiter entwickelt und zusammengebracht werden, um nicht nur Mütter, sondern auch Väter mit Migrationshintergrund professionell zu unterstützen. Erst wenn auf beiden Ebenen die genannten Prozesse bezogen auf Väter und interkulturelle Öffnung und Kompetenzentwicklung konsequent fortgesetzt und stärker miteinander verflochten werden, kann die begonnene Professionalisierung erfolgreich fortgesetzt werden, durch die mehr interkulturelle Geschlechtergerechtigkeit in der Geburtshilfe und -begleitung erreicht werden kann.

Erneut bedeutsam wird nun an dieser Stelle die weiter oben erwähnte Perspektive der Intersektionalität, bei der mehrdimensional Wechselwirkungen verschiedener Differenzen wie Geschlecht, Ethnizität, soziales und Bildungsmilieu, sexuelle Orientierung, Alter usw. beachtet werden. Zwar bezeichnet Manuela Westphal (2009) die intersektionale Perspektive als methodisch von großer Bedeutung für die alltägliche Praxis der Eltern- und Familienbildung (Westphal 2009), das gilt aber gleichermaßen auch für die Geburtshilfe und -begleitung. Denn der Vorschlag von Westphal lässt sich auf geburtsbezogene Väterangebote übertragen, er kann als richtungsweisend betrachtet werden, wenn sie fordert, dass in der Eltern- und Familienbildung „interkulturelle Gender-Kompetenz“ erforderlich ist (Westphal 2009). Bei diesem Zusammenbringen der Genderperspektive auf (werdende) Mütter/Väter mit der Perspektive auf Migration und Transkulturalität sollte auf einen Zuwachs an „Väterkompetenz“ fokussiert werden. So vollzieht sich Geburtshilfe und -begleitung schrittweise eine Professionalisierung nach dem Motto von der Arbeit mit (werdenden) Vätern zur Väterarbeit. Wie kann dieser Prozess vorangetrieben werden?

Vätern jeglicher Herkunft und aus den vielfältigsten (Bildungs-)Milieus sollten mehr als bisher Räume der Beteiligung eröffnet werden. Als beispielhaft ist das Weiterbildungskonzept der Gesellschaft für Geburtsvorbereitung zum GfG-Väterbegleiter zu nennen, bei dem Kursleiter qualifiziert für die Begleitung von Männern bei der Geburt und im Übergang zum Vatersein werden.[3] Dieses Konzept ist ein gutes Beispiel dafür, wie günstig es sein kann, geburtsbezogene Väterangebote so zu organisieren, dass sie Übergänge von der Geburtsbegleitung in die Eltern- und Familienbildung ermöglichen. So können Männer mit und ohne Migrationshintergrund dabei

[3] Siehe unter www.gfg-bv.de/weiterbildung/69-gfg-vaeterbegleiter.html

unterstützt werden, Modelle aktiver und engagierter Väterlichkeit langfristig zu festigen. Bei der Umsetzung dieser Ziele haben Anbieter der Geburtshilfe und -begleitung zwar eine zentrale Rolle, sie sollten aber mit anderen Akteuren aus dem Feld der Familien- und Väterarbeit kooperieren und eng vernetzt sein.

Auf der anderen Ebene im Feld geburtsbezogener Väterarbeit müssen Zugangsbarrieren für Väter mit Migrationshintergrund abgebaut und Lösungsansätze gefunden werden, um mittels inter- oder transkultureller Personal- und Organisationsentwicklung eine bessere Versorgung dieser Zielgruppe zu gewährleisten. In diesem Sinne sollte das Konzept transkultureller Kompetenz (Domenig 2007) zum festen Bestandteil der Aus- und Weiterbildung der Geburtshilfe und -begleitung werden. Außerdem bieten Studien über Frauen mit Migrationshintergrund in der Geburtsbetreuung (Stülb 2010 u. Kaiser 2010) Chancen und Ansatzpunkte, auch die Väter(perspektive) stärker einzubeziehen. Konkret sollten Fachkräfte der Geburtshilfe und -begleitung in der Kommunikation und Interaktion mit migrantischen Frauen und Männern sensibel sein für deren transnationale und lokale Netzwerke, die deren transkulturelle Geburtssysteme beeinflussen (siehe Stülb 2010 und Beitrag von ihr in diesem Band).

Diese Herausforderung inter- oder transkultureller Personal- und Organisationsentwicklung umfasst auch die Haltungen von Fachkräften im Feld transkultureller Geburtshilfe und -begleitung. Eine ressourcenorientierte Haltung in der interkulturellen Väterarbeit zu entwickeln und zu praktizieren, ist angesichts der leider langen Tradition der Defizitorientierung im migrationsbezogenen Sozial- und Gesundheitswesen eine große Herausforderung. Zu einer reflektierten Haltung von Professionellen im Feld (transkultureller) Geburtshilfe und -begleitung gehört es, eigene Vorurteile zu erkennen und abzubauen, um eine offene Haltung zu kultivieren und bei Menschen mit und ohne Migrationshintergrund auf Ressourcen und Fähigkeiten fokussiert statt defizitäre Zuschreibungen vorzunehmen. Wie könnte das konkret aussehen?

Zur Beantwortung dieser Frage wird nun ein bewährtes und tragfähiges Konzept interkultureller Elternarbeit (Altan et al. 2009) in den Arbeitsbereich der Geburtshilfe und -begleitung übertragen. Anlässe für das Handeln von Fachkräften in diesem Handlungsfeld sind Fragen oder Probleme der

Schwangeren, Gebärdenden und ihrer Familien, die zunächst einmal verstanden und reflektiert werden müssen. Altan, Foitzik und Goltz verdeutlichen mit dem Bild mehrerer Brillen anschaulich, dass Fachkräfte die Mütter und Väter aus unterschiedlichen Perspektiven wahrnehmen sollten, um nicht bestimmte Aspekte zu übersehen oder falsch einzuschätzen. Auch im Feld transkultureller Geburtshilfe und -begleitung Tätige können ihr Verstehen der Frauen wie Männer verbessern, indem sie sozusagen die Migrations-, Kultur-, Diskriminierungs- und Subjektbrille verwenden (Altan et al. 2009). Fachkräfte werden so auch dafür sensibilisiert, auch sich selbst und die eigene Wahrnehmung zu reflektieren. Denn so können wirksame Einflüsse auf das fachliche Handeln Thema werden wie die eigene Position der Fachkräfte, die Bilder, Zuschreibungen und Annahmen über „die anderen", um sie dann auch im Arbeitsprozess beachten zu können.

Diese Haltung der Ressourcenorientierung gegenüber der Zielgruppe der Väter mit Migrationshintergrund hat also entscheidende Bedeutung für den Erfolg interkultureller Väterarbeit. Bezogen auf die Männer bzw. Väter mit Migrationshintergrund möchten wir diesen Gesichtspunkt abschließend mit folgender These zuspitzen: Nur wenn man Männern/Vätern mit Migrationshintergrund ein eigenes Interesse an einem Wandel der Geschlechterverhältnisse und einer gelebten Verantwortung für die Zukunft ihrer Kinder zutraut, wird man sie mit geburtsbezogenen Väterangeboten überhaupt erreichen bzw. dort Fortschritte erzielen. Denn trotz vorhandener Grenzen und Konflikte gestalten zunehmend mehr (auch muslimische) Mütter und Väter mit Migrationshintergrund Emanzipationsbündnisse, um gemeinsam traditionelle Geschlechterverhältnisse zu überwinden. Es gilt daher, vorhandene positive Veränderungen wahrzunehmen, anzuerkennen und gegenüber veränderungsbereiten (neuen) Männern und Vätern mit und ohne Migrationshintergrund verstärkt eine Art parteiliche Haltung einzunehmen sowie ihnen mehr unterstützende Angebote zu machen.

Über solche Fragen der Haltungen hinaus sollen am Schluss kurz einige konkrete Beispiele für Arbeitsansätze genannt werden: In vielen Kommunen und Regionen haben sich zugehende Ansätze entwickelt, welche in der Schwangerschaft und Geburtsbetreuung Angebote machen, um die Paare und Eltern zu erreichen und früh über Hilfsangebote zu informieren. Solche Projekte mit Namen wie „Baby willkommen", „Kinder willkommen" (Ki-

Wi) oder „Wellcome“ können mittels ihres zugehenden Ansatzes der Geburtsbetreuung auch werdende Mütter und Väter mit Migrationshintergrund erreichen. So lassen sich verschiedene Zugangsbarrieren zu Einrichtungen der Geburtsbetreuung bzw. Eltern- und Familienbildung abbauen, um nicht nur die Beteiligung und Versorgung der Mütter, sondern auch der Väter mit Migrationshintergrund zu verbessern.

Mit den vorgestellten Studien und dem dargestellten Fallbeispiel haben wir grundlegende Wandlungsprozesse vorgestellt, um positive Trends geburtsbezogener Väterforschung wie Väterarbeit im Einwanderungsland Deutschland zu bündeln. Allerdings wird es noch ein weiter Weg sein, diese Erkenntnisse auch differenziert und umfassend in die öffentlichen, fachlichen und politischen Diskurse einzuspeisen. Ein guter Anfang ist gemacht, es bestehen aber dennoch weitere Herausforderungen wie das Schließen vorhandener Forschungslücken, das Dokumentieren und Reflektieren von Beispielen guter Praxis und deren Etablierung in der Fläche.

Literatur

Altan M, Foitzik A, Goltz J, 2009: Eine Frage der Haltung. Eltern(bildungs)arbeit in der Migrationsgesellschaft. Stuttgart: Aktion Jugendschutz (ajs), Landesarbeitsstelle Baden-Württemberg

Bertelsmann-Stiftung, 2010: Vereinbarkeit von Familie und Beruf. Vergleich von Bürgern mit und ohne Migrationshintergrund. Grafiksatz der TNS Emnid Medien- und Sozialforschung GmbH im Auftrag der Bertelsmann-Stiftung. http://www.bertelsmann-stiftung.de/bst/de/media/xcms_bst_dms_32990_33012_2.pdf (Letzter Zugriff: 09.02.2010)

Bundesministerium für Familie, Senioren, Frauen und Jugend, 2009: Evaluationsbericht Bundeselterngeld- und Elternzeitgesetz 2009, Berlin

David M, 2008: Ergebnisse aus Quer- und Längsschnittstudien zur Geburtsbegleitung durch türkeistämmige Väter in einem Berliner Kreißsaal. In: Schäfer E, Abou-Dakn M, Wöckel A (Hrsg.): Vater werden ist nicht schwer? Zur neuen Rolle des Vaters rund um die Geburt. Gießen: Psychosozial Verlag. S. 111-118

David M, Aslan G, Siedentopf J-P, 2009: Ethnic Turkish fathers in birth support roles in a Berliner labour and delivery room. Motives, preparation and incidence in a 10-year comparison. In: *Journal of Psychosomatic Obstetrics & Gynecology*, 30, 1: 5-10

Döge P, Volz R, 2004: Männer – weder Paschas noch Nestflüchter. Aspekte der Zeitverwendung von Männern nach Daten der Zeitbudgetstudie 2001/2002 des Statistischen Bundesamtes. In: *Aus Politik und Zeitgeschichte*, 46: 13-23

Domenig D, 2007: Das Konzept der Transkulturellen Kompetenz. In: Domenig D (Hrsg.): Transkulturelle Kompetenz im Gesundheitswesen. Lehrbuch für Pflege-, Gesundheits- und Sozialberufe. Bern: Verlag Hans Huber. S. 165–189.

Jörg T, Tunç M, 2011: Väter und Geburt - transkulturell. In: *Deutsche Hebammen Zeitschrift*, 63, 3: 26-29

Kaiser A, 2010: Transkulturelle Kompetenz in der Geburtsbetreuung. Optimierung der Betreuung von Frauen mit Migrationshintergrund in Schwangerschaft, Geburt und Wochenbett. Linz: Trauner Verlag

Milewski N, 2010: Fertility of Immigrants. A Two-Generational Approach in Germany. Demographic Research Monographs. Hamburg: Springer

Nickel H, 2002: Väter und ihre Kinder nach der Geburt. In: Walter H (Hrsg.): Männer als Väter. Sozialwissenschaftliche Theorie und Empirie. Gießen: psychosozial. S. 556-579

Niermann D, Helfferich C, 2010: Familienplanung und Migration im Lebenslauf von Männern. Eine Machbarkeitsstudie. Abschlussbericht. Evangelische Hochschule Freiburg. http://www.soffi-f.de/files/u2/Abschlussbericht_ML2.pdf

O'Brian M, 2005: Social Science and Public Policy. Perspectives on Fatherhood in the European Union. In: Lamb, Michael E. (Ed.): The Role of the Father in Child Development. Fourth Edition. New York (u.a.): Wiley. pp. 121-145.

Schäfer E, Abou-Dakn M, Wöckel A (Hrsg.), 2008: Vater werden ist nicht schwer? Zur neuen Rolle des Vaters rund um die Geburt. Gießen: Psychosozial Verlag

Stülb M, 2010: Transkulturelle Akteurinnen. Eine medizinethnologische Studie zu Schwangerschaft, Geburt und Mutterschaft von Migrantinnen in Deutschland. Berlin: Weißensee Verlag.

Tunç M, 2008: „Viele türkische Väter fliehen von zu Hause." Mehrfache ethnische Zugehörigkeiten und Vaterschaft im Spannungsfeld zwischen hegemonialer und progressiver Männlichkeit. In: Potts, Lydia/Kühnemund, Jan (Hrsg.): Mann wird man. Geschlechtliche Identitäten im Spannungsfeld von Migration und Islam. Bielefeld: transcript, S. 105-132

Tunç M, 2010: Männlichkeiten in der Migrationsgesellschaft. Fragen, Probleme und Herausforderungen. In: Prömper, Hans/Jansen, Mechtild M./Ruffing, Andreas/Nagel, Helga (Hrsg.): Was macht Migration mit Männlichkeit? Kontexte und Erfahrungen zur Bildung und Sozialen Arbeit mit Migranten. Opladen/Farmington Hills: Barbara Budrich, S. 19-35

Tunç M, 2010b: Alles fremd und doch auch ähnlich? Väter mit Migrationshintergrund. In: *Frühe Kindheit*, 13, 6: 42-47 13. http://www.erzieherin.de/alles-fremd-und-doch-auch-aehnlich.php

Westphal M, 2009: Gender und Heterogenität in der politischen Bildung mit eingewanderten Frauen und Männern. In: Hagedorn J, Schurt V, Steber C, Waburg W (Hrsg.): Ethnizität, Geschlecht, Familie und Schule. Heterogenität als erziehungswissenschaftliche Herausforderung. Wiesbaden: VS-Verlag für Sozialwissenschaften, S. 189-216

Magdalena Stülb

Wie Migrantinnen Netzwerke nutzen – transkulturelle Beziehungen als Ressourcen in der Schwangerschaft und im Wochenbett

Einleitung

Nachdem die Migrationsbevölkerung lange Jahre in der Gesundheitsforschung unterrepräsentiert war, liegen mittlerweile viele Erkenntnisse über Gesundheitsrisiken und Gesundheitsverhalten spezifischer Migrantengruppen vor. Insgesamt kennzeichnet diese Forschung eine defizitorientierte Perspektive. Auswirkungen von Sprach-, Bildungs- und Informationsdefiziten auf den Zugang zur Versorgung im Gesundheitswesen sind Gegenstand von Studien zur Gesundheit von Frauen mit Migrationshintergrund (z. B. Wimmer-Puchinger et al. 2006, Borde 2005). Die sozialmedizinische Versorgungsforschung beschäftigt sich mit Lücken insbesondere in den Bereichen Vorsorge und Prävention. Zugangsbarrieren zu Angeboten im Gesundheitswesen konnten identifiziert und entsprechende Vorschläge zur interkulturellen Öffnung der Regelversorgung gemacht werden (Falge u. Zimmermann 2009). Dass die sozialen Lebensbedingungen von einem großen Teil der Migrantinnen und Migranten durch zahlreiche Nachteile gekennzeichnet sind (Geiger u. Razum 2006), macht die Erforschung besonderer Risiken zu einem zentralen gesundheitspolitischen Anliegen. Insbesondere die epidemiologisch-gesundheitswissenschaftliche Forschung betont aber auch den Aspekt sozialer Ressourcen und ihrer protektiven Wirkung auf die Gesundheit. Neben der Familie werden hier ethnische Netzwerke, religiöse Gemeinschaften und Migranten-Selbstorganisationen genannt (Geiger u. Razum 2006). Pourgholam-Ernst (2002) sieht vor allem im Migrationsgrund eine wichtige Einflussgröße auf die Nutzung sozialer Unterstützungssysteme.

Grundlage vieler wissenschaftlicher Untersuchungen ist eine Differenzierung zwischen der Migrations- und der Nicht-Migrationsbevölkerung. Meist basieren Studien dabei auf einer ethnisch-nationalen Zuordnung. Samples von Migrantinnen und Migranten bestimmter Herkunftsländer werden dabei mit denen der Nicht-Migrationsbevölkerung verglichen. In Anbetracht aktueller kulturwissenschaftlicher Debatten zu Transnationalismus und Transkulturalität stellt sich allerdings die Frage, ob Ethnizität ein spezifisches Merkmal im Hinblick auf Gesundheitskonzepte und Gesundheitsverhalten ist. So bezeichnet Transnationalismus einen Prozess, in dem grenzüberschreitende Netzwerkbeziehungen zwischen den Residenzländern und den Herkunftsländern aufgebaut und dauerhaft erhalten werden (Kokot 2002). Aus diesen Beziehungsnetzwerken entstehen sog. transnationale soziale Räume (Pries 2001). Zwar weist Dahinden darauf hin, dass nicht alle Migrant/inn/en auch transnationale Akteurinnen und Akteure sind, dennoch spielen für viele die Netzwerke ins Herkunftsland eine große Rolle (Dahinden 2010)[1]. Auch das Konzept der Transkulturalität fordert das der Ethnizität heraus. Nach Uzarewicz beschreibt dieses kulturelle Prozesse als flexibles, individuelles Kondensat aus biografischen, soziografischen und ökologischen Faktoren, das in Situationen immer neu verhandelt wird (Uzarewicz 2002). Transkulturelle Identitäten sind somit geprägt durch zunehmende Komplexität und Verflechtung sozialer und kultureller Elemente, die sich vor allem im rasanten weltweiten Austausch an Informationen, Gedanken und Werten zeigt (Gruner-Domiç 2005). Nationalität und Ethnizität verlieren damit ihre zentrale identitätsstiftende Funktion und werden auch in Bezug auf die Handlungs- und Werteorientierung zu einzelnen Einflussfaktoren unter vielen anderen.

Vor dem Hintergrund dieser kulturwissenschaftlichen Diskurse wurde der im Folgenden vorgestellten Forschung die Hypothese zugrunde gelegt, dass bei Migrantinnen Vorstellungen von einer guten Schwangerschaft und Geburt sowie Praktiken zur Gesundheitserhaltung durch komplexe kulturelle Bezugssysteme beeinflusst werden.

[1] Dahinden unterscheidet zwei Dimensionen des Transnationalismus: „network transnationalism“ und „transnational subjectivity“. Unter der ersten Dimension versteht sie transnationale soziale Beziehungen, die zweite bezieht sie auf kognitive Klassifikationen einer individuellen Zugehörigkeit im transnationalen Raum (Dahinden 2009).

Empirisches Vorgehen[2]

Die Besonderheit ethnologischer Forschung ist es, die Sichtweise von Angehörigen gesellschaftlicher oder kultureller Gruppen aufzugreifen und zu versuchen, deren subjektive Perspektive zu verstehen und nachzuvollziehen. Die Medizinethnologie als Subdisziplin verknüpft dies mit dem Ziel, zu untersuchen, wie sich gesundheitsbezogenes Denken und Handeln in einer immer weiter vernetzten und globalisierten Welt verändert und sich auf den lokalen Ebenen in spezifischen gesellschaftlichen Gruppen und Subgruppen darstellt (Hadolt 2004). Die folgende in der Medizinethnologie angesiedelte Untersuchung verzichtete explizit auf ein ethnisch-kulturell homogenes Sample. Indem die Spezifik des Mutterwerdens vor dem Hintergrund je individueller Zuwanderungserfahrungen im Vordergrund stand, wurden kulturelle Einflüsse nicht nur auf ein Spannungsfeld Herkunftsland – Einwanderungsland bezogen. Im Fokus des Interesses standen vielmehr die globalen Bezugssysteme von schwangeren Frauen, die über primäre Migrationserfahrungen verfügten. Unter Anwendung qualitativer Forschungsmethodik wurden narrativ-biografische Interviews mit 17 Frauen aus verschiedenen Herkunftsländern durchgeführt. Vier dieser Frauen erklärten sich zu regelmäßigen Gesprächen und Interviews während der Schwangerschaft und der ersten Monate nach der Geburt bereit. Sie waren im Alter zwischen 27 und 36 Jahren und aus Algerien, Indonesien, Italien und Rumänien zugewandert. Zwei erwarteten ihr erstes, eine ihr zweites und eine ihr drittes Kind. Sie alle waren aus beruflichen Gründen bzw. als nachziehende (Ehe-) Partnerinnen nach Deutschland gekommen. Ihre Bildungshintergründe reichten von einem Basisschul- bis hin zu einem Hochschulabschluss. Zu diesen vier Frauen wurde durchschnittlich einmal pro Woche Kontakt aufgenommen in Form von Besuchen zu Hause, Begleitungen zu Vorsorgeuntersuchungen, Geburtsvorbereitungskursen, aber auch zu Ämtern und Behörden. Die empirischen Daten basierten damit auch auf teilnehmender Beobachtung und anderen partizipativen Forschungsmethoden. Die Perspektive schwangerer

[2] Die Daten beziehen sich auf meine Dissertationsforschung, die ich 2009 im Fachbereich Ethnologie an der Albert-Ludwigs-Universität in Freiburg abgeschlossen habe. Es handelt sich dabei um den Teilbereich eines als gemeinsame Forschung mit Yvonne Adam angelegten Projektes.

Migrantinnen wurde in einem weiteren Schritt der Datenerhebung durch die Sichtweise von Expertinnen und Experten in der Geburtshilfe ergänzt, indem 14 Interviews mit freiberuflichen und an Kliniken angestellten Hebammen sowie zwei ortsansässig niedergelassenen Gynäkologinnen und Gynäkologen durchgeführt wurden. Folgende Fragen leiteten das forschungsstrategische Vorgehen: Wie stellt sich das geburtshilfliche Angebot aus der Sicht von zugewanderten Frauen dar und wie können sie sich darin orientieren und Angebote nach ihren Bedürfnissen nutzen? Wie beurteilt das Fachpersonal die Arbeit mit zugewanderten Frauen und welche Rolle weisen sie in der Zusammenarbeit kulturellen Aspekten zu?

Ergebnisse

Im Fokus der Forschung stand die Analyse der sozialen Netzwerke und deren Einfluss auf Wissensbildung, Informationsgewinnung und Entscheidungsfindung während Schwangerschaft, Geburt und Wochenbett. Es zeigte sich, dass alle befragten Migrantinnen in der sensiblen Phase des Mutterwerdens Unterstützung von Verwandten, Freundinnen und Freunden erhielten, die teilweise lokal erreichbar waren, aber auch fern in den Herkunftsländern oder anderen Staaten lebten. Eine große Bedeutung hatten die familialen Netzwerke, Beziehungen zu Familienmitgliedern in Deutschland, im Herkunftsland und anderen Einwanderungsländern. Es zeigten sich vielfältige Funktionen dieser Netzwerke. Häufig genannt wurde die ökonomische Unterstützung durch Familienmitglieder. Finanzielle Hilfe zirkulierte in verschiedene Richtungen: So schickte der nach Großbritannien migrierte Bruder der Interviewpartnerin aus Algerien Geld für die Babyausstattung. Umgekehrt versuchte die schwangere Migrantin aus Rumänien, trotz ihrer Arbeitslosigkeit die regelmäßigen Zahlungen an ihre im Herkunftsland verbliebene Mutter aufrechtzuerhalten. Familienmitglieder leisteten emotionale Unterstützung via Telefon und Internet. Mütter, Schwestern und Verwandte wurden kontaktiert, um vielfältige Themen zur Gesundheit in der Schwangerschaft zu besprechen. Vor allem die gesunde Ernährung spielte dabei eine große Rolle. Aber auch die Präsenz der Familie vor Ort wurde insbesondere im Hinblick auf die Geburt zu einem wichtigen Thema. So reiste, trotz aufwendiger Einreiseformalitäten, die Schwester aus Algerien an, um die Betreuung der jungen Mutter im Wochenbett zu übernehmen. Auch die Mutter der Schwangeren aus Indonesien reiste nach Deutschland, um ihre Tochter in den ersten Monaten mit dem Säugling zu unterstützen, was mit einer großen finanziellen Belastung der Familie verbunden war. Diese familiale Unterstützung während Schwangerschaft, Geburt und Wochenbett macht transnationale Netzwerke sichtbar. Familienbindungen können auch über nationale Grenzen hinweg weiterbestehen und wichtige Ressourcen in kritischen Lebenssituationen darstellen: Diese Familiennähe ist nicht nur emotional und sozial, sondern gleichermaßen ökonomisch sowie als Erfahrungs- und Informationsquelle von großer Bedeutung.

Neben diesen familialen Netzwerken nannten die befragten Migrantinnen aber noch weitere soziale Bezugspersonen, die für sie während der Schwangerschaft von Bedeutung waren. Ratschläge und Tipps erhielten die Frauen von Freundinnen in den Herkunftsländern. Hier konnte an eine Nähe und Vertrautheit angeknüpft werden, die offensichtlich auch über eine weite räumliche Distanz hinweg erhalten blieb. Neben diesen Kontakten ins Herkunftsland hatten einige Frauen aber auch auf ihren Migrationswegen neue Freundschaften aufgebaut. Temporäre Aufenthalte in verschiedenen Ländern führten auch dort zu sozialen Kontakten, die aufrechterhalten wurden. Damit existieren auch auf der nicht-familialen Ebene transnationale soziale Netzwerke, die in der Phase des Mutterwerdens genutzt wurden.

War die Bedeutung der Familie und der sozialen Beziehungen ins Herkunftsland kein unerwartetes Ergebnis der Untersuchung, so beeindruckte die Wichtigkeit, die die befragten Frauen den neuen, im Herkunftsland entwickelten Sozialkontakten beimaßen. Insbesondere dann, wenn keine Familienmitglieder vor Ort lebten, holten sich die Frauen in anderen lokalen Beziehungen Unterstützung. Auffallend war hier, dass diese lokalen Bezugspersonen selbst oft über einen Migrationshintergrund verfügten. Die Kontakte wurden meist über vorhandene lokale Strukturen aufgebaut, wie über Migranten-Selbstorganisationen und religiöse Gruppierungen. Die indonesische Gruppe beispielsweise versteht sich als am Herkunftsland orientierte Gemeinschaft, die von indonesischen Studierenden, Hochschulangehörigen sowie Partnerinnen und Partnern aus indonesisch-deutschen Beziehungen getragen wird. Die Migrantin aus Indonesien entwickelte hier erste neue Freundschaften, insbesondere zu ebenfalls schwangeren Frauen aus ihrem Herkunftsland, mit denen sie gemeinsam das geburtshilfliche Angebot vor Ort erkundete. Das islamische Zentrum dagegen ist eine muslimische Gemeinde, deren Mitglieder aus den verschiedensten Regionen und Ländern der islamisch geprägten Welt und aus Deutschland selbst stammen. Die algerische Schwangere konnte hier viele neue Freundschaften schließen; vor allem Frauen aus Tunesien, Syrien und Deutschland wurden zu wichtigen Bezugspersonen während der Schwangerschaft und danach. Neben Diaspora-Gemeinschaften und religionsspezifischen Gruppen hatten auch vor Ort angebotene Sprachkurse verschiedener Anbieter wichtige soziale Funktionen. Außer dem Erwerb der deutschen Sprache konnten hier neue Kontakte geknüpft werden. Für eine Interviewpartnerin waren diese neuen Freundschaften eine wichtige Unterstützung: Gleichzeitig mit ihr waren drei weitere Sprachkursteilnehmerinnen aus Spanien, aus Japan und aus Ghana schwanger und man traf sich regelmäßig, um Erfahrungen aus dem neuen Umfeld und hinsichtlich der neuen Lebenssituation auszutauschen.

Am Beispiel von Mia Francek[3] aus Indonesien soll die Komplexität eines sozialen Netzwerkes illustriert werden (Abb. 1).

[3] Alle Namen wurden anonymisiert.

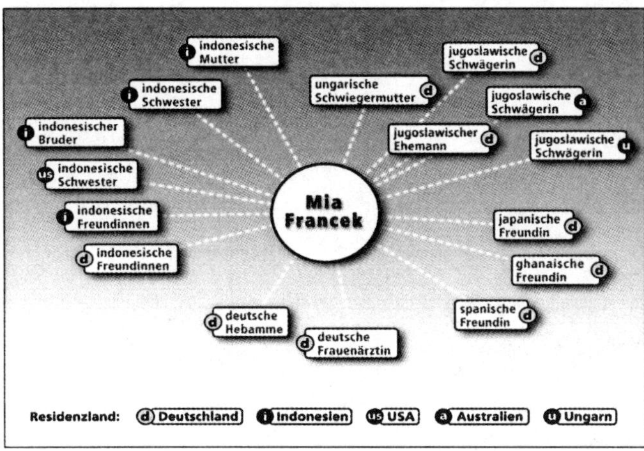

Abb. 1: Soziales Netzwerk von Mia Francek während ihrer Schwangerschaft, aus Stülb 2010

Nach der Geburt ihres Kindes erstellte Mia Francek ein Ranking ihrer wichtigsten Bezugspersonen (Abb. 2). Hier wird deutlich, dass die lokale Nähe nur bedingt von Bedeutung war. Lebte ihr an erster Stelle genannter Ehemann mit ihr in einem Haushalt, so hielt sich ihre an zweiter Stelle aufgeführte Mutter in Jakarta auf. Die im Anschluss platzierten indonesischen Freundinnen wiederum lebten in erreichbarer Nähe, während die indonesischen Freundinnen im Herkunftsland per E-Mail, Telefon und Internetforen kontaktiert wurden. Vor Ort waren auch die Freundinnen aus dem Sprachkurs und schließlich die professionellen Expertinnen und Experten.

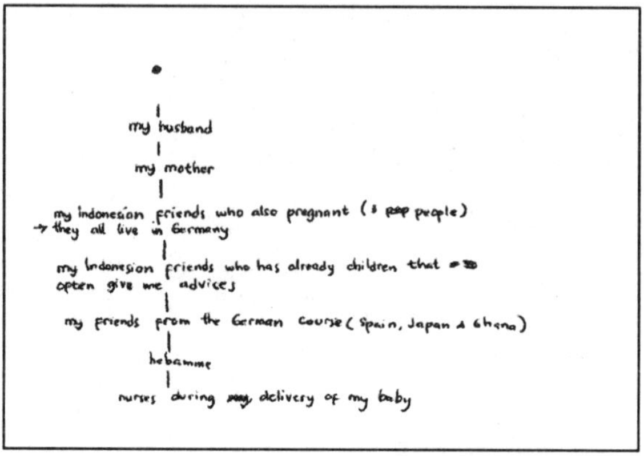

my husband
my mother
my indonesian friends who also pregnant (people)
→ they all live in Germany
my Indonesian friends who has already children that
often give me advices
my friends from the German course (Spain, Japan & Ghana)
hebamme
nurses during delivery of my baby

Abb. 2: Ranking von Mia Francek, aus Stülb 2010

Diskussion der Ergebnisse

Die Analyse der familialen und nicht-familialen sozialen Netzwerke zeigt, dass die befragten schwangeren Migrantinnen in komplexe soziale Strukturen eingebettet waren. Dies sind zum einen transnationale Netzwerke, also Beziehungen zu Menschen, die in verschiedenen Nationalstaaten leben. Daneben existieren aber auch vielfältige lokale Netzwerke, die Bezugspersonen umfassen, die oft selbst über Migrationshintergrund verfügen und die an unterschiedlichen kulturellen und gesellschaftlichen Strukturen und Wissenskontexten partizipieren – also transkulturelle Netzwerke. In diesen sozialen Bezugssystemen wurden Informationen zum hiesigen Gesundheitssystem weitergegeben, Erfahrungen mit Ärzt/inn/en, Hebammen und Fachkräften ausgetauscht und lokale Angebote der Schwangerschaftsvorsorge und Geburtshilfe diskutiert. In den Netzwerken zirkulierte aber auch Wissen aus weltweit verstreuten lokalen Kontexten, das an kulturspezifische Konzepte geknüpft ist und Transformationen durch das individuelle Erleben erfahren hat. Das Wissen über Schwangerschaft und Geburt, auf das zugewanderte Frauen im Einwanderungsland zugreifen können, ist damit Resultat vielfältiger Interpretations- und Deutungsmuster. Es konkurriert mit und ergänzt biomedizinisches Expert/inn/enwissen. Und auch dieses stellt sich in der professionellen Geburtshilfe als keinesfalls homogen dar. Die Migrantinnen nutzten vielfältige lokale Angebote von Hebammen wie Wasser-Shiatsu, homöopathische Behandlungen, indische Babymassage und Aromatherapie. Und neben Universitätskliniken und kirchlichen Krankenhäusern stand auch ein Geburtshaus zur Verfügung, für das sich eine der Interviewpartnerinnen entschieden hatte. Eine weitere, nicht zu vernachlässigende Quelle der Wissensgenerierung stellen Medien dar, allen voran das Internet. Der dadurch ermöglichte Zugang zu muttersprachlichen Informationen erleichterte das Verständnis und ermöglichte es, das Expert/inn/enwissen zu ergänzen, zu vertiefen und auch kritisch zu vergleichen.

Entscheidende Einflüsse auf Denkmodelle und Handlungskonzepte der befragten Migrantinnen hatten somit biomedizinische Expert/inn/en, Medien und transkulturelle Netzwerke. Letztere können damit als wichtige Ressource in der Phase des Mutterwerdens bezeichnet werden, die zugewanderten Frauen Unterstützung auf verschiedenen Ebenen bieten: der emotionalen, sozialen, informationellen sowie der ökonomischen Ebene. Die Netzwerke werden während der Schwangerschaft und auch nach der Geburt eines Kindes aktiv genutzt, um Themen bezüglich der Gesundheitserhaltung und Vorsorge zu besprechen, schwangerschaftsbezogene Störungen und Erkrankungen sowie deren Behandlung zu beraten oder sich über die Pflege und Betreuung des Neugeborenen auszutauschen. Mit virtueller, aber auch persönlicher, unmittelbar vor Ort geleisteter Hilfe stellen sie wichtige Beiträge zur Orientierung und zum Wohlbefinden in einer sensiblen Lebensphase dar.
Doch diese soziale Realität birgt auch spezifische Herausforderungen. Insbesondere dann, wenn die Ratschläge konträr und die Informationen widersprüchlich sind. Soll nun das Baby eng gewickelt werden wie in Jugoslawien oder mit viel Bewegungsfreiheit, wie von der Hebamme empfohlen? Orientiert man sich bezüglich des Stillens am Rat der Freundin in Indonesien, die stillt, wann immer das Kind danach verlangt, oder am deutschsprachigen Stillratgeber, der mehrstündige Verdauungspausen empfiehlt? Die Frauen müssen eine eigene Haltung entwickeln und können nicht auf eine allgemeingültige kulturelle Norm zurückgreifen. Die Empfehlungen, Tipps

und Anweisungen sind vielfältig, oft ebenso verschieden wie die kulturellen Hintergründe und die Wissensebenen der Bezugspersonen.[4] Für die werdenden und jungen Mütter bringt diese Situation Prozesse des Sich-Positionierens, des Auswählens und Entscheidens hervor. Dies sowohl im Spannungsfeld zwischen professioneller Geburtshilfe und Laienwissen als auch innerhalb des transkulturellen Angebotes. Kotte bestätigt dies in ihrer Studie über das Erleben von Schwangerschaft, Geburt und Wochenbett von chinesischen Frauen in Berlin. Sie beschreibt vielfältig ineinandergreifende Strategien des Bewahrens, Relativierens und Transformierens, die letztlich in fragmentiertem, inkohärentem und gemischtem Handeln resultieren können (Kotte 2009, siehe auch Beitrag in diesem Buch).

Ausblick für die geburtshilfliche Praxis

Zusammenfassend zeigen die Ergebnisse der Studie, dass einer defizitorientierten eine ressourcenorientierte Perspektive gegenübergestellt werden muss. Migrantinnen verstehen sich auch als handlungsfähige Akteurinnen, die trotz mangelnder bzw. mangelhafter Deutschkenntnisse oder trotz ihrer geringen schulischen Bildung aktiv Netzwerke schaffen und nutzen, um sich im Zuwanderungsland für die eigenen Interessen und Bedürfnisse einzusetzen. Meist schätzen sie dabei die geburtshilfliche Versorgung in Deutschland sehr, wählen aber aus und entscheiden sich für bestimmte Angebote und lehnen andere ab. Fachkräfte im Gesundheitssystem sollten die transkulturellen Netzwerke als Ressourcen nutzen, indem soziale Bezugspersonen aktiv in die medizinischen, therapeutischen oder pflegerischen Maßnahmen integriert werden. Weiterhin sollte den Frauen die Möglichkeit gegeben werden, ihre Wissensebenen einzubringen und die geburtshilfliche Betreuung aktiv mitzugestalten. Dies erfordert auch die Bereitschaft, institutionsinhärente Machtstrukturen transparent zu machen und abzubauen. Nur so

---

[4] Auch Dahinden sieht beide Aspekte des *network transnationalism*. Die Einbindung in transnationale soziale Netzwerke kann eine spezifische Ressource darstellen oder auch als Einschränkung wahrgenommen werden. Hier gilt es, zwischen verschiedenen Transnationalismen zu unterscheiden, die die unterschiedlichen sozialen Positionen in einer globalisierten Welt reflektieren (Dahinden 2009).

können transkulturelle Räume konstruktiv gestaltet werden. Die Analyse der transkulturellen Netzwerke macht zudem deutlich, dass in der professionellen Geburtshilfe die Vermittlung von kulturgebundenem Wissen, im Sinne des Modells der Geburtssysteme nach Jordan (1993), nicht der Komplexität der Lebenswelten der Migrantinnen gerecht wird. Hier ist eine transkulturelle Kompetenz gefragt, wie sie von Domenig (2007) als professionelle Qualifikation für alle Berufsgruppen im Gesundheitswesen eingefordert wird. Eine Reduzierung des Kulturellen auf das Herkunftsland von Patientinnen und Patienten wird hier explizit abgelehnt, vielmehr geht es um die Fähigkeit, individuelle Lebenswelten in besonderen Situationen und in unterschiedlichen Kontexten zu erfassen, zu verstehen und entsprechende Handlungsweisen daraus abzuleiten. „Transkulturell kompetente Fachpersonen reflektieren eigene lebensweltliche Prägungen und Vorurteile, haben die Fähigkeit, die Perspektive anderer zu erfassen und zu deuten und vermeiden Kulturalisierungen und Stereotypisierungen von bestimmten Zielgruppen.“ (Domenig 2007). Dabei können insbesondere in der Geburtshilfe Kenntnisse über die Vielfalt von Konzepten eines gesunden Schwangerschaftsverlaufs und einer guten Geburt sowie über Traditionen und lokale Praktiken in der Säuglingspflege sehr hilfreich sein. Doch sollten stets deren Loslösung aus lokalen Kontexten und die individuelle Transformation durch Migrationserfahrungen und transkulturelle Verflechtungen mitgedacht werden. Denn nur in der Interaktion mit der schwangeren oder gebärenden Frau erschließen sich deren kulturelle Orientierungen. Indem dabei Kultur nicht mehr primär an Nationalität und Ethnizität gebunden wird, schärft dieser transkulturelle ressourcenorientierte Ansatz letztlich den Blick für die Lebenswelten aller Frauen. Dem Migrationshintergrund muss als Aspekt der individuellen Biografie ein besonderes Augenmerk gelten. Transkulturelle Kompetenz des Fachpersonals sollte daher durch entsprechende Fortbildungsangebote ausgebaut werden (Kaiser 2010). Denn sie ist zu einer Schlüsselqualifikation in der Geburtshilfe im Einwanderungsland Deutschland geworden.

Literatur

Borde T, 2005: Patientinnen mit Migrationshintergrund im Krankenhaus – Informationsbedarf, Realität der Aufklärung und Konsequenzen. In: Albrecht NJ, Borde T, Durlanik L (Hrsg.): *Sprach- und Kulturmittlung. Migration – Gesundheit – Kommunikation*. Interdisziplinäre Reihe Band 2, Göttingen: Cuvillier Verlag. S. 52-66

Dahinden J, 2009: Are we all transnationals now? Network Transnationalism and Transnational subjectivity: The differing impacts of globalization on the inhabitants of a small Swiss city. In: *Ethnic and Racial Studies*, S. 1-22

Domenig D, 2007: Das Konzept der Transkulturellen Kompetenz. In: dies. (Hrsg.): *Transkulturelle Kompetenz im Gesundheitswesen. Lehrbuch für Pflege-, Gesundheits- und Sozialberufe,* Bern: Verlag Hans Huber, S. 165-189

Geiger IK, Razum O, 2006: Migration: Herausforderungen für die Gesundheitswissenschaften. In: Hurrelmann K, Laaser U, Razum O (Hrsg.): *Handbuch Gesundheitswissenschaften*, München: Juventa Verlag, S. 719-746

Gruner-Domiç S, 2005: Latinas in Deutschland. Eine ethnologische Studie zu Migration, Fremdheit und Identität. Münster: Waxmann

Hadolt B, 2004: Zur Relevanz der Medical Anthropology: Beiträge und Herausforderungen für die Sozial- und Kulturanthropologie. In: *Curare, Zeitschrift für Ethnomedizin und transkulturelle Psychiatrie* 27 (1+2): 9-26

Jordan B, 1993: *Birth in Four Cultures. A Crosscultural Investigation of Childbirth in Yucatan, Holland, Sweden, and the United States*, Fourth Edition, Prospect Heights: Waveland Press

Kaiser A, 2010: Transkulturelle Kompetenz in der Geburtsbetreuung. Optimierung der Betreuung von Frauen mit Migrationshintergrund in Schwangerschaft, Geburt und Wochenbett. Linzer Schriften zur Frauenforschung 44, Linz: Trauner Verlag

Kokot W, 2002: Diaspora und transnationale Verflechtungen. In: Hauser-Schäublin B, Braukämper U (Hrsg.): *Ethnologie der Globalisierung. Perspektiven kultureller Verflechtungen*, Berlin: Reimer Verlag, S. 95-110.

Kotte G, 2009: Wissen, Körper, Kompetenz. Das Erleben von Schwangerschaft, Geburt und Wochenbettt von chinesischen Frauen in Berlin. Berlin: Weißensee Verlag.

Pourgholam-Ernst A, 2002: Das Gesundheitserleben von Frauen aus verschiedenen Kulturen. Frauen und Gesundheit: Eine empirische Untersuchung zum Gesundheitserleben ausländischer Frauen in Deutschland aus salutogenetischer Sicht. Münster: Telos Verlag

Pries L, 2001: Internationale Migration. Bielefeld: Transcript Verlag

Spallek J und Razum O, 2007: Gesundheit von Migranten: Defizite im Bereich der Prävention. In: *Medizinische Klinik* 102; 6: 451-456

Stülb M, 2010: Transkulturelle Akteurinnen. Eine medizinethnologische Studie zu Schwangerschaft, Geburt und Mutterschaft von Migrantinnen in Deutschland. Berlin: Weißensee Verlag

Uzarewicz C, 2002: Sensibilisierung für die Bedeutung von Kultur und Migration in der Altenpflege. Kurzbeschreibung. Deutsches Institut für Erwachsenenbildung. http://www.die-bonn.de/esprid/dokumente/doc-2002/uzarewicz02_01.pdf (16.01.11)

Wimmer-Puchinger B, Wolf H, Engleder A, 2006: Migrantinnen im Gesundheitssystem: Inanspruchnahme, Zugangsbarrieren und Strategien zur Gesundheitsförderung. In: *Bundesgesundheitsblatt – Gesundheitsforschung – Gesundheitsschutz*, 49; 9: 884-892

Silke Brenne, Theda Borde, Matthias David

Perspektiven – das Berliner Forschungsprojekt „Der Einfluss von Migrations- und Akkulturationsprozessen auf Schwangerschaft und Geburt: Perinataldaten von Migrantinnen und deutschen Frauen im Vergleich“

Obwohl in Deutschland der Migrantinnen- und Migrantenanteil seit den 1950er Jahren stetig gewachsen ist und die „multikulturelle Realität“ seit Langem vor allem in den Großstädten und in den großstädtischen Ballungsräumen angekommen ist, ist ein Defizit an Versorgungsforschung zur gesundheitlichen Lage von Migrantinnen und Migranten in unterschiedlichen Bereichen der Gesundheitsversorgung festzustellen (David u. Borde 2009). Dieses trifft auch für die geburtshilfliche Versorgung in der Schwangerschaft und um die Geburt zu.

Um diesem Defizit Rechnung zu tragen und die bis heute unzureichende Datenlage zu verbessern, wurde das Berliner Forschungsprojekt „Der Einfluss von Migrations- und Akkulturationsprozessen auf Schwangerschaft und Geburt: Perinataldaten von Migrantinnen und deutschen Frauen im Vergleich“ initiiert (David u. Borde 2009). Ziel der Studie ist die Durchführung einer geburtshilflichen Ergebnis-Analyse einer großen Population.

Forschungshintergrund

Studien in den USA, Großbritannien und Skandinavien weisen auf Unterschiede der geburtshilflichen Ergebnisse zwischen Migrantinnen und nicht migrierten (einheimischen) Frauen hin. Jedoch liegen hierzu keine (aktuellen) Daten aus Deutschland vor. Daten zu dieser Thematik wurden in Deutschland vor allem Ende der 1960er und Anfang der 1970er Jahre veröffentlicht. Seit dem Beginn der 1980er Jahre stagniert jedoch die Forschung in diesem Bereich und es erfolgte keine Überprüfung, ob Migrations- und

Akkulturationsprozesse bei unterschiedlichen Migrantinnengruppen Auswirkungen auf geburtshilfliche Ergebnisparameter schwangerer und gebärender Frauen haben.

Forschungsfragen, die in diesem Zusammenhang vor allem von Interesse sind:

- Gibt es Unterschiede zwischen Frauen mit Migrationshintergrund und nicht migrierten Frauen bei den geburtshilflichen Ergebnissen, wozu z. B. die Inanspruchnahme von Vorsorgeuntersuchungen in der Schwangerschaft, das Geburtsgewicht, Vorliegen von Frühgeburtlichkeit etc. zählen?
- Wirken sich fortschreitende Akkulturationsprozesse[1] auf Parameter wie Gesundheitsverhalten in der Schwangerschaft, Frühgeburtlichkeit, Stillbereitschaft etc. aus?

Die Studie

Das Berliner Forschungsprojekt wird von der Deutschen Forschungsgemeinschaft (DFG; GZ: DA 1199/2-1) finanziert und ist eine Kooperation zwischen der Charité (Campus Virchow-Klinikum) – hier insbesondere der Klinik für Geburtsmedizin – der Alice-Salomon-Hochschule und der Universität Bielefeld (Fakultät für Gesundheitswissenschaften). Die Studie wurde von der Ethikkommission der Charité geprüft und genehmigt.

Im September 2010 wurde mit der Vorbereitung der Datenerhebung begonnen, die gesamte Projektlaufzeit ist auf eine Dauer von 26 Monaten angelegt.

Mit der Datenerhebung wurde im Januar 2011 an drei Berliner Geburtskliniken begonnen. Außer in der Klinik für Geburtsmedizin der Charité Campus Virchow-Klinikum (2010: 3320 Geburten) findet die Datenerhebung an zwei Kooperations-Kliniken des kommunalen Berliner Krankenhauskonzerns „Vivantes“ statt:

---

[1] Zink (2010) definiert Akkulturation wie folgt: „Akkulturation von Personen und Gruppen beginnt dann, wenn Menschen Orte verlassen, eine neue kulturelle Umwelt aufsuchen und sich mit der neuen Umwelt auf Grundlage ihrer Herkunft und den Herausforderungen der neuen Umwelt auseinandersetzen.“

• in der Geburtsmedizin des „Klinikum Am Urban“, in Berlin-Kreuzberg (2010: 1251 Geburten) gelegen, und

• in der Geburtsmedizin des „Klinikum Neukölln“, im Bezirk Berlin-Neukölln (2010: 3590 Geburten) gelegen (Gladel 2011).

Alle drei Kliniken zeichnen sich durch einen hohen Anteil gebärender Frauen mit Migrationshintergrund aus, welcher jeweils bei etwa 40% und darüber liegen dürfte. Bei über 8000 im Jahr 2011 in allen drei Kliniken insgesamt erwarteten Geburten ist demnach mit einer Anzahl von mehr als 3000 Geburten von Frauen mit Migrationshintergrund zu rechnen.

Im Anschluss an die 12-monatige Datenerhebungsphase folgt die Datenanalyse in Kooperation mit der Universität Bielefeld bis Ende Oktober 2012.

Datenerhebung

Die Datenerhebung erfolgt zu *drei Erhebungszeitpunkten* und setzt sich aus den anhand von Fragebögen erhobenen Daten (Primärdaten) und aus den sog. Perinataldaten (Sekundäranalyse) zu Schwangerschaft, Geburt und Wochenbett zusammen. Die Perinataldaten werden von den Geburtskliniken routinemäßig erhoben und in Form eines epidemiologischen Registers erfasst; im Rahmen der Studie erfolgt die Sekundäranalyse dieser Routinedaten.

Die an der Studie teilnehmenden Frauen an *drei Erhebungszeitpunkten* befragt:

- bei der *Aufnahme in den Kreißsaal* bzw. am ersten postpartalen Tag auf der Wochenbettstation,
- am *2. oder 3. Wochenbetttag* (bei sog. Frühentlassungen auch bereits am 1. postpartalen Tag)
- und *zirka sechs Monate* nach der Entbindung (per Telefoninterview).

Die Interviews werden von Study Nurses und studentische Mitarbeiterinnen durchgeführt. Pro Klinikstandort sind zwei Interviewerinnen und mehrere studentische Mitarbeiterinnen eingesetzt, welche die Datenerhebung im Zwei-Schicht-System zwischen 6.30 und 19.30 Uhr durchführen. Um alle Frauen, die zur Geburt in die jeweilige Geburtsklinik aufgenommen werden, in die Studie einzuschließen, sprechen die Projektmitarbeiterinnen vor Ort alle schwangeren Frauen an. Frauen, die nachts zur Geburt aufgenommen werden, werden am nächsten Tag auf der Wochenbettstation interviewt.

Die Datenerhebung erfolgt an jeder der drei Geburtskliniken für einen Zeitraum von 12 Monaten von *Mitte Januar 2011 bis Mitte Januar 2012.* Das Ziel ist eine *Vollerhebung aller* schwangeren/gebärenden Frauen mit und ohne Migrationshintergrund.

Einschlusskriterien: In die Studie werden alle im Erhebungszeitraum entbindenden Frauen eingeschlossen, die zum Zeitpunkt der Entbindung mindestens 18 Jahre alt sind, zur Geburt in die Klinik aufgenommen werden, nicht als Notfall zur Entbindung kommen und schriftlich die Einwilligung zur Studienteilnahme gegeben haben.

Ausschlusskriterien: Ausschlusskriterien stellen die explizite Ablehnung der Studienteilnahme und die Aufnahme als Notfallpatientin bzw. nicht ansprechbare Patientin dar.

Für jeden der drei Erhebungszeitpunkte wurde ein Fragebogen entwickelt. Im Folgenden sollen kurz die wichtigsten Inhalte skizziert werden:

Der *erste Fragebogen*, welcher vor allem bei der Aufnahme zur Geburt in den Kreißsaal Anwendung findet, ist der umfangreichste aller drei Fragebögen. Er ist in drei Teile unterteilt: im ersten Teil werden soziodemografischen Daten erfasst, der zweite Teil beinhaltet Fragen zur Versorgungssituation (u. a. die Inanspruchnahme von medizinischer Schwangerschaftsvorsorge und die Versorgungssituation nach der Geburt des Kindes) und im dritten Teil stehen Fragen zur eventuell erfolgten Migration und Akkulturation im Mittelpunkt. Bei der Definition von Migrantinnen bzw. Frauen mit Migrationshintergrund orientieren wir uns an der Definition des Mikrozensus von 2005. Die dort gewählte Definition geht über die Orientierung an der Staatsangehörigkeit hinaus. Eine Person hat demnach dann einen Migrationshintergrund, wenn sie bzw. ein Elterteil oder beide Eltern nicht in Deutschland geboren sind oder wenn Deutsch nicht ihre Muttersprache ist. In diesem Fall wird die schwangere Frau ebenfalls anhand des Akkulturationsfragebogens „Frankfurter Akkulturationsskala FRAKK" (Bongard et al. 2002) befragt. Mit diesem bereits in anderen Studien evaluierten Erhebungsinstrument, welches 15 Items umfasst, soll der Akkulturationsgrad von Frauen mit Migrationshintergrund gemessen werden.

Insgesamt hat der erste Fragebogen einen Umfang von 40 (ohne Akkulturationsfragebogen) bzw. 55 (mit Akkulturationsfragebogen) Fragen; die Befragungsdauer beträgt zwischen 10 und 30 Minuten.

Um schwangere/gebärende Frauen, die nur über geringe Deutschkenntnisse verfügen, ebenfalls erreichen zu können, wurden die Fragebögen vom Gemeindedolmetschdienst (Berlin), von einer spanischsprachigen Study Nurse und vom SprIntpool – Vermittlung von Sprach- und Integrationsmittlern/-innen – Migrationsdienste (Wuppertal) in die Sprachen der größten Migrantinnengruppen übersetzt. Für die Studie liegen sowohl die Fragebögen als auch die Teilnehmerinneninformationen und die Einverständniserklärungen auf Türkisch, Arabisch, Englisch, Französisch, Kurdisch, Russisch und Spanisch vor. Es zeigt sich bereits jetzt, dass dadurch die Drop-Out-Rate aufgrund von Sprachbarrieren erheblich gesenkt und die Bereitschaft zur Studienteilnahme bei Migrantinnen erhöht werden kann.

Anhand des *zweiten Fragebogens* werden Wöchnerinnen am 2. oder 3. postpartalen Tag auf den Wochenbettstationen befragt. Dieser Fragebogen ist erheblich kürzer als der erste und umfasst sieben Fragen. Im Mittelpunkt stehen Fragen zum Rauchen in der Schwangerschaft und zur Stillabsicht. Falls das Stillen abgelehnt wird, werden die Gründe hierfür ebenfalls erhoben. Darüber hinaus wird in diesem Fragebogen die Einwilligung zum Telefoninterview ca. sechs Monaten nach der Geburt eingeholt.

Der *dritte Untersuchungszeitpunkt* ist zirka sechs Monate nach der Entbindung. Zu diesem Zeitpunkt werden diejenigen Frauen per Telefoninterview befragt, die in den ersten vier Monaten des Untersuchungszeitraums zur Entbindung in die Geburtsklinik aufgenommen wurden. Zu diesem Zeitpunkt werden schwerpunktmäßig Fragen nach dem Stillen, der Stilldauer, der Inanspruchnahme von Kinderfrüherkennungsunter-suchungen (U3: 4.-6. Lebenswoche und U4: 3.-4. Lebensmonat) und nach Komplikationen im Wochenbett gestellt; der Fragebogen ist ebenfalls relativ kurz und umfasst sechs Fragen.

Ausblick

Die Ergebnisse können zur Entwicklung von Strategien zu einer Optimierung der Gesundheitsversorgung von schwangeren Frauen und ihren Neugeborenen mit und ohne Migrationshintergrund beitragen.

Als mögliche Schlussfolgerungen können die Ergebnisse der Studie ergeben:

1. eine Anpassung/ Veränderung der Schwangerenbetreuung an die Bedürfnisse und das Inanspruchnahmeverhalten der Migrantinnen,

2. eine Datengrundlage für die Erarbeitung einer evidenzbasierten Leitlinie zur peripartalen Betreuung und Behandlung von Migrantinnen,

3. die Aufnahme von eindeutigen Kriterien für soziale Faktoren und Migrationsaspekte in die Perinataldatenerfassung durch die Geburtskliniken im Rahmen der gesetzlichen Qualitätssicherung (BQS).

In der Klinik für Geburtsmedizin der Charité am Campus Virchow-Klinikum (Direktor: Prof. E. Beinder) begann die Datenerhebung am 10.01.2011. Im ersten Vier-Wochen-Zeitraum (10.01.-06.02.2011) der Datenerhebung wurden 208 Frauen im Rahmen der Studie befragt, was einer Teilnahmerate von 83,5% entspricht. Im Vivantes Klinikum Am Urban (Direktor: Prof. W. Mendling) wurde etwas später mit der Datenerhebung begonnen. Im ersten 4-Wochen-Zeitraum vom 20.01.-16.02.2011 lag hier die Fragebogenrücklaufrate bei etwas über 85%. Ablehnungsgründe bzw. Gründe dafür, dass keine Interviews durchgeführt wurden, waren vor allem Sprachbarrieren und ambulante Entbindungen von Frauen, die nicht (mehr) angetroffen wurden.

Ähnlich verlief die Datenerhebung am dritten Standort, dem Vivantes Klinikum Neukölln (Direktor: Prof. K. Vetter), wo im ersten Erhebungsmonat eine Teilnahmerate von ca. 82% erreicht wurde. Den größten Anteil von Frauen, die nicht in die Studie eingeschlossen werden konnten, stellen die ambulanten Geburten in der Nacht dar.

Zusammenfassend lässt sich sagen, dass die Studie aus der Sicht des Studienteams sehr gut angelaufen ist.

Dadurch, dass den Projektmitarbeiterinnen übersetzte Fragebögen vorliegen, ist die Erreichbarkeit der unterschiedlichen Migrantinnengruppen stark erhöht worden. Als weiterer Vorteil gegenüber anderen Studien sehen wir die face-to-face Interview-Situation, womit die Rücklaufquote gegenüber dem „anonymen Ausfüllen eines Fragebogens“ ebenfalls erhöht werden kann. Die Interviewerinnen sind in den „Hauptzeiten“ vor Ort, eine zusätzliche Belastung des Personals der Geburtskliniken wird somit vermieden.

Die weiteren Ergebnisse und Datenanalysen können bereits jetzt mit Spannung erwartet werden.

Literatur

Bongard S, Pogge SF, Arslaner H, Rohrmann S, Hodapp V, 2002: Acculturation and cardiovascular reactivity of second-generation – Turkish migrants in Germany. *Journal of Psychosomatic Research*, 53(3): 795-803.

David M, Borde T, 2009: Antrag auf Gewährung einer Sachbeihilfe – Neuantrag bei der Deutschen Forschungsgemeinschaft (DFG)

Gladel S, 2011: Geburtenzahlen Berlin. Milupa GmbH

Mikrozensus 2005: Leben in Deutschland. Haushalte, Familien und Gesundheit – Ergebnisse des Mikrozensus 2005. http://www.destatis.de/jetspeed/portal/cms/Sites/destatis/Internet/DE/Presse/pk/2006/Mikrozensus/Pressebroschuere,property=file.pdf [Zugriff: 21.02.2011]

Zink A, 2010: Psychologie der Akkulturation. Neufassung eines Forschungsbereichs. Wiesbaden: Verlag für Sozialwissenschaften

Wochenbett und frühe Kindheit

Erika Sievers

Werdende und junge Familien: Zuwanderung – Integration – gesundheitliche Prävention

Einleitung

Die Angebote des deutschen Gesundheitssystems zur primären, sekundären und tertiären Prävention sowie zur Gesundheitsversorgung in Schwangerschaft und frühem Kindesalter sind umfangreich. Der effektive Zugang zu diesen Maßnahmen ist nicht für alle werdenden und jungen Familien gleich. Sowohl System- als auch Sprachkenntnisse können von entscheidender Bedeutung sein. Zuwanderung, Heirat und die erste Schwangerschaft erfolgen in der ersten Zuwanderer-Generation oft innerhalb kurzer Zeit (Milewski 2008). Immigrantinnen stehen dann vor komplexen Anforderungen.

Zuwanderung ist ein wichtiger Faktor der demographischen Entwicklung in Deutschland. Aktuell werden insbesondere zielgruppenspezifische Maßnahmen zur Integrationsförderung verstärkt oder eingeführt. Im Gesundheitswesen besteht jedoch ein großer Nachholbedarf. Maßnahmen in der Schwangerschaft bieten auch eine hervorragende Möglichkeit, der ganzen Familie den Zugang zum Gesundheitssystem zu eröffnen. Welche Ansatzpunkte bestehen, um gesundheitliche Chancengleichheit in diesem Bereich effektiv zu fördern und umzusetzen?

Ressourcen nutzen

Migranten haben starke Ressourcen für ihre Gesundheit, die wertgeschätzt und unterstützt werden sollten, hier sind insbesondere soziale und familiäre Netzwerke von Bedeutung. Ihre Erfahrungen können besondere Kompetenzen zeigen: Mobilität und Flexibilität, die Fähigkeiten zur Bewältigung besonderer Lebenssituationen, Sprach- und/oder Kulturkenntnisse usw. Aus dem eigenen soziokulturellen Umfeld können positive Faktoren mitgebracht werden, z. B. eine höhere Alkoholabstinenz in der Schwangerschaft oder die verbreitetere „Stillkultur" in der Säuglingsernährung (Robert-Koch Institut 2008). Der sog. *Healthy Migrant Effect* beschreibt eine niedrigere Mortalität erwachsener Migrantinnen und Migranten in europäischen Ländern oder den USA (Razum und Spallek 2009).

Prinzipien, die für Erwachsene gelten können, sind jedoch keineswegs direkt auf die Gesundheit in Schwangerschaft und Kindheit übertragbar. Durch gezielte Maßnahmen konnte die Säuglingssterblichkeit in Deutschland insgesamt stabil unter 4 Sterbefälle je 1000 Lebendgeborene im 1. Lebensjahr (‰) gesenkt werden. In einigen Herkunftsländern der Zuwanderer nach Deutschland lag sie 2009 noch über 100‰ (UNICEF). Neben der mütterlichen Gesundheit ist prä-, peri- und postnatal ganz entscheidend, ob und inwieweit der bedarfsentsprechende Zugang zu den Angeboten der Gesundheitsförderung, allen Facetten der Prävention und medizinischen Versorgung effektiv und zeitgerecht gesichert ist.

Schwangerschaft – Frühprävention von Anfang an

Die Regelversorgung vor und während der Schwangerschaft eröffnet heute früh Möglichkeiten zur Förderung der Gesundheit und zur Vermeidung unnötiger Risiken. Hierbei ist der Zeitpunkt der Inanspruchnahme oft entscheidend. Viele Maßnahmen können später gar nicht oder unvollkommen kompensiert werden. Dies wird an drei Beispielen verdeutlicht:

- Bereits vor und am Anfang der Schwangerschaft sollte die Einnahme des Vitamins Folsäure bei bestehendem Kinderwunsch zur Prävention der Spina bifida („offener Rücken") erfolgen. In der Spätschwangerschaft kann dies nicht mehr effektiv sein.
- Eine frühe Erstvorstellung in der Schwangerschaft bzw. ein früher erster Ultraschall können besondere Risiken für die Mutter und/oder das Kind (z. B. mütterlicher Diabetes mellitus, Mehrlingsschwangerschaft) erfassen. So kann ggf. zeitgerecht die bestmögliche Versorgung durch Exper-

ten bzw. in einem geeigneten Perinatalzentrum veranlasst werden. Eine Mutter, die diese Vorsorge aus ihrem Herkunftsland nicht kennt, benötigt Informationen über dieses Angebot.

- Der HIV-Test in der Schwangerschaft wird nach den Mutterschaftsrichtlinien in der Regelversorgung allen Schwangeren angeboten. Essentiell ist aber, dass werdende Mütter aus Hochprävalenzregionen wie z. B. Subsahara-Afrika, Osteuropa oder Südostasien erfolgreich erreicht werden (Robert-Koch-Institut 2010). Die Kombination prä-, peri- und postnataler Maßnahmen kann die Übertragungsraten auf das Kind optimal senken.

Für Schwangere sind Niederschwelligkeit und Transparenz der Angebote notwendig, zuwandernde Familien haben darüber hinaus großen Informationsbedarf zum komplexen Versorgungssystem in Deutschland. Wichtige Komponenten sind z. B. Leistungen nach

- dem Schwangerschaftskonfliktgesetz (BGBl 2010)
- dem Mutterschutzgesetz (BGBl 2009)
- dem Hebammengesetz (BGBl 2010)
- den Mutterschafts-Richtlinien (Bundesanzeiger 2010)
- den Kinder-Richtlinien (Bundesanzeiger 2009)
- der Kinder- und Jugendhilfe (BGBl 2009) oder
- des öffentlichen Gesundheitsdienstes (ÖGDG 2009).

Eine kommunale Vernetzung dieser Angebote untereinander und insbesondere mit dem Integrationssektor für „Angebote aus einer Hand" ist hier besonders wichtig.

Säuglingssterblichkeit als Indikatoren für die Qualität der medizinischen Betreuung

Die Säuglingssterblichkeit im zeitlichen und internationalen Vergleich ist ein Indikator für die allgemeine Qualität der Lebensverhältnisse und der medizinischen Betreuung. In Deutschland ist sie bei nichtdeutschen Säuglingen deutlich erhöht. Die differenzierte Betrachtung der Altersphasen zeigt besonders deutliche Unterschiede im Bereich der Totgeborenenrate, der frühen Neontalsterblichkeit und damit der perinatalen Mortalität (Abb. 1). Erfolgreiche Interventionen müssen daher vor oder in der Frühschwangerschaft erfolgen.

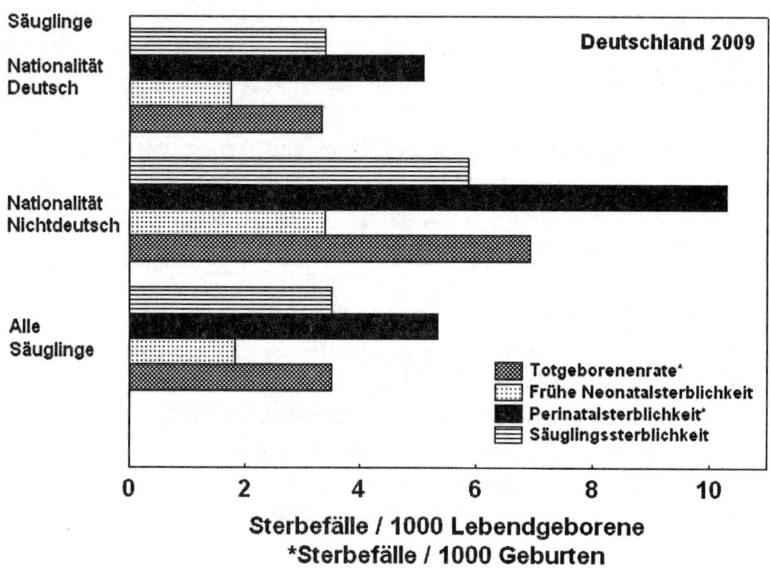

Abb. 1: Säuglinge in Nordrhein-Westfalen 2009: Säuglingssterblichkeit in Altersphasen

Totgeborenenrate: Totgeborene je 1000 Geburten; Frühe Neonatalsterblichkeit: Sterbefälle Tag 0-6/1000 Lebendgeborene, Perinatale Mortalität: Totgeborene und an Tag 0-6 Verstorbene je 1000 Geburten; Säuglingssterblichkeit: Sterbefälle im 1. Lebensjahr je 1000 Lebendgeborene

Aus den Bestimmungen des Staatsbürgerschaftsrechts, die die Möglichkeit zur deutschen Staatsangehörigkeit eines Neugeborenen in Deutschland festlegen, lässt sich mittelbar ableiten, welche besonderen Risikofaktoren auf diese Kinder zutreffen können:

- Kurze Aufenthaltsdauer der Mutter in Deutschland;
- Beidseitige Zuwanderungsgeschichte der Eltern < 8 Jahren;
- Eigene Zuwanderung als Kind, ggf. im Rahmen des Familiennachzugs oder auch als unbegleitete Minderjährige;
- Ungesicherter bzw. unklarer Aufenthaltsstatus und damit möglicherweise besondere traumatische Erfahrungen vor, während und nach der Migration.

Kontinuität der Versorgung

Systematische Defizite in einem wichtigen Versorgungsbereich können gerade in der Schwangerschaft problematisch – und schwer kompensierbar – sein. Die Aufenthaltsdauer im Krankenhaus nach normaler Entbindung wurde in den letzten Jahren deutlich verkürzt. Bei Stärkung und Optimierung der ambulanten Nachsorge im Sozialraum wäre hier keine Verschlechterung der Versorgungsqualität zu erwarten. Junge Mütter stehen jedoch konkret einer starken Informationsverdichtung im Krankenhaus gegenüber. Für sie sind optimierte Kommunikationsstrukturen wichtig. Der flächendeckende und ausreichende Einsatz von Kultur- und Sprachmittlern in Entbindungsabteilungen steht jedoch bisher aus. Die Frage, ob und in welcher Qualität Informationen Schwangere im ambulanten und im stationären System der Regelversorgung *effektiv* erreichen, ist offen.

In der poststationären Versorgung sind Hebammen ein Bindeglied zwischen Versorgung im Krankenhaus und präventiven ambulanten ärztlichen Maßnahmen beim Kinderarzt bzw. Gynäkologen. Diese qualifizierte – häusliche – Nachsorge und damit Vermittlung notwendiger Informationen durch Hebammen zählt zu den Leistungen der Krankenkassen. Offenbar wird diese von Migrantinnen unzureichend wahrgenommen:

- Hebammen werden von türkeistämmigen im Vergleich zu deutschen Befragten mit 7,6% vs. 38,3% deutlich seltener als Informationsquellen zum Stillen benannt (Sievers et al. 2008).
- Die Wahrnehmung der Hebammenhilfe nach der Entlassung aus dem Krankenhaus nimmt mit der Aufenthaltsdauer in Deutschland zu, zwischen

Bezirken innerhalb der Kommunen können erhebliche Unterschiede bestehen (< 50 bis > 85%, Sondererhebung im Rahmen der Schuleingangsuntersuchung in Münster, pers. Mitteilung A. Isecke 2009).
Die fehlende Kenntnis oder Akzeptanz der poststationären Angebote der Hebammen kann insbesondere in Kombination mit eingeschränkten Sprach- und Systemkenntnissen zu Ungleichheiten in der Versorgungsqualität von Mutter und Kind führen.

Qualitätssicherung Geburtshilfe – Schwangere aus anderen Herkunftsländern

Die Qualitätssicherung Geburtshilfe erfasst umfangreiche Daten, die zur Berichterstattung über die fachliche Versorgung von Migrantinnen in der Schwangerschaft wichtig sind. Das verwendete Differenzierungskriterium für Mütter mit Migrationshintergrund („Herkunftsland" der Mutter) ist jedoch wenig aussagekräftig und international kaum vergleichbar. Die Interpretation wird durch die Zusammenfassung der Herkunftsländer in Gruppen erschwert. Eine regelmäßige Auswertung aus dieser Perspektive erfolgt nicht, verschiedenen Forschergruppen werden jedoch unsystematisch Sonderauswertungen unter verschiedenen Aspekten ermöglicht. Obwohl dies mehr als 110.000 Schwangere (ca. 17%) betreffen kann (Gagnon et al. 2009), werden Faktoren einer Strukturqualität der speziellen Versorgung von Migranten nicht abgebildet.

Die bestehenden Informationslücken spiegeln sich direkt in der unzureichenden Gesundheits- und Integrationsberichterstattung zu diesem Bereich in Deutschland wider. International ist das Thema Migration und reproduktive Gesundheit insbesondere durch die Arbeit der Netzwerke ROAM und PERISTAT stark aufgewertet worden (2008, 2009). Durch diese Projekte besteht ein Potenzial, die Regelversorgung und ihre Inanspruchnahme vor dem Hintergrund internationaler Erfahrungen sektorenübergreifend zu optimieren. Hohe Investitionen im Bereich der reproduktiven Medizin führten zu Fortschritten in den Bereichen der Kinderwunschbehandlung oder der intensivmedizinischen Versorgung von Mutter und Kind. Eine ähnliche Unterstützung könnte die gesundheitliche Chancengleichheit in der Versorgung von zuwandernden Müttern und ihren Kindern effektiv strukturell unterstützen.

Demographie – Schwangerschaft in Deutschland

Bekannte demographische Aspekte sind sinkende Geburtenzahlen und das steigende Durchschnittsalter der Erstgebärenden. Kinderwunschbehandlungen, Mehrlingsgeburten und entsprechende Risiken der Frühgeburt werden in diesem Zusammenhang thematisiert. Kaum bewusst sind jedoch wichtige Unterschiede zwischen Frauen deutscher und ausländischer Staatsangehörigkeit (Plötzsch 2010):

- *Zweigipflige Altersverteilung in Deutschland*

Die altersspezifischen Geburtenziffern der ausländischen Frauen liegen im Alter von 20 bis 30 Jahren deutlich höher als bei deutschen Frauen.

- *Geburtenrückgang in Herkunftsländern – Änderungen im Migrationsprofil*

Der Geburtenrückgang in traditionellen Herkunftsländern z. B. der Türkei und Veränderungen im Zuwanderungsprofil Deutschlands tragen zur Diversität der demographischen Faktoren wie z. B. Alter und Kinderzahl bei Migrantinnen bei.

- *Regionale Unterschiede in Deutschland*

In den alten Bundesländern werden deutlich mehr Kinder von Ausländerinnen geboren, als in den neuen Bundesländern (ca. 19% vs. 5%, 2006 bis 2008) (Plötzsch 2010, Tabelle 1).

Bundesländer nach Anzahl der Mütter nichtdeutscher Nationalität	**Lebendgeborene in Deutschland 2009; Anzahl n=**		
	Insgesamt	**Nichtdeutsche Nationalität**	
		Der Mutter	**Des Kindes**
Nordrhein-Westfalen	145 029	29 279	6 909
Baden-Württemberg	89 678	19 151	5 462
Bayern	103 710	17 664	4 004
Hessen	50 744	12 011	4 122
Niedersachsen	62 228	7 948	2 005
Berlin	32 104	7 348	3 444
Rheinland-Pfalz	30 881	5 044	2 317
Hamburg	16 779	4 042	1 510
Schleswig-Holstein	21 923	2 286	505
Sachsen	34 093	1 609	505
Bremen	5 481	1 313	529
Brandenburg	18 537	1 153	317
Saarland	6 927	1 020	331
Sachsen-Anhalt	17 144	833	313
Mecklenburg-Vorpommern	13 014	504	231
Thüringen	16 854	665	207
Deutschland insgesamt	**665 126**	**111 870**	**32 711**

Tab. 1: Nichtdeutsche Eltern und Neugeborene und ihre Eltern in den deutschen Bundesländern 2009

Datenquelle: Statistisches Bundesamt Wiesbaden 2010

Auch die Anteile der Kinder unter 10 Jahren mit Migrationshintergrund weisen im Mikrozensus eine weite Spannbreite auf. Sie liegt in den neuen

Bundesländern durchgängig unter 20%, in den alten Bundesländern regional über 40% (Statistisches Bundesamt 2010). Die entsprechende Differenzierung der Angebote und Ausrichtung der Strukturen ist jedoch noch am Anfang, entsprechende Empfehlungen für den Krankenhausbereich sind bisher unzureichend umgesetzt (Bundesweiter Arbeitskreis Migration und öffentliche Gesundheit 2009). Entscheidend sind sie im Bereich der frühen Sprachförderung und der Diagnostik von Sprachstörungen bei Mehrsprachigkeit.

Interkulturelle Öffnung der Versorgung

Bei einem gleichberechtigten Zugang wären für die meisten Kinder mit Migrationshintergrund und ihre Familien die Regelversorgung voll ausreichend, Besonderheiten bestehen für selbst immigrierende Kinder (Fachausschuss Transkulturelle Pädiatrie 2009, Deutsche Akademie für Kinder- und Jugendmedizin 2007). Optimale Behandlung der Kinder setzt auf der Basis einer verständlichen Aufklärung die Mitarbeit der Familien voraus. Für Migranten sind punktuelle Projekte unzureichend und eine systematische interkulturelle Öffnung der Versorgungsangebote notwendig. Dies sei an einem praktischen Beispiel dargestellt:

Für *alle* Kinder besteht in Deutschland in den ersten Tagen nach der Geburt das Angebot, mit einer einfachen Blutuntersuchung einen Suchtest auf insgesamt zwölf erbliche Stoffwechselerkrankungen durchzuführen (Häufigkeit zwischen 0.05 und 1 pro 10.000 Neugeborene). Zum Zeitpunkt der Untersuchung sind die Kinder meist klinisch völlig unauffällig. Die Krankheiten gefährden jedoch die körperliche und geistige Entwicklung der Neugeborenen. Patienten werden meist in pädiatrischen Stoffwechselzentren betreut. Schwerwiegendere, nicht oder nur teilweise kompensierbare Krankheitsfolgen sind durch Frühdiagnostik und -therapie von Anfang an zu verhindern oder zu lindern. Ist eine Diät notwendig, schränkt sie oftmals übliche natürliche Nahrungsmittel ein und ersetzt diese durch synthetische Produkte.

Einerseits stehen Fachkräfte vor einer komplexen Aufgabe, wenn sie diese Zusammenhänge vermitteln müssen. Andererseits stellt deren Verständnis für alle betroffenen Eltern und ihre Kinder eine Herausforderung dar. Bei Familien mit Migrationshintergrund können besondere Gesichtspunkte wichtig sein:

- Bei mit ihren Eltern/Müttern zuwandernden Säuglingen ist nur bei – meist fremdsprachig – dokumentierten Tests davon ausgehen, dass diese komplett durchgeführt wurden.
- Bestehen Sprach-, Kultur- oder Bildungsbarrieren zum Verständnis der Erkrankung, sind kompetente Sprach- und Kulturmittler sowie fremdsprachige Informationsmaterialien bei Aufklärungsgesprächen sehr bedeutsam.
- Kulturelle und religiöse Besonderheiten werden oft auch fortlaufend durch die Gesellschaft und/oder die Verwandten im Heimatland und dortige Therapievorstellungen geprägt. Dies sollte ggf. bewusst angesprochen werden.
- Sollen sie erfolgreich umgesetzt werden, ist eine kulturelle Adaptation der Diätvorschriften z. B. in Kochrezepten ebenso wichtig wie Kochkurse als Trainings- und Kommunikationsmöglichkeiten.
- Die Beteiligung von Migranten an bestehenden Selbsthilfegruppen, die unterproportional in Anspruch genommen werden, ist aktiv zu stärken.
- Der Anteil der Kinder aus Migrantenfamilien aus der Türkei, dem nahen und mittleren Osten und Nordafrika ist deutlich überproportional hoch. Eine der Ursachen für die hohe Prävalenz bestimmter Krankheiten in diesen Migrantengruppen liegt in der Tradition der konsanguinen Eheschließung (Wendel 2011). Verständliche genetische Beratung ist essenziell.

Die Berücksichtigung der vorgenannten Faktoren in der Personalentwicklung durch Aus-, Weiter- und Fortbildung der Fachkräfte kann die Patientenbetreuung erleichtern.

Interkulturelle Öffnung als Qualitätsmerkmal

Der Kinder- und Jugendgesundheitssurvey bestätigte, dass gerade die Nutzung von Präventionsmaßnahmen durch Familien mit Migrationshintergrund noch problematisch ist, z. B. Impfungen bei Jugendlichen mit beidseitigem Migrationshintergrund und konkrete Maßnahmen der Unfallprävention. Ein neues Umfeld, Unkenntnis, mangelnde finanzielle Ressourcen, vermeintliche oder tatsächliche rechtliche Hindernisse im Zugang könnten dies mit begründen. So sind thermische Verletzungen im Haushalt bei nichtdeutschen Kindern im Alter von 0-4 Jahren (Ellsäßer u. Bothmann 2004) und tödliche Verletzungen und Vergiftungen im Säuglingsalter bei ausländischen Säuglingen deutlich häufiger als bei deutschen Säuglingen (Statistisches Bundesamt 2010). Ein Qualitätskriterium für Maßnahmen der Unfallprävention im Kindesalter in Deutschland wäre daher, ob und inwieweit sie so gestaltet sind, dass diese Unterschiede abgebaut werden.

Kommunikation mit Familien mit Migrationshintergrund

Medien können ein Baustein in einer erfolgreichen Kommunikation sein. Zwischenzeitlich gibt es viele fremdsprachige Informationsmaterialien zu den Themen Schwangerschaft und Kinder- und Jugendgesundheit, z. B. Elternbriefe und -filme des Arbeitskreises Neue Erziehung (www.ane.de) oder Broschüren und Filmspots der Landesinitiative für die Gesundheit von Mutter und Kind in NRW (www.praeventionskonzept.nrw.de). Die BZgA bietet mit dem InfoDienst Migration und öffentliche Gesundheit über die eigenen fremdsprachigen und zunehmend kulturell adaptierten Materialien hinaus eine Plattform für eine Vielzahl von Informationen (www.bzga.de).

Die direkte Kommunikation mit fremdsprachigen Familien über die Gesundheit ihrer Kinder stellt besondere Anforderungen an die Situation des Dolmetschens (Abb. 2):

- Vater, Mutter, Patient/in, medizinische Fachkraft und Dolmetscher nehmen (in)direkt vor ihrem individuellen kulturellen und religiösen Hintergrund an der Kommunikation teil.
- Parallel können nonverbale Interaktionen parallel direkt zwischen Vater, Mutter, Kind, medizinischer Fachkraft und dem Dolmetscher bestehen.
- Die Familienstrukturen und Rollen in der Kommunikation nach außen können deutlich von deutschen Familien abweichen.

- Dies gilt auch für die Bewertung medizinischer Fakten und Prognosen, wie z. B. der Behinderung eines Kindes (Bereitschaft und das Verständnis für frühe Maßnahmen zur Förderung?).
- Kulturelle Kompetenz des medizinischen und des dolmetschenden Gesprächsteilnehmers ist hier besonders wichtig. Kinder sollten in Aufklärungsgesprächen grundsätzlich nicht als Dolmetscher eingesetzt werden.

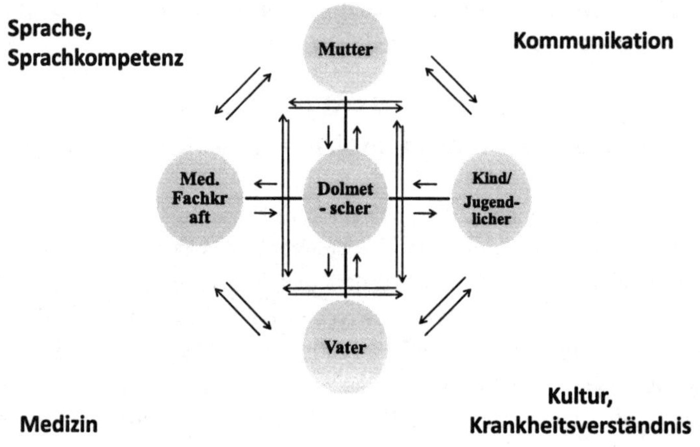

Abb. 2: Bewusste und unbewusste verbale und nonverbale Kommunikationsstrukturen im pädiatrischen Aufklärungsgespräch

Personalentwicklung, kulturelle Kompetenz

Die Bedeutung kultureller Kompetenz im Gesundheitswesen ist seit langem bekannt. In den USA wurden 2001 *National Standards on Culturally and Linguistically Appropriate Services* definiert (U.S. Department of Health and Human Services 2001). Bemerkenswerte Entwicklungen zeigen sich in Deutschland teilweise auf kommunaler Ebene, z. B. in Frankfurt oder München. Bisher sind Aspekte von Migration und Integration in Personalentwicklungskonzepten im Gesundheitswesen zu selten integriert oder von Priorität.

Inzwischen wurde im öffentlichen Gesundheitsdienst mit systematischen Qualifizierungen in diesem Bereich begonnen. Ein Beispiel zur gezielten Fortbildung medizinischen Fachpersonals in diesem Bereich ist das dreistufige erfolgreich evaluierte Programm *Migration und Gesundheit. Kulturelle Kompetenz im Kinder- und Jugendgesundheitsdienst – MIKKI* (Akademie für öffentliches Gesundheitswesen in Düsseldorf). Spezifische fachliche Fortbildungsinhalte zur Gesundheit von Migranten gehen hier ebenso ein wie eine Stärkung der kulturellen Kompetenz der Mitarbeiter.

Schlussfolgerungen

Es besteht dringender Bedarf an einer international vergleichbaren fortlaufenden Datengrundlage zur Qualität und zu Ergebnissen der Gesundheitsversorgung von Schwangeren und Kindern mit Migrationshintergrund bzw. ethnischer Minderheiten. Fachliche Leitlinien und Richtlinien sollten selbstverständlich kulturelle Faktoren einbeziehen und Empfehlungen zur interkulturellen Öffnung flächendeckend umgesetzt werden. Im Gesundheitswesen Tätige benötigen kulturelle Kompetenz, die in Aus-, Fort- und Weiterbildung zu vermitteln ist.

Die Teilhabe der ungeborenen bzw. neugeborenen Kinder an Gesundheitsleistungen der Regelversorgung in der Schwangerschaft ist daran gebunden, dass diese wahrgenommen werden (können). Unabhängig von den Sprach- und Systemkenntnissen oder aufenthaltsrechtlichen Verhältnissen der Eltern benötigen sie den notwendigen Zugang zu Förderung und Schutz ihrer Gesundheit. Besonderer Unterstützungsbedarf besteht zum Zeitpunkt der Migration sowie bei Familien mit chronisch kranken Eltern, Kindern und Jugendlichen.

Zugewanderte Kinder und Jugendliche haben selbst meist keine oder wenige Möglichkeiten, die Situation in ihrem Herkunftsland, die Entscheidung der Migration oder die Aufenthaltsdauer und -perspektive in Deutschland zu beeinflussen. Sie sollten mit ihren Familien auf eine Praxis der integrierten Gesundheitsförderung, Prävention und Gesundheitsversorgung treffen, die effektiv eine gleichberechtigte Teilhabe ermöglicht.

Literatur

Achtes Buch Sozialgesetzbuch - Kinder und Jugendhilfe - (Artikel 1 des Gesetzes vom 26. Juni 1990, BGBl. I S. 1163) in der Fassung der Bekanntmachung vom 14. Dezember 2006 (BGBl. I S. 3134), zuletzt geändert durch Artikel 12 des Gesetzes vom 6. Juli 2009 (BGBl. I S. 1696), Berlin 2009. http://www.gesetze-im-internet.de

AQUA, Institut für angewandte Qualitätsförderung und Forschung im Gesundheitswesen GmbH. Bundesauswertung zum Verfahrensjahr 2009 16/1 – Geburtshilfe, Basisauswertung und Qualitätsindikatoren, Göttingen 2010

Bundesausschuss der Ärzte und Krankenkassen. Richtlinien über die ärztliche Betreuung während der Schwangerschaft und nach der Entbindung („Mutterschafts-Richtlinien"); Bundesanzeiger Nr. 60 a vom 27. März 1986, Letzte Änderung: Bundesanzeiger 2010, Nr. 75: S. 1784. http://www.g-ba.de

Bundesausschuss der Ärzte und Krankenkassen. Richtlinien über die Früherkennung von Krankheiten bei Kindern bis zur Vollendung des 6. Lebensjahres („Kinder-Richtlinien"); Bundesanzeiger Nr. 214, Beilage Nr. 28 1976, Letzte Änderung: Bundesanzeiger 2009; Nr. 132: S. 3 125. http://www.g-ba.de

Bundesweiter Arbeitskreis Migration und öffentliche Gesundheit, 2009: Kompetente Versorgung von Migrantinnen und Migranten im Krankenhaus benötigt eine(n) Migrations-/Migranten/- oder Integrationsbeauftragten. Berlin 2009 http://www.bundesregierung.de

Deutsche Akademie für Kinder- und Jugendmedizin e.V. (2007) Medizinische Maßnahmen bei immigrierenden Kindern und Jugendlichen. Stellungnahme der Kommission für Infektionskrankheiten und Impffragen. http://www.dakj.de

Ellsäßer G, Bothmann J, 2004: Thermische Verletzungen im Kindesalter (<15 Jahre) und soziale Risiken, *Kinderärztliche Praxis* 2: 34-38.

EURO-PERISTAT project in collaboration with SCPE, EUROCAT & EURNEO-STAT European Perinatal Health Report, 2008 http://www.europeristat.com/bm.doc/european-perinatal-health-report.pdf

Fachausschuss Transkulturelle Pädiatrie der Deutschen Gesellschaft für Sozialpädiatrie, 2009: Transkulturelle Pädiatrie – aktuelle Perspektiven und Handlungsoptionen. Positionspapier. Mannheim, 2009 http://www.dgspj.de/media/Stellungnahme-Transkulturell.pdf

Gagnon AJ, Zimbeck M, Zeitlin J and the ROAM collaboration, 2009: Migration to western industrialized countries and perinatal health: A systematic review. *Social Science and Medicine* 69, 2009: 934-946

Gesetz über den öffentlichen Gesundheitsdienst des Landes Nordrhein-Westfalen (ÖGDG NRW) vom 25. November 1997; letzte Änderung 8. Dezember. 2009. https://recht.nrw.de

Hebammengesetz vom 4. Juni 1985 (BGBl. I S. 902), zuletzt geändert durch Artikel 8 des Gesetzes vom 24. Juli 2010 (BGBl. I S. 983) http://www.gesetze-im-internet.de

Milewski N, 2008: Auf einen Streich: Umzug, Heirat und das erste Kind. Mutterschaft von Migrantinnen der ersten und zweiten Generation in Westdeutschland. Demografische Forschung Aus Erster Hand 5(2), 2008:4.

Mutterschutzgesetz in der Fassung der Bekanntmachung vom 20. Juni 2002 (BGBl. I S.2318), zuletzt geändert durch Artikel 14 des Gesetzes vom 17. März 2009 (BGBl. I S. 550). http://www.gesetze-im-internet.de

Pötzsch O, 2010: Annahmen zur Geburtenentwicklung in der 12. koordinierten Bevölkerungsvorausberechnung. Statistisches Bundesamt, Wirtschaft und Statistik 1/2010: 29-40

Razum O, Spallek J, 2009: Wie gesund sind Migranten? Erkenntnisse und Zusammenhänge am Beispiel der Zuwanderer in Deutschland. Focus Migration. Kurzdossier Nr. 9 , Hamburg 2009. http://focusmigration.hwwi.de/uploads/tx_wilpubdb/KD_12_Migranten_Gesundheit.pdf

Robert Koch Institut 2010: HIV bei Migranten in Deutschland. Aktuelle Daten und Informationen zu Infektionskrankheiten und Public Health, 5, 2010: 39-48.

Robert Koch Institut, 2008: Kinder- und Jugendgesundheitssurvey (KIGGS) 2003-2006: Kinder und Jugendliche mit Migrationshintergrund in Deutschland. Berlin, 2008.

Schwangerschaftskonfliktgesetz vom 27. Juli 1992 (BGBl. I S. 1398), zuletzt geändert durch Artikel 36 des Gesetzes vom 8. Dezember 2010 (BGBl. I S. 1864) http://bundesrecht.juris.de/beratungsg/BJNR113980992.html

Sievers E, Mensing M, Kersting M, 2008: Die Einstellung der Bevölkerung zum Stillen und zur Säuglingsernährung – Bevölkerungsbefragung in Nordrhein-Westfalen. Das Gesundheitswesen 70, 2008: 13-16

Statistisches Bundesamt 2010: Bevölkerung mit Migrationshintergrund – Ergebnisse des Mikrozensus 2009 – Fachserie 1 Reihe 2.2.. Wiesbaden 2010. www.destatis.de

Statistisches Bundesamt 2010: Unfälle, Gewalt, Selbstverletzung bei Kindern und Jugendlichen. Ergebnisse der amtlichen Statistik zum Verletzungsgeschehen 2008; Wiesbaden 2010

U.S. Department of Health and Human Services, OPHS Office of Minority Health, 2001: National Standards on Culturally and Linguistically Appropriate Services (CLAS). Final Report. Washington 2001

UNICEF. Childinfo. Monitoring the Situation of Children and Women. Infant mortality rate (IMR). Online: www.childinfo.org

Wendel U, 2001: Erbliche Stoffwechselkrankheiten. In: Razum O, Reeske A, Spallek J (Hrsg.): Gesundheit von Schwangeren und Säuglingen mit Migrationshintergrund. Verlag Peter Lang, Frankfurt am Main, 2011: 123-137.

Gudrun Kotte

Befindlichkeit chinesischer Migrantinnen in der Schwangerenvorsorge und Wochenbettbetreuung

Einleitung

Die hier vorgestellten Ergebnisse sind Teil einer medizinethnologischen Dissertationsstudie zu Schwangerschaft, Geburt und Wochenbett von 21 chinesischen Migrantinnen[1] in Berlin, die von 2005 bis 2007 durchgeführt wurde. Aufgrund der geringen Anzahl der Befragten lassen sich keine allgemeingültigen Aussagen treffen, das entsprach auch nicht dem Forschungsansatz der empirischen Sozialstudie.[2] Als Fallbeispiele repräsentieren die Berichte daher keine verallgemeinerbaren, aber dafür umfassende Einzelbilder, die es ermöglichen, komplexe Beziehungsgeflechte und Einflussfaktoren sichtbar zu machen. Sie bilden somit ein zwar begrenztes, aber dennoch signifikantes Kaleidoskop, in dem sich erste Typologisierungen vornehmen lassen.

---

[1] Die Bezeichnung „chinesische Migrantinnen" bezieht sich in dieser Arbeit auf melderechtlich registrierte Personen aus der Volksrepublik China und Taiwan, nicht berücksichtigt wurden Chinesen aus anderen Staaten wie beispielsweise Indonesien, Singapur, Malaysia etc.

[2] Quantitative Studien bleiben, was das Individuum in seiner vielschichtigen Lebenswelt betrifft, letztlich ungenau, da ihr Sinn und Wert ja gerade in der Verallgemeinerbarkeit besteht. Ethnologische Studien können hier eine wertvolle Ergänzung sein, da sie den einzelnen Menschen in den Mittelpunkt ihrer Betrachtung stellen. Die aufwändige Herstellung und Pflege persönlicher Kontakte, die teilnehmende Beobachtung sowie der nur teilweise standardisierte Erhebungsstil dieser Forschungsmethode bringen es mit sich, dass für eine Studie nicht sehr viele Menschen befragt werden können, so auch in meinem Fall. Die Dissertationsforschung versuchte in Anlehnung an die Grounded Theorie (Glaser, Strauss 1967) Gegebenheiten zu entdecken, die nicht bereits via Hypothesenbildung vorgegeben waren. Deshalb wurden insbesondere jene Einflussfaktoren auf das Wohlbefinden untersucht, die von den Chinesinnen selbst als die wichtigsten benannt wurden.

In dem vorliegenden Artikel soll anhand der Erfahrungen chinesischer Migrantinnen in der Schwangerenvorsorge und in den ersten Wochen nach der Geburt die kulturelle Dimension von Befindlichkeit gezeigt werden. Der Begriff „Befindlichkeit" wurde in Anlehnung an den Medizinhistoriker Eduard Seidler gewählt, der anstelle des missverständlichen Begriffspaares Gesundheit/Krankheit lieber von „Befindensweisen" spricht (Greifeld 2003). Abgesehen davon, dass das Konzept von Krankheit und Gesundheit den Erfahrungshorizont schwangerer und gebärender Frauen nur unzureichend abbilden kann, hat die Frage nach dem Befinden den Vorteil, dass sie nicht zwischen psychischem und physischem Wohlergehen trennt. Des Weiteren wird sichtbar, wie Ansichten über das „richtige" Befinden und Verhalten aus dem sozialen und kulturellen Konsens von Geburt heraus Sinn ergeben. Die Studie wurde 2009 veröffentlicht. In den angeführten Zitaten wurden die Namen der Ärztinnen und Ärzte sowie die Adressen der Arztpraxen entfernt und die Namen aller Interviewpartnerinnen geändert.

Die befragten Chinesinnen

Unter den etwa 7 Mio. in Deutschland lebenden Menschen ohne deutschen Pass befinden sich fast 150.000 Chinesen. Aktuell sind 5743 Chinesen aus der Volksrepublik China und 647 Chinesen aus Taiwan in Berlin melderechtlich registriert, zusammen gut 6.400 Menschen chinesischer Staatsbürgerschaft.

Jahr	**Chinesen aus der VR China**			**Chinesen aus Taiwan**		
	insg.	Männer	Frauen	insg.	Männer	Frauen
1993	2.986	1.714	1.272	561	301	260
2009	**5.743**	2.812	2.931	**647**	278	369

Tabelle 1: In Berlin gemeldete Chinesen aus der VR China und aus Taiwan[3]

[3] Vgl. www.statistik-berlin-brandenburg.de/publikationen/Stat_Berichte/2010/ oder auch

Vor den Weltkriegen kam die überwiegende Mehrheit der Chinesen als zeitlich limitierte Vertragsarbeiter nach Europa. Viele von ihnen fanden als Kleinhändler, Möbelhersteller, Steinmetze, Wäscher oder Köche Beschäftigung und organisierten sich in mehr oder weniger abgetrennten Vierteln europäischer Städte.[4] Nach dem Zweiten Weltkrieg waren es diese Kerngemeinden, die durch Kettenmigration ihre Familien und Nachbarn vor allem aus den verarmten und durch Bürgerkrieg zerstörten Landregionen Chinas nachholten. Seit Ende des Kalten Krieges erlebt Europa eine neue Qualität chinesischer Einwanderung aus der Volksrepublik, da vor allem gut ausgebildete junge Chines/inn/en aus den Großstädten migrieren (Benton u. Pieke 1998). Mit der immer stärkeren politischen, wirtschaftlichen, wissenschaftlichen und kulturellen Zusammenarbeit zwischen der Volksrepublik China und der EU, insbesondere der Bundesrepublik Deutschland, wurde auch der Personalaustausch beider Staaten immer intensiver. Da Deutschland zu den beliebtesten Einwanderungsländern gehört, ist davon auszugehen, dass chinesische Migranten in der öffentlichen Wahrnehmung zukünftig präsenter werden. Mehr als die Hälfte der in dieser Studie befragten Chinesinnen kam in den letzten acht Jahren nach Berlin. Mittlerweile stellen Chinesen den größten Anteil der 16,2% ausländischer Studenten an Berliner Hochschulen.[5] Bedingt durch die in diesem Alter stattfindende Phase der Familiengründung sind chinesische Schwangere, Gebärende und Wöchnerinnen eine durchaus sichtbare Gruppe. Generell gilt auch für meine Forschung, dass Migration nur noch selten mehr als einmalige Bewegung erfolgt, sondern verschiedene Länder oder sogar Kontinente umfasst. Heutige chinesische Migrant/inn/en haben in der Regel sehr viel mehr Kontakt zur Gastgesellschaft, pflegen dank moderner Kommunikationsmittel permanenten Kontakt zur Familie im Herkunftsland und wollen nicht unbedingt dauerhaft bleiben (vgl. dazu Ma 2003).

---

www.statistik-berlin.de → Statistiken, Abruf: 20.12.2010

[4] Anders als in London oder Amsterdam hat sich in Berlin keine „Chinatown" entwickelt. Wohlhabende chinesische Kaufleute und Studenten siedelten bevorzugt in der Kantstraße, am Kurfürstendamm und am Walther-Schreiber-Platz, während die etwas ärmeren Kollegen in der Nähe des Schlesischen Bahnhofs lebten (Meng 1996).

[5] Oliver Voß in der *Wirtschaftswoche* vom 12.08.2009

Von den 21 befragten Chinesinnen sind 15 Akademikerinnen mit den Berufen Tierärztin, Managerin, Lehrerin, Informatikerin, Übersetzerin, Sinologin, Ökonomin sowie Absolventinnen verschiedener Geisteswissenschaften. Unter den sechs Nichtakademikerinnen sind drei Köchinnen, eine Krankenschwester, eine Kosmetikerin und eine Reiseleiterin. Keine der befragten Frauen dieser Studie ist von sozialer Unsicherheit, schlechten Wohnverhältnissen oder Mangelernährung betroffen. Alle Chinesinnen sind entweder selbst in Anstellung oder haben berufstätige Ehemänner. Da ihr Aufenthaltsstatus ein legaler ist, haben sie Zugang zu einer Krankenversicherung und damit einen Versorgungsanspruch durch Gynäkolog/inn/en und Hebammen in der Vor- und Nachsorge. Insofern handelt es sich bei der untersuchten Gruppe bei aller Diversität um eine in gewissem Sinne privilegierte Schicht, bei der sozioökonomische Faktoren – zumindest im Bereich der Geburt – kaum ins Gewicht fallen. Meine Informantinnen gehören alle zur sogenannten *ersten Generation*, sind also in der VR China geboren und aufgewachsen. Über die Hälfte waren zum Zeitpunkt der Einwanderung Mitte zwanzig. Die Aufenthaltsdauer zum Zeitpunkt der Befragung reicht von wenigen Monaten bis zu 25 Jahren in Deutschland.

Für jede Frau, die am eigenen Körper Schwangerschaft, Geburt und Wochenbett erfährt, stellt sich die Frage nach der Befindlichkeit, aber sie erhält im Kontext von Migration eine neue Dimension, weil die Frauen sich nicht an den Werten und Praktiken ihres Herkunftslandes orientieren können und ihre Familien, insbesondere ihre Mütter, nicht in ihrer Nähe haben. In meiner Forschung habe ich verschiedene Einflussfaktoren analysiert, die sich stark auf das Verhalten und Befinden in Schwangerschaft, Geburt und Wochenbett auswirken, beispielsweise die Migrationsgeschichte, der sozioökonomische Status, die Aufenthaltsdauer und die damit zusammenhängenden Sprachkenntnisse, der Bildungsgrad und als besonderer Einflussfaktor die unbewussten Körperkonzepte. In diesem Artikel wird gezeigt werden, welch entscheidenden Einfluss die unmittelbare Umgebung der Schwangeren auf ihre Entscheidungen, ihr Verhalten und ihr Wohlbefinden nimmt. Damit ist das jeweilige Beziehungsnetzwerk oder transnationale Feld[6] gemeint, das

[6] Der Begriff „transnationales Feld" stammt von Nina Glick-Schiller (1992), die in ihren Forschungen nachweist, dass im Kontext von Migration um die betroffenen Menschen

aus Familienangehörigen, Freunden und Bekannten verschiedener Herkunft besteht und zu einem entscheidenden Teil von den Ehemännern geprägt wird. Die Herkunft der Ehemänner ist deshalb so wichtig, weil sie enormen Einfluss auf die transnationalen Beziehungsnetzwerke hat, in denen meine Interviewpartnerinnen leben – und damit auf die Integration in die deutsche Gesellschaft. Daher wird im Folgenden die Ehekonstellation meiner Interviewpartnerinnen genauer betrachtet. Von den befragten Frauen haben 10 einen deutschen und 11 einen chinesischen Mann geheiratet, wobei 2 Chinesinnen von ihrem chinesischen Ehemann geschieden sind und in einer neuen Partnerschaft leben. Ob die Tatsache, dass *alle* befragten Chinesinnen verheiratet waren und bis auf eine Ausnahme Schwangerschaft, Geburt und Wochenbett gemeinsam mit dem Partner erlebten, etwas kulturtypisches offenbart oder einen zufälligen Befund darstellt, kann nur spekuliert werden, da die Zahl von 21 Frauen zu klein für Verallgemeinerungen ist. Für die Chinesinnen mit deutschem Ehemann ist die Alltagswelt, in der sie Schwangerschaft, Geburt und Wochenbett erleben, überwiegend deutsch geprägt. Das liegt vor allem daran, dass die deutsche Verwandtschaft in der Regel großen Anteil an dem zu erwartenden Nachwuchs nimmt und die chinesischen Verwandten nur bedingt direkt lokal erreichbar sind. Natürlich pflegen auch die Chinesinnen mit deutschem Partner die Beziehungen zu ihren Familien in China und sind in größere transnationale Netzwerke eingebettet. Auf akute Entscheidungen im Wochenbett hat jedoch, so zeigt sich, dasjenige Netzwerk mehr Einfluss, das *unmittelbar präsent* ist. Chinesinnen mit deutschem Partner neigen meiner Beobachtung zufolge dazu, eher auf die Kenntnisse und Erfahrungen ihrer deutschen Verwandten zu setzen. Die Beziehungsstrukturen der Frauen mit chinesischem Ehemann sind dagegen sehr viel mehr im chinesischen Kontext verankert und ihre Vorstellungen und Praktiken sind, vermutlich weil sie einem geringeren Erklärungs- und Rechtfertigungsdruck unterliegen, insgesamt traditioneller. Diese Tatsache soll in der folgenden Beschreibung der Befindlichkeit noch deutlicher belegt werden.

---

neue lebensweltliche Strukturen entstehen, die transnational sind, weil sie sich auf mindestens zwei Länder beziehen.

Befindlichkeit in der Schwangerenvorsorge[7]

Die besondere Bedeutung der Ehekonstellation für die Befindlichkeit der chinesischen Schwangeren zeigt sich bereits in der Beurteilung des „Zustandes Schwangerschaft" an sich. Kulturelle Unterschiede offenbaren sich im Umgang der Ehemänner und beim ersten Arztbesuch. Cao Ming, Li Zhong und Xie Yanping, die in einer chinesischen Großfamilie leben, bilden unter meinen Interviewpartnerinnen insofern eine Extragruppe, als sie eher dem alten Migrantentypus entsprechen, der aus vordringlich ökonomischen Gründen einwanderte und anders als die hoch qualifizierten Chinesinnen auch meistens bleiben möchte. Die Chinesinnen dieser Gruppe erfuhren vom ersten Augenblick der festgestellten Schwangerschaft an ein besonderes Maß an Fürsorge, Aufmerksamkeit, aber auch Überwachung durch Ehemann, Schwiegermutter und Schwägerinnen. In allen drei Fällen war der Mann zuerst migriert und verfügte über bessere Sprachkenntnisse.

> Mein Mann hat mich immer begleitet, weil mein Deutsch nicht gut ist, das war für ihn auch etwas ermüdend. (Li Zhong, 16.11.2006)

Der zeitraubende Arbeitsalltag in der Gastronomie und die überwiegend chinesisch geprägten Netzwerke erlaubten es diesen Frauen kaum, Deutsch zu lernen, zumal die chinesischen Männer als zuständig für äußere, formelle Angelegenheiten betrachtet werden, was vermutlich gleichermaßen kulturell wie auch migrationsbedingt ist. Daher fanden die Interviews überwiegend auf Chinesisch statt. Während meiner Besuche in den Restaurants umlagerte uns die chinesische Großfamilie, mischte sich in das Gespräch oder verhinderte bei Cao Ming in Gestalt des Ehemannes sogar einen direkten Austausch von Frau zu Frau. Die Sichtweise ihres chinesischen Ehemannes Lu Haohe ist in seiner Darstellung mir gegenüber geprägt von Fürsorge und Verantwortung gegenüber der schwangeren Frau.

---

[7] Vgl diesbezüglich auch Kotte, Gudrun: Vorsorgeerfahrungen chinesischer Migrantinnen. In: Deutsche Hebammenzeitschrift. Fachmagazin für Hebammen. 5, 2008, S. 18-21

> Wir waren bei einer älteren Frauenärztin, sie ist jetzt pensioniert. Wir haben alles ganz normal gemacht, wie in Deutschland üblich. Ich bin immer mitgegangen. Nicht bloß wegen Übersetzen, sondern Frauen sind immer ein bisschen schüchtern, sagen wir mal so, und gerne immer mit dem Mann zusammen. Die Deutschen sagen: Mach du allein – und es ist erledigt. (Lu Haohe, 16.1.2006)

In den Worten Lu Haohes sind kulturelle Zuschreibungen „Wir Chinesen – ihr Deutschen" relativ zahlreich, vor allem dann, wenn er mir gegenüber den Wert der „alten chinesischen Kultur" betonen möchte. Ich konnte leider seine Aussage, eine chinesische Schwangere sei „immer" gern von ihrem Mann umgeben, nicht direkt bei seiner Frau nachfragen, allerdings zeigte sich in anderen Interviews tatsächlich eine umfassendere Erwartungshaltung an den werdenden Vater, als hierzulande üblich. Von den Chinesinnen, die im Familienverband leben, war die 44-jährige Xie Yanping nicht nur die älteste meiner Interviewpartnerinnen, sondern auch die einzige, die ich allein sprechen konnte. Sie war 1987 mit 25 Jahren von Chengdu nach Deutschland gekommen, wurde kurz nach ihrer Ankunft schwanger und gebar 1990 ihre Tochter in einem Krankenhaus in Berlin-Schöneberg. Heute ist sie geschieden und führt das bekannte China-Restaurant in Berlin-Charlottenburg erfolgreich mit anderen chinesischen Verwandten, die später aus China kamen. Auch für sie war es undenkbar, allein in eine Arztpraxis zu gehen, zumal sie sich in der Schwangerschaft psychisch beeinträchtigt fühlte.

> Und natürlich ist mein Mann mit mir hingegangen zum Arzt. Ich war ein bisschen traurig in der Schwangerschaft, hatte einen niedrigen Blutdruck und Eisenmangel. (Xie Yanping, 21.12.2006)

Ihre Einsamkeitsgefühle führt sie auf ihre Lebenswelt zurück, in der die Familie fehlt und es nicht genug chinesische Freunde oder Bekannte gibt, um den Verlust zu balancieren. Da Xie Yanping als eine der ersten Chinesinnen nach Berlin kam, konnte sie zu dieser Zeit noch kaum auf chinesische Informationsnetzwerke und Infrastrukturen zurückgreifen.

> Für mich war alles fremd, und ich hatte keine Ahnung von diesen Sachen. Und ich hatte auch keine Freundin oder Bekannte zum Austausch. Keine Verwandtschaft. Damals lebten erst ganz wenig Chinesen in Berlin, nicht wie heute, wo

> man überall Bekannte trifft und Chinesen kennenlernen kann. Die Schwangerschaft, das Baby, alles war neu für mich. Und ich war so fremd hier und so hilflos. Ich konnte den Arzt auch nicht so gut verstehen. Das war nicht so gut, meine Schwangerschaft. (Xie Yanping, 21.12.2006)

Die Frauen, die in der chinesischen Großfamilie leben, sind in ihrem Verhalten und in ihren Vorstellungen die traditionellste „Gruppe" unter meinen Interviewpartnerinnen. Aber auch die Chinesinnen mit einem deutschen Ehemann, die sich zumeist als „westlich" und „angepasst" beschreiben, offenbaren mir gegenüber eine große Sensibilität gegenüber dem Zustand der Schwangerschaft. Sie werden sich ihrer Erwartungen an ihren Ehemann erst nach einigen Enttäuschungen und Auseinandersetzungen bewusst. Chang Xiu kam 2001 wegen ihres deutschen Freundes nach Berlin, heiratete ihn und begann ein Studium in Anglistik und Sinologie. Im Februar 2006 brachte sie in Berlin-Mitte per Wunschkaiserschnitt ihren ersten gemeinsamen Sohn zur Welt. Mir gegenüber thematisiert sie deutlich die kulturellen Unterschiede im Verhalten der Partner.

> Hier sagen alle Leute: Du bist schwanger, aber du bist nicht krank. Das ist ganz hart, nicht wahr? Eigentlich heißt es: Es ist doch gar nichts, du kannst genau wie vorher arbeiten. Man muss es nicht übertreiben als schwangere Frau, aber eine schwangere Frau ist anders als eine normale Frau. Man muss sie doch ein bisschen gut behandeln. Ich meine, mit dem Essen und vom Gefühl her, damit sie sich wohl fühlt. Chinesische Männer achten ziemlich genau auf ihre schwangeren Frauen. Ich habe gemerkt, normalerweise machen die Frauen immer den Haushalt, das ist immer Tradition im deutschen Haushalt, oder? (Chang Xiu, 18.4.2006)

Schwanger zu sein bedeutet für die befragten Chinesinnen, sich in einem gefährdeten Zustand großer persönlicher Hilfebedürftigkeit und Abhängigkeit zu befinden, sowie starken emotionalen Schwankungen ausgesetzt zu sein, so wie Zhu Linlin es beschreibt, die einen chinesischen Ehemann hat und zum Zeitpunkt des Interviews seit 4 Jahren in Berlin lebt.

> Ich habe zu meinem Mann gesagt: Mach mich glücklich. Als ich dieses Buch gelesen habe, hatte ich immer etwas Angst, ob mein Kind gesund ist oder ob was sein könnte. Ich habe es mit meinem Mann gelesen. Ich glaube, in Deutschland gibt es solche Bücher nicht. Aber vielleicht wollen deutsche Frauen das auch

nicht, dass ihr Mann sich so kümmert, sie wollen Powerfrau und stark sein. Aber ich denke, Frau ist Frau. (Zhu Linlin, 18.4.2006)

Der Gemütszustand der schwangeren Frau hat in traditionell chinesischen Vorstellungen einen hohen Stellenwert, da er das werdende Kind umfassend beeinflusst. Das hat nicht nur Auswirkungen auf die Erwartungen an die werdenden Väter, sondern auch an die betreuenden Ärzt/inn/en in der Schwangerenvorsorge. Huang Yuzhen, die 2003 im dritten Monat der Schwangerschaft aus Nanjing einwanderte, um ihren deutschen Mann zu heiraten und gemeinsam mit ihm die Geburt in Berlin zu erleben, gehört zu den wenigen Chinesinnen, die bereits in China Erfahrungen im ärztlichen Umgang mit Schwangeren sammeln konnten:

Es gibt Unterschiede zwischen deutschen und chinesischen Schwangeren. Wenn man in China schwanger ist, soll man sich ausruhen. Aber als ich hierher kam, sagte mir ein Arzt, eine Schwangere ist keine Kranke und ich kann meine Sachen weiter machen. Deshalb habe ich weiter Deutsch gelernt, an der Schule. Und ich bin auch umhergereist, ich glaube, hier sind die Schwangeren mobiler. In China sind die Schwangeren ruhiger, machen weniger. (Huang Yuzhen, 22.2.2006)

Auf den ersten Blick erscheinen die befragten Frauen mit den Angeboten der Schwangerschaftsvorsorge in Deutschland sehr zufrieden und die ärztliche Autorität wird nicht in Frage gestellt. Kriterien für eine Entscheidung bezüglich des vorsorgenden Arztes waren bei allen meinen Interviewpartnerinnen unabhängig von ihrer Ehekonstellation die Reputation, die räumliche Nähe sowie das Geschlecht des vorsorgenden Arztes. Neben dem Glauben, dass eine Frau empathischer wäre, herrscht bei vielen Chinesinnen wie bei Zhang Feng die Auffassung, dass eine Ärztin die eigentliche Expertin in dem Gebiet von Schwangerschaft, Geburt und Wochenbett darstellt. Selbst wenn sie kinderlos sein sollte, habe sie als Frau mehr Verständnis vom weiblichen Körper als ein männlicher Kollege.

Also ich habe drei oder vier Frauenärzte probiert. In der Nähe von uns gibt es schon zwei oder drei, aber die sind alle Männer. Die wollte ich gar nicht, ich wollte nur eine Ärztin. Als die anderen deutschen Frauen das von mir gehört haben, haben sie mich gefragt: Warum soll es eine Frau sein? Also ich kenne viele, zum Beispiel meine Schwägerin, sie hat einen Frauenarzt und meinte, sie nimmt

> nur einen Arzt. Und sie hat auch schon zwei Kinder. Aber eine Frau weiß, wie es ist, sie kennt sich besser aus. Das ist meine Meinung. (Zhang Feng, 25.7.2006)

Anhand der vorgestellten drei Hauptkriterien wird deutlich, dass sich die Schwangeren bewusst informieren und entscheiden. Aber anders als bei Studien zu deutschen Patienten ist die politische Gesinnung bzw. der Bildungsstand kein Kriterium für die Arztwahl. Meine Interviewpartnerinnen fügen sich also nicht in das Modell der westlichen Frau aus der Mittelschicht mit akademischem Hintergrund und Sympathie für linksgerichtete Parteien, die eine Vorliebe für Ärzte mit Zusatzqualifikationen in Homöopathie, Akupunktur oder anderen Heilverfahren zeigt,[8] obgleich auch sie fast alle Akademikerinnen sind und über ein mittleres Einkommen verfügen.

Die Empfehlungen des Mutterpasses bzw. der vorsorgenden Ärztin werden von nahezu allen befragten Chinesinnen als oberste und zuständige Autorität anerkannt, wenn es um die Früherkennung von Krankheiten oder Behinderungen geht. In der Regel vertrauen die Chinesinnen und ihre Angehörigen darauf, durch die westliche Medizin gut betreut zu werden, und typischerweise ist wenig Überzeugungsarbeit nötig, um zusätzliche Vorsorgeuntersuchungen durchführen zu lassen. Vor allem die „traditionellen“ Frauen, die im chinesischen Familienverband leben, betrachteten sich in der Regel als privilegiert, diagnostische Angebote nutzen zu können, und ihre Ehemänner fordern diese im Interesse der Früherkennung zum Teil auch ohne ärztliche Empfehlung ein.[9] Möglicherweise hat diese ausgeprägte Sympathie für westliche Medizintechnologie damit zu tun, dass alle 3 Frauen aus eher ärmeren Landregionen migriert sind und westliche Medizin besonders für diese Migranten ein Sinnbild für Modernität, Wohlstand, natio-

---

8 Siehe dazu die Untersuchung zur Inanspruchnahme alternativer Methoden in der Medizin wie Marstedt und Moebus (1998).

9 Da sie sehr viel enger in chinesische Familienstrukturen eingebettet sind, gilt für sie stärker als für meine anderen Interviewpartnerinnen, dass Entscheidungen das Ergebnis mehrerer Beratungen im Familien- und Freundeskreis und weniger individuelle Angelegenheiten sind. Auch medizinische Entscheidungen für oder gegen die Einnahme empfohlener Medikamente, für oder gegen ein Krankenhaus etc. sind in erster Linie sozial geprägt und variieren je nach individuellen Netzwerken. Vielen Ärzten ist heute auch bewusst, dass sie es häufig nicht nur mit einer Frau, sondern mit einem ganzen Kollektiv zu tun haben.

naler Stärke, Fortschritt und Sicherheit ist. Aber auch die anderen Chinesinnen schätzen das Angebot der ärztlichen Schwangerenvorsorge und keine hat ernsthaft darüber nachgedacht, ihre Vorsorge von Hebammen machen zu lassen.[10] Der Druck, ein gesundes Kind zur Welt zur bringen, wird von allen befragten Chinesinnen deutlich empfunden. Die auch unter Gynäkologen umstrittene Liste der Risikofaktoren[11] für Schwangere hat auf das Verhalten und die Selbstwahrnehmung der Frauen einen nicht zu unterschätzenden Einfluss. Diejenigen Chinesinnen, die aufgrund ihrer Erfahrung mit dem ersten oder sogar schon zweiten Kind eigentlich eine größere Selbstsicherheit in der Beurteilung ihrer Schwangerschaft aufweisen, fühlen sich durch ihr höheres Alter und damit „Risiko" zu zusätzlichen Vorsorgeuntersuchungen aufgerufen. So wird der „Altersfaktor" von Liu Jianping als eine Gefährdung der kindlichen Gesundheit angenommen und führt bei ihrem dritten Kind zur Anwendung einer Amniozentese.

> Ich habe bei allen Kindern Feindiagnose machen lassen. Und, wie war das noch, eine Fruchtwasseruntersuchung dieses Mal. Weil ich alt bin, schon 41. Das sieht man nicht, wie alt ich bin. Es war glücklicherweise alles in Ordnung. (Liu Jianping, 27.4.2006)

Obgleich alle interviewten Chinesinnen sich dankbar über die Möglichkeiten biomedizinischer Abklärung äußerten, zeigt sich in der Einschätzung der Bedeutung des ärztlichen Fachwissens für sie persönlich eine deutliche Abweichung, denn die überwältigende Mehrheit der befragten Frauen (18) erklärt auf Nachfrage, dass ihre Erwartungen an die ärztliche Vorsorgelei-

---

10 Das hat verschiedene Ursachen. Zum einen ist für die Chinesinnen oft lange Zeit nicht klar, welche Kompetenzen Hebammen haben und was sie von Krankenschwestern unterscheidet, denn in China ist zumindest in den Städten die Geburtshilfe in ärztlichen Händen.

11 Die Liste der Tatbestände, die als Risiko für die Geburt eingestuft werden, ist lang und beinhaltet beispielsweise folgende Merkmale: Wenn die Schwangere zuvor eine Fehlgeburt und/oder einen Kaiserschnitt hatte, wenn sie durch Infertilitätsbehandlung schwanger wurde oder wenn sie als Erstgebärende älter als 32 Jahre und als Mehrgebärende älter als 40 Jahre ist. Eine Analyse der Perinatalstatistiken verschiedener Bundesländer ergab dementsprechend, dass inzwischen jede zweite Schwangerschaft als Risikoschwangerschaft bezeichnet wird (Lenzen 1991).

stung enttäuscht worden sind.[12] Besonders kritisch äußern sich die Chinesinnen, die zum ersten Mal schwanger sind oder jene, die zum Zeitpunkt ihrer Schwangerschaft noch nicht lange in Deutschland leben. Lu Yu ist seit 1998 mit einem deutschen Mann verheiratet und im gleichen Jahr eingewandert. Nach langem unerfüllten Kinderwunsch und einer Fehlgeburt gebar sie 2004 ihren ersten Sohn in einem Krankenhaus in Berlin-Moabit. Gerade beim ersten Kind kommen diejenigen Chinesinnen, welche sich nicht auf eine beratende Gegenwart ihrer Familien stützen können, mit zahlreichen Fragen und hohen Erwartungen in die Arztpraxen.

> Um ehrlich zu sein, ich war ein bisschen enttäuscht mit diesem Arzt und den Vorsorgeuntersuchungen. Ich weiß nicht, ob es bei einem anderen Arzt besser wäre. Wenn man das erste Kind hat, dann hat man nicht soviel Erfahrung, was man machen soll. Ich hatte nur gelesen, was ich machen soll und habe den Arzt immer gefragt: Soll ich das machen? Soll ich das machen? Ich würde mir wünschen, dass der Arzt mir das vorher sagt, was ich in welcher Woche machen soll. Und in meinem Alter, welche Tests man machen sollte. Oder worauf man in der Schwangerschaft aufpassen soll. Aber der Arzt hat wirklich wenig getan. Wahrscheinlich hat er gedacht, na ja, alle Frauen wissen schon irgendwie Bescheid. Aber das ist eigentlich für eine junge Mutter, die ihr erstes Kind hat, wirklich schwierig. Weil ich gar keine Erfahrung hatte, was man essen soll und was nicht. Ich kann gut Deutsch lesen, ich habe ja viele Bücher dazu gelesen und habe ja Bescheid gewusst. Aber wenn da eine ausländische Frau ohne diese Kenntnis ist? (Lu Yu, 27.6.2006)

Lu Yu hatte das Problem, zu ihrer eigenen Mutter und Schwester ein etwas distanziertes Verhältnis zu haben, so dass sie nur schwer zu verlässlichem Orientierungswissen aus Familiennetzwerken Zugang fand. Umso wichtiger war in ihrem Fall das Wissen des Arztes – und umso größer ihre Enttäuschung. Da die medizinischen Experten über die Technologie verfü-

---

[12] Es wäre sicher lohnend, dieses Ergebnis in Beziehung zu anderen schwangeren Migrantinnen zu setzen, um eine allgemeinere Aussagekraft bzw. Gültigkeit zu prüfen. Für das „Mutterwerden in Deutschland" zeigt die Studie von Kneuper (2004: 42-101) ein Unbehagen deutscher Frauen gegenüber den möglichen schädlichen Folgen der Ultraschalluntersuchungen, was für die Chinesinnen mit einer Ausnahme kein Problem darstellte. Da Kneupers Fragestellung eine andere ist, können ihre Ergebnisse nicht zum direkten Vergleich genutzt werden, sichtbar wird aber auch bei ihren Interviewpartnerinnen ein Gefühl unzureichender Beratung durch die betreuenden Gynäkologen.

gen, wird ihnen auch die Autorität in viel weiter reichenden Fragen der individuellen Lebensführung zugesprochen. Die damit implizierte beratende und leitende Rolle nehmen die Ärzte in dem deutschen individualistischen System aber nicht ein. Das bedeutet vor allem für die Chinesinnen, die zum Zeitpunkt der Schwangerschaft noch nicht lange in Deutschland leben, Nachteile. Sie sind stärker als die Chinesinnen mit besseren Sprachkenntnissen und größeren Netzwerken darauf angewiesen, von den betreuenden Ärzten über die Angebote, Regeln, Anmeldefristen und Möglichkeiten des deutschen Geburtssystems aufgeklärt zu werden. Da ihnen das System der Terminvergabe und Wartezeit anfangs unbekannt ist, können sie überdies wie Li Zhong den Eindruck gewinnen, als Ausländerin nachlässiger behandelt zu werden. An ihrem Beispiel wird das unterschiedliche Verständnis von Privatsphäre sichtbar. In einer gynäkologischen Sprechstunde eines chinesischen Krankenhauses hören die begleitenden Angehörigen bzw. das gesamte gefüllte Sprechzimmer dem Gespräch zu. Daher ist es insbesondere für neu angekommene chinesische Migrantinnen irritierend, wenn sich die Tür hinter ihnen schließt und sie sich ganz und gar allein mit dem Arzt wiederfinden. Li Zhong war erst 8 Monate in Deutschland, als sie schwanger wurde. Ihr Mann dagegen war schon viele Jahre mit seiner Mutter in einem Chinarestaurant in Berlin-Wedding tätig und sprach fließend Deutsch.

> Zu den Vorsorgeuntersuchungen bin ich zu einer Ärztin gegangen. Sie war schon etwas älter. Wir haben uns jemanden hier in der Nähe gesucht. Wie soll ich sagen, ich war nicht so zufrieden. Sie hat viele Fragen nicht beantwortet, hatte keine Antwort. Sie hat immer gesagt: Alles ist gut. Ich habe immer meinen Mann zur Übersetzung gebeten, weil mein Deutsch nicht gut ist. Aber sie hat ihn nicht immer rein gelassen ins Zimmer. Sie hat fast nie etwas erklärt von den Untersuchungen oder etwas vorgeschlagen, das war mir zu wenig. Manchmal mussten wir sehr lange warten, anderthalb Stunden, und dann waren wir nur ganz kurz bei ihr. Sie hatte keine Zeit für ausführliche Antworten. Und manchmal sind andere vor mir dran gekommen, obwohl ich schon viel früher da gewesen bin als sie. Allerdings gibt es hier Schwestern, die freundlich sind und helfen, das gibt es nicht so in China. (Li Zhong, 16.11.2006)

Hintergrund dieser Problematik ist offensichtlich das aus China vertraute Verhältnis von Arzt und Patient. Gewöhnt daran, von chinesischen Ärzten klare Prognosen und Handlungsanweisungen zu erhalten,[13] fühlen sich die chinesischen Migrantinnen mit der an sie delegierten Selbstverantwortung überfordert und verunsichert. Im Falle von Ye Ziyin setzt die Entscheidung für oder gegen einen Kaiserschnitt ihrer Ansicht nach einen Kenntnisstand voraus, den nur ein Arzt, nicht aber sie haben kann.

> Als ich schwanger war, war mein Körper, also mein Bauch ziemlich groß. Da haben sie Ultraschall gemacht. Der Frauenarzt hat mir dann gesagt, dass es sein kann, dass der Kopf des Kindes ziemlich groß wird. Es ist möglich, dass es eine schwere Geburt wird. Er meinte fünfzig zu fünfzig. Kann sein, dass es heraus kommt, kann sein, dass es nicht geht. Das sagte er. Aber er hat mir gar keinen Vorschlag gemacht. Keine Empfehlung, zum Beispiel für einen Kaiserschnitt. So was. Er wollte, dass ich selbst entscheide. Zwischen Kaiserschnitt oder natürlicher Geburt. (Ye Ziyin, 2.2.2006)

Zwölf Frauen sagen, dass die Ärzte in China sorgfältiger sind, mehr Erklärungen geben und mehr Ratschläge erteilen, auch mehr Medikamente verschreiben als in Deutschland. Dabei ist es unerheblich, ob sie mit einem deutschen oder chinesischen Mann verheiratet sind oder wie Xie Yanping in großfamilienähnlichen Strukturen leben.

> Ich hatte einen Frauenarzt, einen Mann. Ich war nicht sehr zufrieden. Für mich war alles fremd und ich hatte keine Ahnung von diesen Sachen. Ich glaube, in China wird auf eine Schwangere mehr aufgepasst und man bekommt mehr Hilfe. Man bekommt schneller Rezepte, Kräuter für eine Suppe, es wird sich mehr gekümmert, vielleicht, weil mehr Leute da sind. Ein chinesischer Arzt sorgt sich mehr, er erklärt mehr. (Xie Yanping, 21.12.2006)

Im Fall von Wen Weili, die 1998 ihr erstes und 2006 ihr zweites Kind in Berlin zur Welt brachte, zeigt sich neben der Irritation allerdings auch eine Bereitschaft, die andersartige ärztliche Behandlungsweise positiv zu bewerten:

[13] In der VR China werden den Patienten bei jeder Konsultation eindeutige Anweisungen beispielsweise zur Ernährung, Bewegung und sonstigen Lebensführung gegeben (Hertzer 2006).

> Krank gewesen bin ich nicht. Meine Beine taten weh in der Schwangerschaft. Und das Schlafen war nicht so gut, alle zwei bis drei Stunden musste ich aufstehen und zur Toilette gehen. Die Ärztin hat gesagt, dass sei normal. Aber in China hätte man mir bestimmt etwas gegeben. Chinesische Ärzte geben gern Medikamente. Die Ärzte hier sagen immer ‚normal, normal'. Anfangs fand ich das komisch. Aber man soll auch nicht so viel Arzneimittel nehmen. Wegen den Nebenwirkungen. In China überprüfen die Ärzte das nicht so richtig, wie es später mit deiner Gesundheit ist. Deshalb mag ich es, hier zu leben. (Wen Weili, 27.3.2006)

Aus den verschiedenen Kritikpunkten wird deutlich, dass die vorsorgenden Ärzt/inn/en nur bedingt das subjektive Wohlbefinden der Chinesinnen garantieren konnten, da sie die individuellen Bedürfnisse ihrer Patientinnen mit Migrationshintergrund nicht kennen. Kenntnisse über verschiedene Geburtssysteme und die mit ihnen verbundenen Vorstellungen und Praktiken wären hier von Vorteil – zusätzlich zu der inzwischen schon erfreulich weit verbreiteten Anerkennung der Tatsache, dass Geburt kulturell determiniert ist (Gélis 1989, Jordan 1995). Die befragten Chinesinnen äußern den Wunsch, professionell ärztlich informiert *und* in ihrer Lebenswelt unterstützt zu werden. Allein das Abhaken medizinischer Parameter wird nicht als umfassende, verantwortliche Schwangerenvorsorge angesehen. Sie wünschen sich ein zuwendungsintensives und informationsreiches Betreuungssystem, das Fragen der Hygiene, Pflege, Ernährung und Bewegung ebenso berücksichtigt wie den Gesundheitszustand des Feten. Somit lässt sich zusammenfassend feststellen, dass bei jenen Chinesinnen das subjektive Wohlbefinden in der Schwangerschaft am höchsten ist, bei denen die geschilderten Mängel der ärztlichen Schwangerenvorsorge durch das unmittelbar vorhandene Beziehungsnetzwerk kompensiert werden können. Dies gelingt vor allem bei den Migrantinnen, die schon einige Jahre in Deutschland leben und bei denen mit einem deutschen Ehemann, da diese den besten Zugang zu persönlichem Orientierungswissen im Bereich Schwangerschaft und Geburt haben.

Befindlichkeit in der Wochenbettbetreuung

Angesichts des hohen Stellenwertes von medizintechnologischer Überwachung in der Schwangerschaft überrascht es vielleicht nicht, dass meine Interviewpartnerinnen alle den Wunsch hatten, ihr Kind in einem Krankenhaus zur Welt zu bringen. Eine Hausgeburt wird in China nur in Gegenden praktiziert, in denen Krankenhäuser schwer erreichbar sind oder wo die Familien die Kosten für eine Klinikgeburt nicht tragen oder die Wochenbettbetreuung im Krankenhaus nicht gewährleisten können. Hausgeburten gelten daher auch bei meinen Interviewpartnerinnen als rückständig und gefährlich. Von den in Berlin zur Verfügung stehenden Krankenhäusern wurden jene bevorzugt ausgewählt, die über ein hohes Maß an Medizintechnologie verfügten, eine hohe Zahl von Geburten pro Jahr verzeichnen und die eine angeschlossene Kinderklinik hatten. Ohne an dieser Stelle näher auf die Geburtsberichte einzugehen, möchte ich kurz erwähnen, dass 18 der 21 Frauen technische Interventionen unter der Geburt erlebten, die von 12 Frauen hilfreich bewertet und von 6 Frauen offen kritisiert wurden. Für alle befragten Chinesinnen gilt aber, dass trotz schmerzhafter Erfahrungen während und nach der Geburt letztlich keine ihren Glauben, dass Geburt im Krankenhaus unter ärztlicher Aufsicht stattzufinden habe, revidiert. Das Erleben der Geburt hat selbstverständlich Einfluss auf das Befinden im Wochenbett, vor allem auf die ersten Tage. Da ich zu den Konflikten im frühen klinischen Wochenbett bereits Ergebnisse andernorts publiziert habe[14], möchte ich mich diesbezüglich kurz fassen und im Folgenden stärker auf zwei andere beeinflussende Faktoren eingehen, nämlich die Betreuung durch den Partner und die Familie und die Erfahrungen mit den nachsorgenden Hebammen in der Zeit nach der Entlassung.

Das Wochenbett gilt traditionell als außerordentliche und gefährdete Zeit für Mutter und Kind und hat, wie zahlreiche ethnologische Studien belegt

---

[14] Vgl. Kotte, Gudrun: „Wochenbetterfahrungen chinesischer Migrantinnen in Berliner Krankenhäusern." In: Dilger, Hansjörg und Bernhard Hadolt (Hrsg.): Medizin im Kontext: Krankheit und Gesundheit in einer vernetzten Welt. 2009, Frankfurt a. M.: Peter Lang Verlag: 121-138

haben, noch immer den Charakter einer liminalen[15] Phase im Übergangsprozess des Mutterwerdens, auch wenn sich Praktiken, Symbole und Bedeutungen global verändert haben (Laderman 1983, Kneuper 2004).[16] Besonders deutlich zeigen sich Vorstellungen einer besonderen Verletzlichkeit in humoralpathologisch geprägten Körpervorstellungen, da der menschliche Körper als offenes, veränderliches System wahrgenommen wird. In meiner Dissertation habe ich den starken Einfluss meist unbewusster Körperbilder auf das Befinden analysiert und gezeigt, wie stark die Vorstellungen und Praktiken der befragten Chinesinnen von Konzepten der chinesischen Medizin und Volksheilkunde beeinflusst werden. Das soll hier nicht das Thema sein, aber die Vorrede kann erklären, weshalb sich die Chinesinnen gerade im Wochenbett relativ strikten Verhaltensvorschriften und Tabus unterwerfen und weshalb das Wohlbefinden gerade in diesem Zeitraum eine so herausragende Rolle spielt. Der chinesische Begriff für das Wochenbett *zuo yuezi* bedeutet soviel wie „den Monat absitzen“. Mit *zuo* („sitzen“) ist dabei eine halb liegende Stellung gemeint, *yuezi* ist „der Monat“. Tatsächlich sind es die ersten vier Wochen nach der Geburt, die als eigentliche Wochenbettzeit angesehen werden und für die spezielle Regeln und Verbote gelten. Als wichtigstes Beispiel möchte ich den Schutz bzw. die Angst vor Wind und Kälte nennen. In der traditionellen Sicht ist die Phase des Wochenbettes eine *kühle* Phase, weshalb eine Wöchnerin vor allem Wärme benötigt. Außerdem herrscht bei den befragten Chinesinnen die Befürchtung, dass die Körperoberfläche durchlässig ist, so dass Kälte leicht mit Hilfe von Zugluft (Wind) eindringen kann.

> Warum Zugwind vermieden werden soll, weiß ich nicht, ich glaube, das ist generell so. Auch bei gesunden Menschen ist es nicht gut, wenn Zug im Zimmer ist. Ich merke das sofort, wenn ich im Zimmer sitze und es ist auch nur ein leichter

---

[15] liminale Phase = Schwellenzustand

[16] Carol Laderman (1983) hat als eine medizinethnologische Vorreiterin Geburt in Merchang erforscht und das Wochenbett malaysischer Frauen aufgrund des besonderen Regelwerks als liminale Phase beschrieben. Elsbeth Kneuper (2004) zeigt in Anlehnung an Victor Turner und van Gennep sehr anschaulich, wie auch bei deutschen Frauen der Komplex von Schwangerschaft, Geburt und Wochenbett als Initiationsritual verstanden werden kann, in dem die Schwangerschaft die Ausgliederungsphase, die Geburt den Höhepunkt und das Wochenbett die Wiedereingliederungsphase bilden.

> Zug da, kriege ich Rückenschmerzen. In der Hochebene, wo ich aufgewachsen bin, da wehen immer sehr starke Winde. Als Kind hatten wir, wenn wir den Hals nicht gut geschützt haben, sofort Halsschmerzen. Das ist der Wind, gar nicht die Temperatur. In China schreibt man viele Krankheiten dem Wind zu. Und ich denke, Schwangere sind besonders empfänglich für schwerere Krankheiten, deshalb soll man das vermeiden. Auch wenn man sich als Gesunder draußen im Frühling oder Winter mal eine Erkältung geholt hat oder Halsschmerzen, dann sagt man auch *shou feng*, ich habe Wind. Aber warum das so ist, weiß ich nicht. (Li Chao, 23.2.2006)

Aus diesem Grund sollte sich eine Wöchnerin warm anziehen, gekochte Speisen zu sich nehmen, sich möglichst wenig oder gar nicht duschen, kaltes Wasser innerlich und äußerlich meiden und das Zimmer bzw. die Wohnung in den ersten vier Wochen nicht verlassen. Diese Regeln und Tabus werden heute sehr unterschiedlich bewertet und befolgt, sie haben aber alle das Wochenbett meiner Interviewpartnerinnen beeinflusst. Die individuelle Anwendung und Umsetzung der Wochenbettvorschriften ist dabei von komplexen Faktoren abhängig. Nicht immer haben die Chinesinnen die Möglichkeit, an den eigenen bzw. familiären Grundsätzen festzuhalten – wenn es zum Beispiel im Krankenhaus nichts anderes zu essen oder zu trinken gibt. In diesen Fällen kann das eigene Wissen nicht oder nur unter erschwerten Bedingungen handlungsleitend werden.

> Meine Freundin hat mir auch gesagt, ich soll kein kaltes Wasser trinken. Aber damals bei der Geburt gab es kein anderes Wasser. Ich hatte den ganzen Tag nichts gegessen, aber drei Flaschen Wasser getrunken. Ich hatte keinen Hunger, nur Durst. Aber ich habe mich nicht geduscht nach der Geburt, nur davor. (Zhu Linlin, 18.4.2006)

Dazu kommt, dass einige Behandlungsmethoden im Krankenhaus der Angst vor Kälte nicht Rechnung tragen. Die Gegensätze zum chinesischen Geburtssystem kommen den Frauen oft erst angesichts der Irritationen ihrer chinesischen Familienangehörigen zu Bewusstsein. Im Falle von Chang Xiu wird die Bedeutung, die die Familien dem Schutz vor Wind und Kälte beimessen, sehr deutlich. Ihre Eltern traten bereits vor der Geburt in einen Verhandlungsprozess, um ihre Tochter aus der Ferne zu einem „chinesisch" angemessenen Verhalten zu bewegen. Als es dann im Wochenbett unbeabsichtigt doch zum Kontakt mit Kälte kam, reagierten ihre Eltern mit Schreck und Kummer.

> Ich habe meiner Mama erzählt, dass der Arzt im Bad den Wasserhahn gedrückt hat und plötzlich ganz viel kaltes Wasser kam. Ich habe mich erschrocken, ich hatte gedacht, okay, vielleicht sollte ich lieber kein kaltes Wasser benutzen, das wollte ich auch gerne machen, aber als ich dann gemerkt habe, dass es kaltes Wasser ist, war es zu spät. Und als ich das meinen Eltern erzählt habe, hat meine Mutter geweint. Meine Eltern haben auch immer gesagt, wir können nicht mehr von dir verlangen, dass du alles genauso machst wie wir es haben möchten, aber zumindest benutz bitte kein kaltes Wasser! Nicht mit kaltem Wasser duschen und auch nicht Hände waschen. Und meine Mama hat geweint, weil sie sich große Sorgen macht, sie denkt, dass ich das später merken werde, was ich jetzt tue. Dass ich später dafür bezahlen muss. (Chang Xiu, 7.4.2006)

Die Angst vor Kälte bestimmt auch das Essverhalten. Suppen bilden die Hauptnahrung in der Wochenbettzeit. Am wichtigsten ist den Frauen Fisch- und Hühnersuppe, danach kommt Suppe mit Rinder- oder Schweineknochen. 14 der 21 Frauen benutzten Heilpflanzen zum Kochen, am häufigsten rote Datteln, getrocknete Lychees, Angelikawurzel, Bocksdornfrüchte oder Taglilienkerne. Die besondere Ernährung beginnt sofort nach der Geburt, so dass die frisch gekochten Speisen ins Krankenhaus gebracht werden – vor allem jenen Frauen, die mit einem Chinesen verheiratet sind.

> Meine Mutter und mein Vater haben mir jeden Tag abwechselnd das Essen gebracht. Mit roten Datteln gekochter Klebreis, das ist sehr wärmend, mit Rohrzucker, also mit braunem Zucker. Und Fischsuppe zur Milchbildung. Am besten chinesische Plötzen, *jiyu*, die sind etwas anders als die Plötzen hier. Oder Karpfen. Fisch und Meeresfrüchte gelten in der chinesischen Medizin als milchfördernd, sie besitzen die Eigenschaft, zu treiben. Sie können auch eine Entzündung verstärken. Aber durch die treibende Kraft sind sie milchbildend. Und dann auch noch viele Knochenbrühen. Das schmeckt gut. Dagegen finde ich das Krankenhausessen unappetitlich. Ich glaube, es gibt dort auch gar keine besondere Kost für das Wochenbett. (Li Chao, 23.2.2006)

Elf der befragten Chinesinnen empfinden das Krankenhausessen als zu kalt und daher ungeeignet für die besonderen Bedürfnisse einer Frau im Wochenbett. Gerade die Frauen, die frisch aus China gekommen sind oder die zu Hause nur chinesisch kochen wie Zhu Linlin, stören sich an der deutschen Brot- und Wurstkultur in den Kliniken.[17]

> Früher waren die Chinesen sehr viel vorsichtiger, was man nicht essen darf, und es gibt auch immer noch Verbote. Kaltes Essen darf man nicht essen – aber in Deutschland bekommt man im Krankenhaus nur Brot! (Zhu Linlin, 11.4.2006)

Sobald die Chinesinnen die Krankenhäuser verlassen, werden die sie umgebenden Familienmitglieder zum wichtigsten Einflussfaktor für das individuelle Wohlbefinden.

Die Abwesenheit ihrer Mütter, das Fehlen vertrauten Essens und fürsorgender Menschen werden noch stärker als in der Schwangerschaft als schmerzlich empfinden, insofern kann man sagen, dass Migration sich nachteilig auf das Wohlbefinden der meisten von mir befragten chinesischen Wöchnerinnen auswirkt. Allerdings zeigen die Ergebnisse einen deutlichen Einfluss der Ehekonstellation auf das Befinden, wie die Tabelle 2 veranschaulicht.

Chinesinnen …	**… mit Wochenbett zufrieden**	**… mit Wochenbett unzufrieden**
… im Familienverband	3	0
… mit chinesischem Ehemann	7	1
… mit deutschem Ehemann	3	7

Tab. 2: Zufriedenheit mit dem Wochenbett in Abhängigkeit von der familiären Konstellation

[17] Hinsichtlich der Koch- und Essgewohnheiten ist die Dreiteilung meiner Interviewpartnerinnen deutlich ausgeprägt. Die Frauen mit chinesischem Ehemann behalten auch bei längerer Aufenthaltsdauer eine überwiegend chinesische Küche bei, während die Chinesinnen mit deutschem Ehemann entweder gemischt oder überwiegend europäisch kochen, vor allem dann, wenn sie vor der Heirat noch nicht selbst bei ihren Eltern kochen gelernt haben.

Weil das Wochenbett noch weitaus mehr als die Schwangerschaft in den Zuständigkeitsbereich der Familien fällt, erleben die drei Chinesinnen, die im Gastronomiebereich arbeiten und in den Familien ihrer Männer leben, am wenigsten subjektive Mängel und Einschränkungen. Anders die Chinesinnen mit einem deutschen Partner: konnten sie in ihrer Schwangerschaft von den Kenntnissen und Ratschlägen ihrer deutschen Verwandten profitieren, so zeigen sich im Wochenbett deutliche subjektive Nachteile. Von den 10 befragten Chinesinnen mit einem deutschen Mann sind nur drei Mütter und eine Schwester zur Wochenbettbetreuung anwesend, was einen deutlichen Bruch mit den Gepflogenheiten in China darstellt. Das Verlangen nach mütterlicher Betreuung kann zu Konflikten mit dem Partner oder dessen Familie führen. So wird beispielsweise der Wunsch von Ye Ziyin nach der Gegenwart ihrer Mutter im Wochenbett von der deutschen Familie ihres Mannes nicht ausreichend verstanden und auch nicht kompensiert.

> Meine Mutter wollte sehr gern zur Geburt kommen, aber mein Mann hat es nicht erlaubt. Er meinte, weil die Wohnung zu klein sei und weil er lernen wolle. Und dann, als ich bei meiner Schwiegermutter war, hat sie es auch nicht gewollt. Bei uns kommt die Familie zur Geburt. Da muss die Frau nicht alles alleine können. In Deutschland ist ein ganz anderes Verständnis von Familie, sie finden es in China komisch und wollen, dass ich hier ganz allein und selbstständig bin. Ich habe mich sehr oft mit meinem Mann deswegen gestritten, das war sehr traurig. (Ye Ziyin, 2.2.2006)

Ziyins Gefühl, „ganz allein“ zu sein, wird auf deutscher Seite nicht verstanden, denn Geburt ist ähnlich wie Krankheit zu einer individuellen Angelegenheit geworden. Die in China übliche Ansammlung der Angehörigen zur Betreuung der Wöchnerin stößt hierzulande an Grenzen, die mit einem anderen Verständnis von Privatsphäre und Familie zu tun haben. Oft geben sich die „deutschen Schwiegermütter“ redlich Mühe, deren Pflege und Sorge werden aber oft als unzureichenden Ersatz empfunden. Oder sie sehen wie im Falle von Zhang Fengs Schwiegermutter den Hilfebedarf nicht ein, weil andere es doch auch allein schaffen.

> Meine Schwiegermutter hat mir nicht geholfen, sie denkt ganz anders als ich. Sie hat gesagt, dass das viele Hinlegen im Wochenbett doch unnötig sei. Und dass jemand kommt, um mir zu helfen, sei auch unnötig. Sie versteht das nicht. Meine

> Mutter denkt ganz anders, sie hat gesagt: Meine arme Tochter, du bist im Wochenbett in Deutschland ja total allein, wenn ich nicht komme. (Zhang Feng, 14.12.2006)

Die Konkurrenz der beiden verschiedenen Geburts- und Wissenssysteme zeigt sich auch in kleinen Irritationen und Überraschungen. Diejenigen Chinesinnen, die bedingt durch ihre Heirat mehr in „deutschen“ oder „gemischten“ Netzwerken leben, sind viel mehr als die Chinesinnen mit einem chinesischen Ehemann gezwungen, sich mit widersprüchlichen Sichtweisen und Empfehlungen auseinanderzusetzen.

> Ich bin nach zwei Wochen draußen gewesen. Meine Schwägerin kam mit ihren Kindern, alle wollten rausgehen. Ich wollte nicht, meine Mama hatte mich gewarnt, ich bekäme Kopfschmerzen vom Wind. Und am ersten Tag habe ich gesagt: Ich bleibe zu Hause, ich bin zu müde. Ich habe eine Ausrede gefunden, weil die sowieso nicht verstehen, warum ich nicht rausgehe. Das sei doch gut für den Kleinen. Aber meine Mama hat auch gesagt, dass ist auch für das Kind nicht gut, wenn man zu früh rausgeht. Ich glaube, in China sagen alle Leute, Mutter und Baby sollten im ersten Monat nicht rausgehen. Das ist *zuo yuezi*. Am zweiten Tag habe ich dann gemerkt, dass sie nicht so glücklich waren, nach dem Motto: Das ist ja eine krasse Mama. Das ist doch gut für das Baby, warum bleibt sie denn zu Hause? Um die Leute zu befriedigen, bin ich doch rausgekommen und unterwegs war mir schon schlecht. Es war kalt, windig und ich fühlte mich kraftlos. Für das Kind war es kein Problem, wir haben es auch gut zugedeckt. Ich war danach sehr schwach. Und mein Mann hat gefragt, wie geht es dir, und ich habe gesagt, beschissen. Jetzt habe ich Rückenschmerzen, meine Mutter sagt, weil ich mich nicht gut ausgeruht habe. (Chang Xiu, 7.4.2006)

Eingedrungener Wind wird als Schmerz beschrieben und ähnelt den Symptomen rheumatischer Erkrankungen. Auch die deutschen Ehemänner haben es mitunter schwer, das Konzept des pathogenen Windes ernst zu nehmen, wie an der Geschichte von Chen Jiayi sichtbar wird.

> Ich habe immer mit meinem Mann geschimpft, weil er ständig ein Fenster offen gelassen hat und ich war ziemlich schwach und habe mich zwei oder dreimal erkältet. Ich glaube, das ist bei deutschen Frauen auch so nach der Geburt, wenn das Fenster offen ist. Mein Mann meint, ach, das ist Aberglaube. Aber die Chinesen sagen, wenn man im Wochenbett krank wird, dann wird es chronisch und man hat es ein Leben lang. Ich bin gespannt, ob man das irgendwann beweisen

kann, dass es kein Aberglaube ist. Das ist wirklich wahr, ich habe es ja selbst erlebt. Vor 10 Jahren schon mal. Deshalb war es so wichtig, kaltes Wasser zu vermeiden. Ich bin nicht mehr an kaltes Wasser gegangen. Weder trinken, essen, noch Hände waschen, alles lauwarm. Man sagt in China, dass man einen Krampf bekommt durch kaltes Wasser. (Chen Jiayi, 30.6.2006)

Chinesinnen mit chinesischem Mann haben diese Erklärungsnot sehr viel weniger und können fast alle ihre Mütter oder Schwiegermütter als Wochenbettpflegerin um sich haben, was einen signifikanten Einfluss auf die Beurteilung des Befindens hat. Von den acht Frauen mit chinesischem Ehemann wurden sechs durch ihre chinesischen Verwandten aus China versorgt. In den Interviews mit dieser Gruppe kamen andere Problemfelder zum Vorschein, beispielsweise die Pflicht, mit dem Neugeborenen zur kinderärztlichen Untersuchung U2 einen Kinderarzt zu konsultieren, was der Regel widerspricht, einen Monat zu Hause zu bleiben.

Als letzter entscheidender Faktor für das Wohlbefinden sind die Hebammen zu nennen, die die Geburten betreut und die Nachsorge im Wochenbett gewährleistet haben. Dabei bilden die Vorstellungen darüber, was eine Wöchnerin benötigt, die Brille, mit der die nachsorgenden Hebammen betrachtet und beurteilt werden. Die drei Chinesinnen, die in der chinesischen Großfamilie leben, haben die Möglichkeit einer nachsorgenden Hebamme kaum genutzt, da sie ihrem familiären Erfahrungswissen vertrauten.

Ich brauchte keine Hebamme nach der Geburt. Meine Schwiegermutter hat so viele Kinder gehabt, soviel Erfahrung, sie konnte mir alles sagen. Ich habe nicht weiter gesucht. Ich kann auf mich aufpassen. (Li Zhong, 16.11.2006)

Hier beziehen die Frauen aus ihren chinesisch geprägten Netzwerken genug Orientierungswissen und fühlen sich weniger auf externen Rat angewiesen. Je weniger meine Interviewpartnerinnen jedoch von ihren Familiennetzwerken getragen und umsorgt wurden, umso größerer Erwartungsdruck lastete auf den Begegnungen mit der Hebamme. Liu Jianping, die wie bereits zuvor erwähnt, drei Kinder in Berlin bekam, wäre gern mehr „an die Hand genommen“ worden, als ihre Hebamme es für notwendig erachtete.

> Mit der Hebamme war ich nicht sehr zufrieden. Ich würde sagen, es geht. Aber später habe ich immer wieder die gleiche behalten bei allen drei Kindern. Ja, so schlimm war es nicht. Nur beim ersten Kind, da wusste ich überhaupt nicht, wie ich mit dem Kind umgehen soll, da wollte ich dann der Hebamme zeigen, wie ich das Kind bade. Aber die Hebamme sagt, das ist Natur, wenn die Mama das Kind in der Hand hat, dann weiß sie schon, wie sie es wäscht, das braucht man nicht zu zeigen. Und man braucht es auch nicht jeden Tag baden. Also die Hebamme meinte, das Kind wird deswegen nicht gleich sterben. (Liu Jianping, 27.4.2006)

Möglicherweise fühlte sich Liu Jianping auch deshalb stärker auf Hilfe angewiesen, weil ihre Mutter nicht zur Wochenbettbetreuung anreisen konnte. Dazu kam, dass sich ihr chinesischer Ehemann wenig um die Babys kümmerte und auch den Geburten mehr oder weniger fernblieb. Die Zufriedenheit der meisten von mir befragten Chinesinnen hängt von den Kenntnissen und Fähigkeiten der Hebamme ab, aber auch von ihrer Fürsorge und von ihrer Bereitschaft, ihr Wissen weiterzugeben. Insgesamt ist die Dankbarkeit gegenüber den Hebammen hoch. Vermutlich liegt das daran, dass viele Hebammen hierzulande ohnehin für mehr Schonung und Ruhe der Wöchnerinnen kämpfen und bei den meisten meiner Interviewpartnerinnen damit offene Türen einrennen. Ihre Kompetenzen passen gut zu den Bedürfnissen der chinesischen Wöchnerinnen, insbesondere, wenn die Hebamme Interesse, Geduld und Einfühlungsvermögen zeigt. Besonders dankbar ist Chen Yiqi, welche das Glück hatte, eine Englisch sprechende Hebamme an ihrer Seite zu haben.

> Ich denke, die Hebamme hat mich sehr gut behandelt. Ich weiß nicht, ob es eine Krankenschwester oder eine Hebamme war. Sie war sehr freundlich und half mir beim Atmen und dabei, meine Position zu verändern, so dass es für mich einfacher war. (…) Oder sie hat mich massiert, das tat sehr gut. Ich hatte Glück, dass sie Englich konnte, und ich bin dankbar. Sie hat mir sehr geholfen. (Chen Yiqi, 19.7.2006)

Da sie zum Zeitpunkt der Geburt erst einige Wochen in Berlin weilte, war ihr der Unterschied zwischen Hebamme und Krankenschwester nicht bewusst. Im Vergleich zu Ärzt/inn/en werden Hebammen als kompetenter und einfühlsamer beschrieben, oft zur Überraschung der Frauen, die eigentlich an den Arzt die höchsten Erwartungen hatten.

> Also diese Hebamme war klug, sie hatte mehr Fähigkeiten, sie wusste sehr gut, wie man mit Menschen umgeht und wie man sie beruhigt, viel besser als die professionellen Ärzte. Obwohl sie selbst noch keine Mutter ist. (Hong Yin, 9.5.2006)

In den Interviews wurde aber auch sichtbar, dass Hebammen insbesondere, wenn die Familie angereist ist, oftmals nicht erfahren, was sich „hinter den Kulissen“ in der Lebenswelt der Wöchnerinnen ereignet und sich nicht darauf verlassen können, dass ihre Anweisungen und Ratschläge richtig aufgefasst und umgesetzt werden. In den Fällen, in denen es zwischen Hebammen und Familienangehörigen zu Konkurrenzgefühlen kommt, ist es weniger selbstverständlich, dass die Sichtweise der Hebamme zum Orientierungswissen wird.

> Und als wir zu Hause waren, ist die Hebamme gekommen. Es war Sommer, und die Pflege der Nabelschnur war nicht so einfach, weil es ein bisschen feucht und heiß war. Die Methode von der Hebamme war dann, keine Creme, sondern Traubenzucker drauf zu tun. Weil Sie meinte, Traubenzucker verwandelt sich sowieso in Alkohol und das ist eine Naturmethode und schadet dem Kind nicht. Und aus gutem Willen habe ich dann extra Traubenzucker besorgt und so. Im Krankenhaus brauchten wir uns keine Sorgen machen, da wurde sowieso alles geprüft. Aber zu Hause haben wir uns Sorgen gemacht, besonders meine Schwester. Meine Schwester mochte diese Hebamme nicht. Sie meinte, die Hebamme ist eine Hexe. Und irgendwann hat die Hebamme mal etwas anderes gesagt als meine Schwester, und meine Schwester hat sich darüber geärgert. Meine Schwester war gegen den Traubenzucker, sie meinte, man sollte ein Medikament nehmen. Als die Nabelschnur danach so feucht und dunkel aussah, haben wir Angst gehabt und sind sofort ins Krankenhaus gefahren. Die Schwester hat sich das angesehen und meinte, man kann nicht sagen, ob das falsch ist. Sie findet es auch eine komische Methode, aber o.k. Dann haben wir Creme draufgemacht und am nächsten Tag war die Nabelschnur abgefallen. Deswegen können wir nicht sagen, ob die Zuckermethode geholfen hat. Aber vielleicht ist es ja keine schlechte Methode. (Lu Yu, 27.6.2006)

Im Fall der Anerkennung und Beurteilung der Hebamme durch die chinesischen Migrantinnen deuten sich Unterschiede vor allem hinsichtlich der

Aufenthaltsdauer in Deutschland an. So äußerten sich insbesondere jene Chinesinnen wertschätzend über ihre Hebamme, welche die längste Zeit in Deutschland verbracht hatten.

Fazit

Erleben und Gestalten von Geburt ist vom kulturellen Kontext abhängig. Eng verbunden damit ist das Verständnis vom Körper, das einen großen Einfluss auf das Verhalten in Schwangerschaft, Geburt und Wochenbett ausübt, beispielsweise in dem, was als normal und richtig angesehen wird, wie Schmerz empfunden wird, wie belastbar oder gefährdet sich die Frauen empfinden. Aus dem Gesagten wird auch sichtbar, wie viele verschiedene Faktoren auf das Wohlbefinden wirken und es zur Beurteilung der Aussagen oft nötig ist, Hintergrundinformationen zur Biografie, zur individuellen Lebenswelt oder zum Körperbild zu besitzen. Trotzdem möchte ich einschränkend bemerken, dass man bei aller Bedeutung kultureller Einflüsse immer den Einzelfall beachten muss. „Die Chinesinnen" gibt es nicht. Und nicht alle Konflikte und Irritationen sind mit kultureller Verschiedenheit zu erklären, allzu oft wirken rein strukturelle Faktoren, von denen alle Gebärenden unabhängig ihres Migrationshintergrundes betroffen sind und auf die hier nicht näher eingegangen werden konnte – wie beispielsweise Hebammenschichtwechsel oder personelle Engpässe in der Krankenhausbetreuung. Deshalb warnen besonders Ethnologen gern vor Konstrukten wie „wir – und die anderen" und davor, in den kulturellen Verschiedenheiten die Ursache für Konflikte zu sehen. In den Interviews wurde allerdings ebenso deutlich, dass kulturelle Zuschreibungen auch von den Migrantinnen selbst verwendet werden. Sich exotischer darzustellen als man ist, kann eine Möglichkeit darstellen, gegensätzliche Vorstellungen besser auszuhalten und sich Respekt zu verschaffen. Die Betonung der Andersartigkeit wirkt identitätsstiftend und sinngebend. Eine Ursache der Selbstethnifizierung einiger befragten Chinesinnen liegt, so scheint mir, in der Bekräftigung ihres Rechtes auf Ruhe und Schonung in Schwangerschaft und Wochenbett. Möglicherweise verschwinden solche Polarisierungen von allein, wenn das Geburtssystem der

Bundesrepublik noch offener für Vielfalt in Vorstellungen und Praktiken der Gebärenden wird.

Literatur

Benton G, Pieke FN (Hrsg.) 1998: The Chinese in Europe. Basingstoke/Hampshire, Macmillan.

Gélis J, 1989: Das Geheimnis der Geburt. Rituale, Volksglauben, Überlieferung. München 1989

Glaser BG, Strauss AF, 1967: The Discovery of Grounded Theory. Strategies for Qualitative Research. Chicago 1967

Glick Schiller N et al., 1992: Towards a Transnational Perspective on Migration. *Annals of the New York Academy of Science*, 645: 1-24.

Greifeld K, 2003: Ritual und Heilung. Eine Einführung in die Medizinethnologie. 3. Auflage, Berlin 2003

Hertzer D, 2006: Das Leuchten des Geistes und die Erkenntnis der Seele. Die medizinische Vorstellung vom Seelischen als Ausdruck philosophischen Denkens – China und das Abendland. Perspektiven. Schriften zur Pluralität in der Medizin. Frankfurt a. M. 2006

Jordan B, 1993: Birth in four Cultures. A crosscultural Investigation of Childbirth in Yucatan, Holland, Sweden and the United States. 4th edition: Revised and expanded by Davis-Floyd, Waveland Press 1993

Kneuper E, 2004: Mutterwerden in Deutschland. Eine ethnologische Studie. Münster 2004

Kotte G, 2008: Vorsorgeerfahrungen chinesischer Migrantinnen. *Deutsche Hebammenzeitschrift. Fachmagazin für Hebammen*, 5, 2008: 18-21

Kotte G, 2009: Wochenbetterfahrungen chinesischer Migrantinnen in Berliner Krankenhäusern. In: Dilger, Hansjörg und Bernhard Hadolt (Hrsg.): Medizin im Kontext: Krankheit und Gesundheit in einer vernetzten Welt. Frankfurt a.M.: Peter Lang Verlag, 2009: 121-138

Kotte G, 2009: Wissen, Körper, Kompetenz. Das Erleben von Schwangerschaft, Geburt und Wochenbett von chinesischen Frauen in Berlin. Berliner Beiträge zur Ethnologie. Berlin, Weißensee Verlag 2009

Laderman C, 1983: Wives and Midwives: Childbirth and Nutrition in Rural Malaysia. Berkeley, University of California,Press 1983

Lenzen D, 1991: Krankheit als Erfindung. Medizinische Eingriffe in die Kultur. Frankfurt a. M. 1991

Ma LJC, Cartier C (eds.) 2003: The Chinese Diaspora. Space, Place, Mobility and Identity. Boston 2003

Marstedt G, Moebus S, 1998: Inanspruchnahme alternativer Methoden in der Medizin. Gesundheitsberichterstattung des Bundes 9, Robert Koch Institut (Hrsg.), Statistisches Bundesamt, Berlin 1998

Meng H, 1996: Chinesen in Berlin. Berlin 1996

Voß O, 2009: Weniger ausländische Studenten an deutschen Unis. In: *Wirtschaftswoche* vom 12.08.2009, siehe auch: http://www.wiwo.de/management-erfolg/weniger-auslaendische-studenten-an-deutschen-unis-405574/

Statistikquellen

http:// www.statistik-berlin.de → Statistiken

http://www.statistik-berlin-brandenburg.de/publikationen/Stat_Berichte/2010

Monika Abels, Andreas Eickhorst

Kulturspezifischer Umgang mit Säuglingen im Rahmen der Frühen Hilfen

In Deutschland leben zurzeit ca. 6,7 Millionen Ausländer/-innen. Im Jahr 2006 etwa wurden rund 126.000 Kinder von nicht deutschen Eltern geboren. Es hatten 82% aller Neugeborenen eine deutsche und 18% eine ausländische Mutter (Statistisches Bundesamt 2007). Oft fällt auf, dass diese Familien sehr unterschiedlich mit ihren Säuglingen umgehen. Dies ist eine Herausforderung für Fachkräfte des sozialen Bereichs, insbesondere der Frühen Hilfen, die mit diesen Familien arbeiten. Sie müssen die Umsetzung ihres Hilfsauftrages mit der Sensibilität für den jeweiligen spezifischen kulturellen Kontext verbinden. Dabei ist es zunächst einmal wichtig zu verstehen, dass Eltern generell wollen, dass ihre Kinder erfolgreiche und angepasste Individuen werden, es also gut meinen. Sie richten ihren Umgang mit den Kindern, aber auch mit den professionellen Helfern und Institutionen nach dem aus, was nach ihren kulturellen Vorstellungen angemessen ist.

Um dies näher auszuführen und die Zusammenhänge und Hintergründe klarer zu machen, wollen wir in diesem Kapitel einen Blick auf unterschiedliche Prototypen der Interaktion mit Säuglingen werfen. Wir werden erläutern, welches die sozio-ökonomischen Umstände sind, in denen diese Prototypen entstanden sind und welche Erziehungsideale mit ihnen einhergehen. Eingehen werden wir dabei auch auf Veränderungen, die Migration mit sich bringt, und auf Unterschiede, die innerhalb ethnischer Gruppen zu finden sind. Zum Schluss werden wir diese Überlegungen illustrieren anhand der Erfahrungen einiger schwangerer Frauen aus Russland und der Ukraine und ihrer Hebamme.

Monika Abels, Andreas Eickhorst

Der Säugling und seine soziale Umgebung

In verschiedenen kulturellen Kontexten machen schon Säuglinge unterschiedliche Erfahrungen mit ihrer sozialen Umwelt. Es gibt aufseiten des Kindes angeborene Merkmale (z. B. Kindchenschema, Lorenz 1943) und Verhaltensweisen (z. B. Bowlby 1969/78), die dazu dienen, seine Versorgung sicherzustellen. Auf Seiten der Bezugspersonen gibt es entsprechende Verhaltenskompetenzen (die *intuitiven elterlichen Kompetenzen*), die es ihnen erlauben, angemessen mit dem Säugling umzugehen (Papousek u. Papousek 1987). Zu diesen Kompetenzen gehören unter anderem, den richtigen Abstand vom Gesicht des Säuglings zu halten, so dass er klar sehen kann, innerhalb sehr kurzer Zeitfenster (unter einer Sekunde) auf Signale des Kindes (z. B. Lächeln oder Lallen) zu reagieren und auf eine bestimmte Art mit Säuglingen zu sprechen (Babytalk/Motherese).

Generell ist es natürlich für alle Eltern in allen Umgebungen wichtig, das Überleben ihres Kindes zu sichern. Allerdings sind nicht alle Umgebungen gleich gefährlich für Säuglinge. So ist z. B. die Säuglingssterblichkeit in manchen Teilen der Welt erheblich, was dazu führt, dass Bezugspersonen vor allem auf das körperliche Wohlbefinden des Kindes orientiert sind (pädiatrisches Model, LeVine et al. 1994). Daneben ist den Bezugspersonen eines Kindes auch wichtig, dass das Kind sich später als kompetenter Erwachsener in seinem Umfeld behaupten kann (Keller 2003). Nun unterscheiden sich allerdings Eltern stark darin, was sie als „kompetentes Erwachsenenverhalten" ansehen und welche Ziele sie für die Entwicklung ihres Kindes als wünschenswert betrachten. Das führt zu sehr unterschiedlichen Vorstellungen, was ein guter Umgang mit Kindern ist (vgl. z. B. DeLoache u. Gottlieb 2000). Diese Vorstellungen hängen auch mit Vorstellungen vom Menschen im Allgemeinen sowie davon, wie Entwicklung verläuft und beeinflusst werden kann, zusammen. Darüber hinaus muss angenommen werden, dass viele Faktoren wie die Bildung der Eltern, die sozioökonomischen Faktoren, in denen sich die Familie befindet, sowie die Arbeitsteilung in der Familie oder kulturellen Gruppe eine Rolle spielen. Dabei ist der Umgang mit dem Kind auf die (soziale) Umwelt angepasst, solange sich diese nicht radikal verändert. Eine zur Betrachtung von kulturellen Gemeinschaften sehr hilfreiche Unterscheidung ist die folgende entlang zweier voneinander unabhängiger Dimensionen: Zum einen die *Relationalität,* also die Nähe und Distanz zwischen Personen, und zum anderen die *Autonomie*, das meint selbstbestimmte gegenüber gemeinschaftlich getroffenen Entscheidungen (Kagitcibasi 2005). Dabei lassen sich nahezu unendlich viele unterschiedliche Ausprägungen und Zusammensetzungen hinsichtlich der Orientierung anhand dieser beiden Dimensionen vermuten. Hier sollen nun etwas vereinfacht zwei wichtige Prototypen näher dargestellt werden: das *independente* („unabhängige") und das *interdependente* („gemeinschaftsbezogene") Muster. Das *independente Muster* zeichnet sich durch die Betonung von Autonomie und Distanz zwischen den einzelnen Mitgliedern einer Familie aus; hingegen liegt in *interdependenten* Familien der Focus auf Relationalität und Gemeinschaftlichkeit.

Das independente Muster

In industrialisierten städtischen Gemeinschaften, die sich durch einen vergleichsweise hohen ökonomischen Status und guten Zugang zu Bildung auszeichnen, liegt der Erziehungsfokus auf Autonomie. So stimmen z. B. deutsche Mütter aus Berlin der Aussage, dass ihr Kind Selbstwertgefühl oder Selbstbewusstsein in den ersten drei Jahren entwickeln soll, stark zu. Aus Sicht der Mütter ist es hingegen weniger wichtig, dass die Kinder lernen, den Eltern zu gehorchen oder sich um das Wohlergehen anderer zu sorgen (Abels et al., under review).

Dies führt dazu, dass Säuglinge hier bereits als selbständig Handelnde erlebt werden – mit eigenem Willen, eigenen Vorlieben und Abneigungen (Keller, 2007). Für deutsche Mütter ist es daher durchaus üblich, schon über drei Monate alte Babys zu sagen: „sie *merken,* dass sie Bezugspersonen haben" oder „jede neue Fähigkeit *begeistert* ihn".

Die Beziehung wird früh als Dialog zwischen gleichrangigen Partnern betrachtet. Die Eltern stellen Fragen und gewähren auch Pausen, in denen sich der Säugling einbringen kann (Demuth 2008). Diese dialogartigen Interaktionen finden gewöhnlich im gegenseitigen Blickkontakt statt, in welchem die Eltern prompt auf das Kind reagieren können (Kaertner et al. 2008). Solche dialogischen Phasen wechseln sich mit Phasen ab, in denen das Kind alleine ist. Dazu passt, dass es vielen independenten Eltern wichtig ist, dass ihr Kind lernt, sich alleine zu beschäftigen, so z. B. diese Mutter im Interview (Abels 2004): „Das würde ich mir auch wünschen, dass es bei [meiner Tochter] auch so klappt, dass sie sich auch alleine beschäftigen kann". Folgerichtig erwarten die Mütter auch, dass sich Säuglinge bereits im Alter von zweieinhalb Monaten für Objekte (Spielzeug etc.) interessieren.

Ein anderer Bereich, in dem deutsche Eltern oft früh Selbständigkeit erwarten, ist das Schlafen. So wird z. B. auf vielen Internetseiten, die sich an ratsuchende Eltern wenden, für den Säugling von Anfang an ein eigenes Bettchen empfohlen. Das Kind mit ins Bett der Eltern zu nehmen, wird eher nur als Ausnahme toleriert, z. B. wenn das Kind krank ist. Begründet wird die Ablehnung des Zusammenschlafens von Eltern und Säuglingen vor allem mit der Gefahr des plötzlichen Kindstods; und alleine zu schlafen, wird von Eltern oft als positiv für die Entwicklung von Selbständigkeit gesehen (Morelli et al. 1992). Es ist daher auch nicht verwunderlich, dass Mütter der Berliner Mittelschicht angeben, dass ein Kind mit durchschnittlich 2,8 Monaten alleine schlafen kann (Abels 2008). Und tatsächlich gaben in einer Umfrage im Jahr 2003 mehr als zwei Drittel der Eltern an, dass ihr Kind in einem eigenen Zimmer schläft (Eltern 2003). Oft besteht die Erwartung, dass ein Kind innerhalb des ersten halben Jahres lernt, sich selbst zu regulieren und alleine wieder ein- und im eigenen Bett zu schlafen (Abels, 2008).

Ein weiterer wichtiger Bereich des Säuglingsverhaltens ist das Schreien. Schreien kann als universelles Verhalten von Säuglingen verstanden werden; das Kind schreit bei Hunger, Schmerzen oder Bedrohungen; dies sichert sein Überleben. Entsprechend wird auch kulturübergreifend kindliches Schreien meistens als ein Signal von Hunger gewertet. Mütter in verschiedenen kulturellen Kontexten finden, dass man so gut wie immer die durch Schreien ausgedrückten Bedürfnisse des Kindes befriedigen sollte. Allerdings finden Mütter, die in independenten kulturellen Gemeinschaften leben, im Durchschnitt häufiger, dass man Säuglinge öfter schreien lassen und abwarten kann, ob sie sich selbst beruhigen (Abels 2008). Das kindliche Schreien wird eher auch als Möglichkeit des Kindes gesehen, sich auszudrücken und evtl. seinen Unmut zu äußern.

Das interdependente Muster

Die Interdependenz wird vor allem in traditionellen Gesellschaften gefördert (Kagitcibasi 2005). In diesen Gemeinschaften sind die Mitglieder stärker auf Kooperation angewiesen, um überleben zu können. Schulbildung ist dabei oft weniger wichtig, als dass die Kinder von Anfang an in die alltäglichen Versorgungsprozesse mit eingebunden werden. Als Säuglinge sind sie meist in Körperkontakt mit einer Bezugsperson, die sie z. B. in einem Tragetuch trägt oder sie auf dem Schoß hält. Die Aufmerksamkeit wird dabei oft zwischen dem Kind und anderen Aktivitäten geteilt (Keller et al. 2005). Die Bezugsperson spürt das Kind und kann die Zustände des Kindes regulieren; die visuelle Aufmerksamkeit bleibt dabei auf andere Aufgaben gerichtet. Interagieren Bezugsperson und Kind miteinander, strukturiert die Bezugsperson das Geschehen. Häufig findet körperliche Stimulation (Hin- und Herwiegen, Massagen, Hochwerfen,...) des Säuglings statt (Keller et al. 2005). Oft findet bereits früh ein motorisches Training statt; dabei wird z. B. das Sitzen oder Stehen des Kindes gefördert.

Die Beaufsichtigung der Kinder verteilt sich in diesen Kontexten auf viele Personen, in manchen kulturellen Gruppen werden hierbei auch ältere Kinder eingebunden (Weisner u. Gallimore 1977). Während das Kind im oben vorgestellten independenten Muster früh lernt, dass es ein unabhängiges Individuum ist, lernt das Kind in interdependenten Gemeinschaften, dass es nicht im Zentrum der Aufmerksamkeit steht, sondern Teil einer oft hierarchisch gegliederten Gruppe ist. Entsprechend ist Müttern in diesem Kontext auch besonders wichtig, dass das Kind in den ersten drei Lebensjahren lernt, seinen Eltern und anderen älteren Menschen zu gehorchen und sich um das Wohlergehen anderer zu sorgen (Abels et al., under review).

In diesen Kontexten besteht nicht die Erwartung, dass ein Säugling alleine schläft oder die Nacht durchschläft. Mütter aus dem ländlichen indischen Gujarat erwarten dies beispielsweise erst mit ca. 7 Jahren (Abels 2008). Daraus folgt nicht zwingend, dass die Kinder bis dahin bei den Eltern schlafen; das kann z.B. auch im Bett von Großeltern oder Geschwistern geschehen. Es ist in vielen kulturellen Gemeinschaften nicht üblich, ein Baby oder Kleinkind alleine zu Bett zu bringen, ebenso wenig, wie ihm ein Kuscheltier mitzugeben (Morelli et al. 1992). Es werden auch nicht notwendigerweise Tag-

und Schlafenszeit durch Rituale oder Kleiderwechsel deutlich voneinander abgetrennt (Morelli et al. 1992).

Dies führt nun allerdings nicht zu weniger Selbstständigkeit, denn die stets vorhandene Konzentration auf die Bedürfnisse der Familie und Gemeinschaft bedeutet beispielsweise auch, dass bereits kleine Kinder gewisse Aufgaben erledigen oder sich um ihre Körperpflege kümmern (Keller et al. 2008).

Es wurde oben schon erwähnt, dass Schreien meist als Zeichen von Hunger interpretiert wird. In einigen interdependenten Kulturen ist es ein Ideal, dass Säuglinge gar nicht erst anfangen zu schreien. Mütter sehen es daher, als ihre Aufgabe, ihre Kinder schon präventiv zu stillen (Keller et al. 2002). Dabei wird oft von Risiken für das Überleben des Kindes gesprochen, dass ja auch objektiv stärker gefährdet ist, als in vielen westlichen industrialisierten Kontexten. Tatsächlich unterscheiden sich verschiedene kulturelle Gruppen darin, wie viel Babys schreien (z. B. Keller et al. 2005). Es ist zu vermuten, dass eine schnelle Reaktion auf Schreien auch dadurch möglich wird, dass sich die Säuglingspflege auf mehrere Personen verteilt.

Mischformen und Unterschiede innerhalb von ethnischen Gruppen oder Regionen

Zur Verdeutlichung der Muster haben wir in den beiden vorangegangen Abschnitten vor allem die Kontraste herausgestellt. Dabei stellen die Muster eher eine Prioritätensetzung dar.

So ist es natürlich independenten Familien auch wichtig, dass ihre Kinder Bindungen an die Familie und soziale Kontakte aufbauen und aufrechterhalten (z. B. unterstützen auch sehr viele independente Mütter das Ziel, dass ihre Kinder teilen lernen sollen). Interdependenten Familien kann es auch wichtig sein, Kinder an Autonomie in Bezug auf Aufgaben in der Familie oder dem Haushalt heranzuführen. Darüber hinaus kann Autonomie auch als ein altersabhängiger Wert sein, der für kleine Kinder nicht angemessen ist, aber in höherem Alter durchaus (Keller et al. 2008).

Darüber hinaus gibt es aber auch kulturelle Gruppen, für die sowohl Autonomie als auch Relationalität ein wichtiger Wert ist. Dies kann als ein *au-*

tonom-relationales Muster bezeichnet werden (Keller 2007). Zu finden ist dieses Muster vor allem in industrialisierten Großstädten bei gebildeten Mittelschichtfamilien in Regionen, die früher interdependent geprägt waren oder es in ländlichen Regionen noch sind. Ein Beispiel hierfür ist Indien, wo viele Familien der gehobenen Mittelschicht in relativ großem materiellem Wohlstand leben (McKinsey 2007). Vielen Familien ist es wichtig, dass ihr Baby täglich massiert wird und manche stellen dafür sogar eine Masseurin an, solange das Baby klein ist (Abels 2002). Aber auch Bildung ist hier wichtig, da sie den Erfolg in einem wettbewerbsorientierten Bildungssystem und Berufsleben bestehen sollen. So sind die Mütter hier früh um die kognitive Entwicklung der Kinder besorgt und sprechen schon mit ihren Kleinkindern englisch. Bildung ist aber gleichzeitig oft nach den Vorgaben der Eltern ausgerichtet (also z. B. welches Studienfach ein Sohn oder eine Tochter wählen sollte) und Selbständigkeit von Kleinkindern kann hier bedeuten, dass das Kind mit vielen Bezugspersonen eine gute Beziehung aufbaut und sich unabhängig von der Mutter in der Großfamilie wohl fühlt (Abels 2007).

Das Beispiel Indien zeigt aber auch, dass es große Unterschiede innerhalb relativ kleiner Gebiete geben kann (Abels et al. 2005). So erfahren 3 Monate alte Säuglinge in einer Stadt und einer ländlichen Region im Nordwesten Indiens, die nur ca. 25 km voneinander entfernt sind, zwar gleich viel Körperstimulation (also Schuckeln, Massage etc.), aber den städtischen Säuglingen wird häufiger exklusive Aufmerksamkeit geschenkt. Auch Unterschiede zwischen ethnischen Gruppen, die sich dasselbe Gebiet teilen sind, z. B. aus Afrika bekannt (Hewlett u. Lamb 2002, Yovsi u. Keller 2003). Generell werden Veränderungen in den ökonomischen Strukturen und in der Bildung als treibende Kräfte für Veränderungen in dem Umgang mit Säuglingen und Kindern identifiziert (Greenfield 2004, Kagitcibasi 2005, Richman et al. 1992). In ihrer Untersuchung an mexikanischen Müttern fanden Richman et al. (1992), dass Mütter mit höherer Bildung ihre Kinder öfter anschauen und mehr mit ihnen reden, aber weniger Körperkontakt mit ihnen haben.

Migration führt oft dazu, dass Menschen mit sehr unterschiedlichen Vorstellungen, auch zum Umgang mit Säuglingen aufeinandertreffen. Wie sich die Person oder Familie zu der Herkunfts- und Aufnahmekultur stellt, kann aber sehr unterschiedlich sein. So kann die Einstellung gegenüber der fremden, aber auch gegenüber der eigenen Kultur von Annahme bis Ablehnung rangieren (Berry 2001). Und Integration kann auch als wechselseitiger Prozess verstanden werden, in dem auch die aufnehmende Kultur sich verändert. Tatsächlich scheint es so, dass Migranten zum Teil durch die Migrationserfahrung verunsichert scheinen und z. B. ihre Synchronizität in der Interaktion mit ihren Säuglingen einbüßen (Gratier 2003).

Was bedeutet das für die Arbeit mit Familien?

Von Ausnahmen abgesehen, kann man davon ausgehen, dass Bezugspersonen von Säuglingen und Kindern wollen, dass diese sich angemessen entwickeln. Vorstellungen zum Umgang mit Säuglingen sind an sozioökonomische und kulturelle Kontexte angepasst, können aber außerhalb ihres Kontextes seltsam aufgenommen werden (z. B. das in Deutschland übliche Ablegen der Babys in eigenen Bettchen oder langes Stillen mit viel Körperkontakt in weiten Teilen der „nicht-westlichen" Welt). Bleibt die Umgebung konstant, entwickeln sich die Kinder in der Regel zu gesunden und an ihre Kultur angepassten Erwachsenen.

Das heißt, dass es nicht eine einzige richtige Art gibt, mit Kindern umzugehen, sondern viele unterschiedliche Arten gibt, gut mit Kindern umzugehen. Aus dem eigenen Umfeld kennt wahrscheinlich jeder schon innerhalb einer kulturellen Gruppe eine große Variation von elterlichen Vorstellungen und Verhaltensweisen. Diese Diversität vergrößert sich, wenn man mit Familien aus unterschiedlichen Kulturen zu tun hat.

Es ist wichtig, sich des eigenen Bezugsrahmens bewusst zu werden, der uns zu (vor)schnellen, emotionalen Beurteilungen verleitet, und eine Offenheit gegenüber anderen Vorstellungen zu entwickeln. Es hilft, Familien zu fragen, was sie für Vorstellungen haben und auch warum sie davon ausgehen, dass sie sich auf eine bestimmte Art verhalten sollen. Im gemeinsamen Gespräch kann auch geklärt werden, inwieweit möglicherweise Anpassungen an die (neue) Umgebung notwendig und wünschenswert sind.

Dabei sollte das Wohlbefinden aller Familienmitglieder berücksichtigt werden und soweit wie möglich sollten alle Familienmitglieder in den Prozess mit einbezogen werden, welche für das Kind wichtig sind. Gerade bei

Familien, in denen hierarchische Strukturen den Umgang prägen, kann es sonst zu Konflikten innerhalb der Familie kommen. Neben den Vätern und Geschwistern sollten dann unter Umständen auch Tanten oder Großeltern, welche alle verschiedene Eigenheiten mitbringen, berücksichtigt werden (vgl. beispielsweise die Aussage einer deutschen Familienhebamme zum Umgang mit türkischen Familien[1]: *„Der Umgang mit den Männern ist mitunter schwierig, die stellen sich oft vor die Frau, reden viel, und ja die Frau kommt dann oft zu kurz, habe ich das Gefühl*".[2] Möglicherweise empfinden die betreffenden Frauen diese Situationen aber anders und würden sich unwohl fühlen, wenn sie alleine mit der Familienhebamme interagieren sollten).

Auch in bikulturellen Familien kann es zu Konflikten kommen. Wenn es etwa einem Partner wichtig ist, dem Kind die Möglichkeit zu geben, seine negativen Emotionen selbst zu regulieren, der andere dies aber fast als Vernachlässigung ansieht, sind Konflikte vorprogrammiert. Wichtig ist auch hier, mit den Eltern den gemeinsamen Austausch über die unterschiedlichen Sichtweisen zu suchen. Dem sollte eine prinzipielle Akzeptanz der unterschiedlichen Wege zugrunde liegen, welche die Basis für eine gemeinsame Strategie bilden kann, mit der sich beide Eltern einverstanden erklären sowie wohlfühlen können.

Was sollten Fachkräfte im Umgang mit Familien anderer kultureller Kontexten beachten?

Den Herausforderungen, die sich im Umgang mit Familien aus anderen kulturellen Kontexten als jenem des eigenen Kontextes stellen, müssen sich viele Fachkräfte des sozialen Bereichs immer wieder stellen. Neben „klassischen" Feldern wie Beratungsstellen, Kindertagesstätten, Arzt- und Hebammenpraxen oder Jugendämtern sind es aktuell vor allem die zunehmenden aufsuchenden Angebote im Rahmen der „Geh-Strukturen" der Frühen

---

[1] Auszug aus einem Interview mit der Familienhebamme Annette Siegler des Präventionsprojektes „Keiner fällt durchs Netz", Universitätsklinikum Heidelberg.

[2] Siehe für die besondere Rolle von Vätern in türkischen Migrantenfamilien z. B. Tunç 2006 und Beitrag dazu in diesem Buch.

Hilfen, die zurzeit eine steigende Popularität zu verzeichnen haben (vgl. Eickhorst 2008). Hier werden Familien (z. B. von Familienhebammen oder speziell ausgebildeten Kinderkrankenschwestern) in ihren Wohnungen aufgesucht und die Fachkräfte versuchen, in den meist schwierigen und belasteten Alltagsbedingungen dieser Familien eine Hilfe und Stütze zu sein. Da sich die Klienten solcher Projekte in der Regel aus solchen zusammensetzen, welche sich multiplen Belastungen ausgesetzt sehen, und ein Migrationshintergrund in Deutschland in vielen Fällen mit Belastungen einhergehen kann (Arbeitsplatzsituation, Finanzen, Wohnungsenge etc.), ist auch der Anteil an Familien mit Migrationshintergrund, also aus anderen kulturellen Kontexten als dem deutschen, entsprechend hoch. So beträgt etwa der Anteil an Familien mit Migrationshintergrund im Bundesmodellprojekt „Keiner fällt durchs Netz“ (KfdN) knapp 20%. Durch eine Schulung der hier tätigen aufsuchenden Fachkräfte in kultursensibler Arbeit mit den Familien soll versucht werden, diesen Anteil noch zu erhöhen, denn es gibt Hinweise darauf, dass der Bedarf hier höher liegt, aber diese Familien oft nicht niedrigschwellig genug angesprochen werden können (nähere Infos zu KfdN z. B. in Cierpka 2009). Bei diesen sowie vergleichbaren Angeboten ist der kulturelle Kontext besonders wichtig, da sich das Hilfsangebot ja direkt in der häuslichen Situation der Familien abspielt, so dass der Eintritt in die entsprechende Kultur sehr nah und konkret stattfindet.

Allerdings kann eine Sensibilisierung für (kulturelle) Diversität auch in sog. Komm-Strukturen und Gruppen ermöglicht werden, wenn diese als Bereicherung betrachtet wird. So war z. B. im Projekt „Fit für den Start... und das Baby kann kommen“ in der Stadt Osnabrück der Anteil an ausländischen werdenden Eltern proportional zum Anteil an Ausländern in der Stadt. Dabei hat das Projekt von Anfang an auf eine wertschätzende und Diversität stützende Ausrichtung Wert gelegt, die größten ausländischen Bevölkerungsgruppen in die Bedarfsanalyse einbezogen und Kursleiterinnen unterschiedlicher Herkunft ausgebildet (Abels 2010).

Die folgenden abschließenden Leitgedanken für die Arbeit mit Familien aus fremden kulturellen Kontexten erscheinen uns vor dem Hintergrund der Arbeit in den Frühen Hilfen besonders wichtig:

- Sensibel für den spezifischen kulturellen Hintergrund sein, z. B. für unterschiedliche (independente und interdependente) Selbstkonzepte.
- Offen auf die Familie zugehen, auch bei ungewohnten Eindrücken.
- Sich über die Möglichkeit und Folgen potenziell unterschiedlicher Werte und Ansichten im Klaren sein.
- Sich über diese Werte informieren, z. B. im Vorfeld oder bei der Familie direkt.
- Mit der Familie ihre Zugehörigkeit zu verschiedenen kulturellen Kontexten diskutieren und gemeinsam einen guten Weg des miteinander Arbeitens finden.
- Familienmitglieder, die für das Aufwachsen des Kindes wichtig sind, mit einbeziehen.

Das folgende Gruppengespräch mit einer russischen Hebamme und Schwangeren aus Deutschland und den GUS-Staaten soll verdeutlichen, wie Kulturunterschiede und Diversität jeweils empfunden werden. Das Gespräch wurde im Rahmen der Bedarfsanalyse des Projektes „Fit für den Start... und das Baby kann kommen“ geführt[3].

> **Interviewerin (I):** Und, ähm, wie ist es, wenn ihr so deutsche Frauen mit ihren Kindern beobachtet? Habt ihr das Gefühl, die machen das so, wie ihr das auch machen würdet? Also diesen Umgang mit den Kindern, oder habt ihr das Gefühl, da gibt's vielleicht auch Unterschiede, also Sachen, die ihr anders machen würdet?
> **Russische Schwangere (RS1):** Meine [russische] Freundin hat [...] gerade mit drei Jahren aufgehört mit dem Stillen und hier stillt man gerne weniger. [...] Vielleicht wird hier dem Kind allgemein mehr erlaubt als in Russland, also in Russland geht man strenger ran [...]
> **Ukrainische Schwangere (US):** Ich habe erlebt, [wie] einige deutsche Frauen mit Kindern sich benehmen und natürlich haben wir [das] anders gelernt: mehr Aufmerksamkeit zum Kind, [...] und hier habe ich erlebt mehr Freiheit [...]. Die Kinder können einfach laufen ohne Aufmerksamkeit von Erwachsenen, das war für mich ganz traurig, weil die Kinder waren so klein mit zwei Jahr und kann da mit Kindern alles passieren und ich muss immer neben dem Kind da sein, alles beobachten und deswegen hatte ich nicht große, habe ich nicht große Vertrauen -

[3] Wir bedanken uns für diesen Auszug bei den Teilnehmerinnen am Gespräch und beim Projekt „Fit für den Start... und das Baby kann kommen“.

zum Beispiel zu Tagesmutter. [...] Ich kann nicht sagen für alle Frauen natürlich. [...] Bei [uns] gibt es auch solche Frauen, in der Ukraine.
Russische Schwangere (RS2): [...] Ich find', 'n bisschen streng kann man auch bei Kindern sein, weil das, was ich bei denen da so sehe, dass das Kind auch mal „Arschloch" oder so sagt, das möchte' ich nicht hören zum Beispiel, als Mutter. Oder wenn mein Mann das hört, ich glaub' der kriegt die Krise.
I: So, wir müssen natürlich jetzt eigentlich auch noch die Umkehrfrage stellen; würdest du zum Beispiel deine Kinder zu 'ner russischen Tagesmutter schicken?
Deutsche Schwangere (DS): [...] Wenn ich das Gefühl hab', mein Kind ist gut dort aufgehoben, [...] die Frau vertritt meine Interessen [...], dann hab' ich da überhaupt kein Problem mit. Also ich glaube, ich hätte jetzt eher gedacht, dass das Thema kommt, dass, äh, deutsche Frauen zu viel nachdenken.
I: Empfindest du das so, dass deutsche Frauen so viel nachdenken?
DS: Ja, ja. Deutsche Frauen informieren sich über alles, über jede einzelne Kleinigkeit im Internet und Buch und kaufen sich zehn Bücher und haben drei Zeitschriften abonniert und sind von daher manchmal zu viel informiert, anstatt dass sie manchmal einfach auf ihren Bauch hören. Also das hätte ich jetzt gedacht, dass das mehr kommt.
RS2: Da würde ich zustimmen. [...] Das ist wirklich so, also die Russen sind allgemein äh risikofreundlich...
Russische Hebamme (RH): Ja, das stimmt. Aber nicht nur, was Kinder betrifft. Die Frauenrolle ist auch ein bisschen anders bei den russischen Frauen oder, äh, Russen [...] Das sieht man in... wie sie die Schwangerschaft erleben, Geburt, Wochenbett und Erziehung. [...]
I: Und was würdest du sagen sind da so die Hauptunterschiede?
RH: [...] Bei den deutschen Frauen, die besuchen, wie du sagst, gerne [...] alle möglichen Kurse [und] möglichst alle Untersuchungen. Oft ist ein großes Vertrauen an Frauenarzt da.
Bei den russischen Frauen [...] genauso viel Missvertrauen kann beim Frauenarzt sein, wenn er das gesagt hat, überprüf' ich das noch bei einem anderen Arzt und bei 'ner Freundin und bei 'ner Hebamme. Bei den Kursen, „das schaff' ich auch alleine, muss ich mir keine Information von außen holen."
Das nächste wäre dann die Schwangerschaft, wie erlebt man sie; gibt's Frauen, die ihre Schwangerschaft sehr bewusst leben und sich sehr konzentrieren auch „ich bin schwanger und alle drum herum dürfen's wissen und müssen's wissen" so und es gibt welche, das seh' ich eher bei deutschen Frauen, die, äh, nicht unbedingt auffallen wollen in der Schwangerschaft. „Weitermachen, weitermachen, genauso bis zum Mutterschutz" und dann ist auch schon bald die Geburt und im Wochenbett „nach acht Wochen geh' ich wieder arbeiten." Aber das ist natürlich auch subjektiv alles so. [...]
Tja und natürlich das Stillen auch, wie lange stille ich, ist oft auch unterschiedlich, wird unterschiedlich auch bei den anderen unterschiedlichen Kulturen auch.

Und Wochenbettkultur ganz groß, bei manchen ganz deutlich zu sehen, wie wie halten die das ein, bleiben sie wirklich vier Wochen zu Hause mit dem Baby und zeigen sich nirgendwo und kein Besuch, oder wird da am dritten Tag nach der Entlassung Standesamtbesuch mit Apotheke und Einkauf so und das erleb' ich eher bei deutschen Frauen, dass sie recht schnell draußen sind, recht schnell wieder am Leben teilnehmen. Und bei den, äh, Russischen oder Türkischen oder jetzt aus Korea hab ich 'ne Familie, die hat wirklich die 40 Tage eingehalten, so wo ich schon als Hebamme keine Geduld mehr hatte, ich hab sie schon nach draußen geschickt. So Wochenbettkultur ist auch noch ganz unterschiedlich.
RS2: Begrenzt sich diese Bettwochenkultur ausgerechnet auf 40 Tage?
RH: Nein, das glaubt man, also da gibt's so also eine [...] Mondphase und danach glaubt man, dass das Kind, äh, hier angekommen ist mit der [...] Seele auch hier auf der Erde und so kann man das nach draußen den Leuten zeigen, ohne dass da was passiert.
US: Ist das bei russischen Frauen auch so?
RH: Ja.
RS2: Davon wusst' ich noch gar nichts.
US: Ich auch nicht.
[...]
RH: Aber da sieht man und hört man auch schon, wie unterschiedlich Russland ist. Ich komm' aus Sibirien. [...] Natürlich in größeren Städten wird's wahrscheinlich noch anders [...] als in den Dörfern.

Literatur

Abels M, 2010: Abschlussbericht. Fit für den Start... und das Baby kann kommen. Osnabrücker Modell. Entwicklung eines flächendeckenden Präventionsangebotes für Mütter / Eltern und Kinder. Von der Schwangerschaft bis ins 1. Lebensjahr.

Abels M, 2008: Kulturvergleichende Grundlagen frühkindlicher Selbstregulationsprozesse. In: J. Borke & A. Eickhorst (Hrsg.). Systemische Entwicklungsberatung in der frühen Kindheit (S. 44-59). Stuttgart: UTB.

Abels M, 2002: Baby massage in rural Gujarat, India. Physical growth, motor development and caregivers' ethnotheories. Unveröffentlichte Diplomarbeit an der Universität Osnabrück.

Abels M, Demuth C, Keller H, Yovsi RD (under review): Parental strategies and ethnotheories among the Nso: "getting the broader picture". A multi method – multi perspectives approach.

Berry JW, 2001: A psychology of immigration. *Journal of Social Issues*, 57, 2001: 615-631.

Bowlby J, 1969/78: Attachment and loss, Vol. 1.: Attachment. Hammondsworth: Penguin Books.

Cierpka M, 2009: Keiner fällt durchs Netz. Wie hoch belastete Familien unterstützt werden können. *Familiendynamik*, 2, 2009: 36-47.

DeLoache JS, Gottlieb A, 2000: A World of Babies: Imagined Childcare Guides for Seven Societies. Cambride: Cambridge University Press.

Demuth C, 2008: Talking to infants: how culture is instantiated in early mother-infant interactions. The case of Cameroonian farming Nso and North German middle-class families. Doctoral Thesis, University of Osnabrueck, Osnabrueck.

Eickhorst A, 2008: Gründung des „Nationalen Zentrums Frühe Hilfen". Sieben geförderte Modellprojekte zur Risikoprävention für Familien sind gestartet. *Psychotherapeut*, 53, 2008: 157-160.

Eltern, 2003: Schlaf in deutschen Kinderzimmern.
http://www.eltern.de/mein_baby/baby_alltag/schlafstudie_ergeb.html

Gratier M, 2003: Expressive timing and interactional synchrony between mothers and infants: cultural similarities, cultural differences, and the immigration experience. *Cognitive Development,* 18, 2003: 533-554

Greenfield PM, 2004: Weaving generations together: Evolving creativity in the Zinacantec Maya. Santa Fe, NM: SAR Press.

Hewlett BS, Lamb ME, 2002: Integrating evolution, culture and developmental psychology: Explaining caregiver–infant proximity and responsiveness in central Africa and the USA. In: Heidi Keller, Ype H. Poortinga, and Axel Schölmerich (Eds.). Between Biology and Culture: Perspectives on Ontogenetic Development. Cambridge UP.

Kağitçibaşi C, 2005: Autonomy and relatedness in cultural context. *Journal of Cross-Cultural Psychology,* 36 (4), 2005:403-422.

Kärtner J, Keller H, Lamm B, Abels M, Yovsi RD, Chaudhary N, Su Y, 2008: Similarities and differences in contingency experiences of 3-month-olds across sociocultural contexts. *Infant Behavior & Development,* 31, 2008: 488-500.

Keller H, 2007: Cultures of Infancy. Mahwah, N.J.: Lawrence Erlbaum Associates.

Keller H, 2003: Socialization for Competence: Cultural Models of Infancy. *Human Development*, 46, 2003: 288-311.

Keller H, Abels M, Lamm B, Yovsi RD, Voelker S, Lakhani A, 2005: Ecocultural Effects on Early Infant Care: A Study in Cameroon, India, and Germany. *Ethos*, 33 (4), 2005: 512-541.

Keller H, Demuth C, Yovsi RD, 2008: The Multi-voicedness of Independence and Interdependence – The Case of Cameroonian Nso. *Culture & Psychology*, 14 (1), 2008: 115-144.

LeVine RA, Dixon S, LeVine S, Richman A, Leiberman PH, Keefer CH, Brazelton TB, 1994: Child Care and Culture: Lessons from Africa. Cambridge: Cambridge University Press.

Lorenz K, 1943: Die angeborenen Formen möglicher Erfahrung. *Zeitschrift für Tierpsychologie,* 5, 1943: 235-409.

McKinsey, 2007: Tracking the growth of India's middle class.
http://www.mckinseyquarterly.com/Tracking_the_growth_of_Indias_middle_class_2032

Morelli GA, Rogoff B, Oppenheim D, Goldsmith D, 1992: Cultural variation in infants' sleeping arrangements: Questions of independence. *Deve-lopmental Psychology,* 28 (4), 1992: 604-613.

Papousek H, Papousek M, 1987: Intuitive parenting: A dialectic counterpart to the infant's integrative competence. In: J. D. Osofsky (Ed.). Handbook of infant development (pp. 669-720). New York: Wiley.

Richman AL, Miller PM, LeVine RA, 1992: Cultural and educational variations in maternal responsiveness. *Developmental Psychology*, 28, 1992: 614-621.

Romberg J, 2007: Was ist gut fürs Kind? *Geo,* 5, 2007: 170-178.

Statistisches Bundesamt, 2007: Geburten in Deutschland. Statistisches Bundesamt: Wiesbaden.

Tunç M, 2006: Vaterschaft im Wandel. Männer mit Migrationshintergrund: „Genossen vom andern Stern?“ In: Fachforum „Junge Familien im Brennpunkt – Förderung und Unterstützung von jungen Familien in E&C-Gebieten“. Dokumentation der Veranstaltung vom 18. und 19.4.2005 in Berlin.

Weisner TS, Gallimore R, 1977: My Brother's Keeper: Child and Sibling Caretaking. *Current Anthropology* 18, 1977: 169-190.

Yovsi RD, Keller H, 2003: Breastfeeding: An Adaptive Process. *Ethos,* 31, 2033: 147–171.

Christopher Theißen, Paolo Matricardi, Christoph Grüber

Der Einfluss der Akkulturation auf die Gesundheit türkeistämmiger Kinder in Berlin

Ein Beispiel für Migration als Chance für Forschung und Gesellschaft

Einleitung

Vor etwa 2500 Jahren zur „Zeit der Streitenden Reiche", in der China in mehrere permanent sich bekriegende Königreiche zersplittert war, wurde der große chinesische Lehrmeister Kongfuzi (lat: Konfuzius) einmal gefragt, welches die erste Aufgabe am Hofe eines gut zu regierenden Staates sei. Seine Antwort lautete: Die „Richtigstellung der Namen." Denn ohne sie sei die Sprache nicht im Einklang mit der Wahrheit und so würde alles in Unordnung verharren (Lunyu 13:3). Schaut man sich den öffentlich geführten Diskurs über Migration, Integration und Kulturalität an, erscheint es durchaus gerechtfertigt, von dieser Weisheit Gebrauch zu machen, besonders wenn gerade in jüngster Zeit begrifflich unscharfe politische Schlagworte à la „Multikulti ist tot" und vereinfachende, teils stigmatisierende Thesen gegenüber bestimmten Migrantengruppen eine solch gewichtige Rolle darin spielen.

Dass die besondere Situation von Menschen mit Migrationshintergrund Probleme aufwirft, z. B. in Form der ihrer kulturellen Verwurzelung und Identität innewohnenden Konfrontation mit der zum Teil andersartigen Lebenswelt der Aufnahmegesellschaft, steht außer Frage. Gerade deshalb ist eine differenzierte, für die speziellen Problemfelder sensibilisierende Migrationsforschung so wichtig, welche die Verfasstheit von Menschen in Migrationssituationen erhellt und durch Klärung der dazugehörigen Begriffe die Diskussion wieder vom (Hitz-)Kopf auf die Füße stellt. Ein gutes Beispiel hierfür ist die kontroverse Debatte um den Begriff der Multikulturalität, mit dem allzu oft der Status quo gesellschaftlichen Zusammenlebens verschiedener Kulturen in Deutschland beschrieben wird. Je nach Standpunkt wird darunter entweder ein friedliches Nebeneinander kulturell verschiedener Lebenswelten unter dem toleranten Schirm der deutschen Verfassung verstanden oder ein Flickenteppich kulturell isolierter Enklaven von Migrantenpopulationen, die sich nicht oder zu wenig um die „Leitkultur" der Aufnahmegesellschaft scheren. In beiden Fällen wird Menschen mit (fremdkulturellem) Migrationshintergrund ein statisches Selbstverständnis unterstellt, das sie für identitätsverändernde kulturelle Einflüsse ihrer Umwelt unempfänglich macht. Naika Foroutan hat in diesem Band mit ihrem Beitrag zum Begriff „Hybridität" hingegen gezeigt, dass für Menschen mit Migrationshintergrund Identität eben nicht an den beiden Polen „Aufnahmekultur" und „Herkunftskultur" entschieden wird, sondern ein ganz eigenes, differenziertes Konzept kultureller Identität nötig ist.

Begriffsklärung und Sensibilisierung für die spezifische Lebenssituation von Migrantinnen und Migranten sind daher in allen Forschungsbereichen, die sich mit sozialen, politischen oder anderen die menschliche Lebenswelt betreffenden Themen befassen, eine wesentliche Voraussetzung zur angemessenen Verortung mit dem Thema. Dass das auch für die medizinisch-epidemiologische Forschung gilt, ist gut am Beispiel des philosophischen Konzeptes der *Transkulturalität* festzumachen.

Transkulturalität und Organismus

Bezogen auf das Verhältnis kultureller Interaktion von Menschen verschiedener Herkunft in einer Gesellschaft stellt Wolfgang Welsch (1999) den gängigen Begrifflichkeiten der *Multikulturalität* und *Interkulturalität* sein Konzept der *Transkulturalität* entgegen. Während – verkürzt gesagt – *Multikulturalität* ein bloßes, idealtypisch friedliches Nebeneinander in sich abgeschlossener, „kugelförmiger" Kulturen innerhalb einer Gesellschaft darstellt, geht *Interkulturalität* nach Welsch einen Schritt weiter, indem hier die Kulturen in einen Dialog zur gegenseitigen Verständigung eintreten. Gleichwohl verharrt auch *Interkulturalität* im gleichen abgeschlossenen „Kugelmodell" von Kulturen, die stets inkommensurabel voneinander geschieden bleiben. Das Konzept der *Transkulturalität* hingegen durchbricht diese starren Gebilde separatisierter Kulturen, indem es der Tatsache Rechnung trägt, dass gerade in einer Welt wachsender globaler Begegnung durch die komplex auf einen Menschen und seine Lebensumwelt wirkenden Einflüsse Kultur gestaltet wird. Die Grenzen werden durch die Begegnung unterschiedlicher Kultur- und Lebensformen in einer konkreten Lebenswelt verwischt unter Schaffung neuartiger kultureller Verbindungen. Dementsprechend sind für Welsch die Kulturen der heutigen Welt hybrid, da sie aufgrund der vielfältigen globalen Interaktionen praktisch aus aller Welt Einflüsse inkorporieren, welche ihre konkrete kulturelle Wirklichkeit formen (Welsch 1999).

Dies gilt nach Welsch auch für das Individuum, dessen persönliche Lebenswelt durch die Beeinflussung verschiedener kulturformender Faktoren in einer kulturell diversifizierten Gesellschaft selbst einer steten Transformation unterworfen ist, den Menschen also selbst zu einem (kulturell) hybriden Wesen mit seiner ganz eigenen Transkulturalität macht (Welsch 1999). Interessanterweise scheinen nicht nur die sozial-geistig-kulturellen Prägungen des Individuums, sein Verhalten und seine Anschauungen, sondern auch sein Organismus eine hybridisierende Transformation in einem geänderten kulturellen Lebensumfeld zu durchlaufen. Die Konzepte der *Transkulturalität* und *Hybridität* eröffnen somit eine Herangehensweise, durch welche *Migration* als Situation von Menschen, die sich in spezifischer Weise in einem geänderten kulturellen Lebensumfeld befinden, auch für die medizinische und gesundheitswissenschaftliche Forschung wichtige Aufgaben bereithält.

Migration und Gesundheit

Die European Health Association Conference 2007 (EHAC 2007) hat festgestellt, dass Europa sich in der zweiten Hälfte des 20. Jahrhunderts von einer Region der Nettoauswanderung zu einer Region der Nettoeinwanderung gewandelt hat. Die in Europa entstandenen multiethnischen Gesellschaften sind dabei mit einer ganzen Reihe an Herausforderungen konfrontiert, worunter auch die Bedürfnisse ethnischer Minoritäten in Medizin und Gesundheitswesen der jeweiligen Länder fallen. Damit hat die EHAC 2007 das Thema Migration als besondere medizinische Herausforderung deklariert und zugleich als ein Hauptthema für die medizinische und gesundheitswissenschaftliche Forschung festgeschrieben.

Einige Zahlen zur Migrationssituation in Europa und Deutschland belegen die Relevanz: Laut EUROSTAT 45/2010 leben in den derzeit 27 Ländern der EU insgesamt 499,5 Mio. Menschen, 31,9 Mio. (6,4%) davon haben einen ausländischen Pass, 19,9 Mio. (4%) kommen aus Ländern außerhalb der EU. Von den derzeit 82 Mio. Einwohnern Deutschlands haben nach Angaben des Statistischen Bundesamtes 2009 15,7 Mio. (19,1%), einen Migrationshintergrund im engeren Sinne (d. h. nachgewiesene Zuwanderung bzw. als Ausländer in Deutschland geboren). Die größte Gruppe an Migranten im engeren Sinne stellen mit 2,5 Mio. Menschen türkischer Herkunft dar. Davon haben 56% noch eine eigene Migrationserfahrung.

Trotz der vielen Unterschiede, die innerhalb von Migrantenpopulationen z. B. hinsichtlich Herkunft, Alter, Geschlecht, Kultur, Religion, aber auch sozioökonomischem Status und Migrationsgründen bestehen, finden sich laut EHAC 2007 in diesen Gruppen durchaus Gemeinsamkeiten hinsichtlich ihrer konkreten medizinischen Bedürfnisse und Risiken. Besonders die gesteigerte Anfälligkeit von Migranten für Infektionserkrankungen, Erkrankungen aufgrund der Änderungen des Lebensstils und sog. Wohlstandserkrankungen, wie z. B. Diabetes, Herzerkrankungen und Krebs, geben demnach Anlass zur Sorge. Dafür liegen in der medizinischen Forschung einige Belege vor. So zeigen Untersuchungen aus den Niederlanden ein überproportional häufiges Vorkommen von Übergewicht bzw. Adipositas bei erwachsenen türkischen Migranten (Dijkshoorn et al. 2008) und türkischen Migrantenkindern (De Wilde et al. 2009). Gesteigertes Risikoverhalten in Form von Tabakrauchen oder Übergewicht bei türkischen Migranten der ersten Generation stellt wiederum eine deutsche Untersuchung fest (Reeske et al. 2007). Diese zeigt aber auch einen Entwicklungstrend bei der zweiten Generation in Richtung deutscher Vergleichspopulation, was auf eine Verhaltensanpassung bei zunehmender Lebensdauer im kulturellen Umfeld des Aufnahmelandes hinweisen mag. Eine weitere niederländische Studie zeigt, dass türkische (und marokkanische) Migranten in den Niederlanden häufiger an Diabetes erkranken als ihre Landsleute in den Herkunftsländern (Ujcic Voortman et al. 2009).

Schon der Überblick über diese vereinzelten Beispiele deutet darauf hin, dass die gesundheitlichen Probleme und Risiken von Migranten nicht allein in deren eigenen, „mitgebrachten" kulturellen Verhaltensweisen, sondern auch in den Änderungen, die sie in ihrem unmittelbaren kulturellen Lebensumfeld erfahren, zu suchen sind. Wie wichtig es in der Medizin ist, nicht nur die objektivierbare Seite der Daten und Fakten zu betrachten, sondern auch eine Sensibilität für die möglichen kulturell begründbaren Unterschiede zu entwickeln, die Migranten subjektiv im Verhältnis zu Gesundheit und Leiden mitbringen, zeigt wiederum eine Studie aus Berlin. Befragt auf die Schmerzwahrnehmung bei ausgewählten Krankheitsbildern geben türkische Frauen Schmerzen häufiger und als stärker empfunden an als ihre deutschen Leidensgenossinnen (David et al. 2004).

Alle hier aufgeführten Studienbeispiele nehmen sich der spezifischen gesundheitlichen Probleme an, denen Migranten im kulturellen Umfeld des Aufnahmelandes gegenüberstehen, und dokumentieren gleichzeitig, wie gerechtfertigt es aus medizinischer Sicht ist, Migration unter dem Blickwinkel eines Risikos oder Problems zu betrachten. Doch eröffnen sich auch Möglichkeiten, durch die speziellen Lebenssituationen von Menschen mit Migrationshintergrund ein Licht auf medizinische Probleme werfen zu können, das der gesamten Gesellschaft zugute kommt. Migration lässt sich also auch als Chance begreifen.

Migration als Chance – Die Weddinger Allergie-Studie

Möchte man die Chance ergreifen, die Migration für die medizinisch-epidemiologische Forschung eröffnet, bieten sich Großstädte mit Ballungsräumen großer Migrantenpopulationen als geeignetes Forschungsfeld an. Berlin zeigt hierfür besonders günstige Konditionen. Jeder Vierte der 3,44 Mio. Einwohner Berlins hat einen Migrationshintergrund im engeren Sinn, allein jeder 20. Einwohner ist türkischer Herkunft. Die Populationsdichte der Gesamtbevölkerung, aber auch die Dichte einzelner Populationen mit homogenem Migrationshintergrund in Stadtteilen wie Neukölln, Kreuzberg oder Wedding machen für Studien zu dem Thema eine große Zahl geeigneter Teilnehmer zumindest potenziell verfügbar. Die Weddinger Allergie Studie nutzt diese menschlichen Ressourcen und stellt gleichzeitig ein Beispiel dafür da, wie Menschen mit Migrationshintergrund durch ihr Mitwirken überhaupt erst Chancen generieren, medizinischen Erkenntnisfortschritt zu fördern und einen wichtigen Beitrag zum Gemeinwohl zu leisten.

WAS-98

Ausgangspunkt war eine epidemiologische Studie im Rahmen einer Einschulungsuntersuchung 1994 (ESU-94) in Berlin, innerhalb der 39.000 Kinder (21.000 West / 18.000 Ost) erfasst wurden. 6.000 Kinder waren nichtdeutscher, etwa 3.500 türkischer Herkunft. Ursprüngliche Fragestellung war, ob es bei Kindern einen inversen Zusammenhang zwischen der BCG-Impfung, einer heute nicht mehr obligaten Impfung gegen Tuberkulose, und Allergien gibt. Während diesbezüglich keine signifikanten Ergebnisse gefunden wurden, förderte die weitere Auswertung der Daten jedoch zutage, dass die türkeistämmigen Kinder, die erfasst worden waren, signifikant weniger von Asthma und Allergien betroffen waren als die deutsche Vergleichsgruppe (Grüber et al. 2002), wie die Abbildung 1 zeigt.

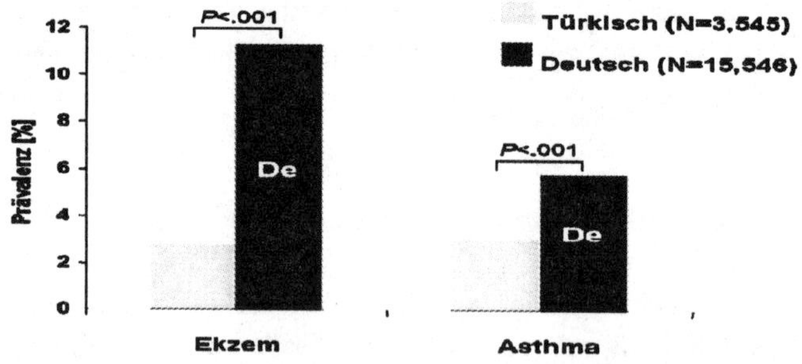

Abb. 1: Abbildung aus der Originalpublikation von Grüber C et al: Is early BCG vaccination associated with less atopic disease? An epidemiological study in German preschool children with different ethnic backgrounds. *Pediatr Allergy Immunol* 2002: 13: 177–181.

Die Weddinger Allergie Studie 1998 (WAS-98) fokussiert die Frage, ob in Berlin lebende türkische Migrantenkinder vor Asthma und Allergien im Sinne atopischer Erkrankungen besser geschützt sind als deutsche Kinder. Die Studie wurde wieder im Rahmen einer Schuleingangsuntersuchung von Januar bis Juni 1998 im Stadtteil Wedding durchgeführt. Mit damals fast 30% türkischen Einwohnern bot und bietet Wedding ein sehr geeignetes Studienterrain mit hohen Studienpopulationen deutscher bzw. türkischer Herkunft bei gut vergleichbaren Lebensbedingungen. Die teilnehmenden Eltern wurden wahlweise auf Deutsch oder auf Türkisch mittels eines Fragebogens nach Lebensbedingungen, Herkunft, Bildung und Sprache sowie nach Allergien ihrer Kinder befragt. Bei den Kindern wurde Blut abgenommen und auf allergietypische Antikörper (Gesamt-IgE und spezifisches IgE gegen inhalative Allergene) untersucht. In die Auswertung kamen ausschließlich Kinder, deren Elternteile entweder beide türkisch oder beide deutsch waren. Die türkische Studienpopulation wurde nach Akkulturationsgraden noch einmal in drei Subpopulationen unterteilt. Kriterium für die Einteilung in diese Grade kultureller Adaptation war der Gebrauch der deutschen Sprache, wobei kein oder kaum Gebrauch der deutschen Sprache im Haushalt als wenig adaptiert, teilweiser Gebrauch als teilweise adaptiert und häufiger bis ausschließlicher Gebrauch von Deutsch als gut adaptiert eingestuft wurde. Die Auswertung ergab, dass türkeistämmige Migrantenkinder tatsächlich seltener an Asthma, aber auch seltener an atopischen Ekzemen litten als ihre deutschen Altersgenossen. Die Stratifizierung in Akkulturationsgrade unter den türkeistämmigen Kindern ergab bezogen auf allergisches Asthma jedoch auch, dass mit zunehmender kultureller Adaptation die Asthmaprävalenz zunahm, auch wenn sie bei der gut adaptierten Gruppe immer noch signifikant geringer war als bei der deutschen (Grüber et al. 2002) (Abb. 2). Was die im Blut gemessene allergische Sensibilisierung angeht, lag die gut adaptierte Gruppe sogar gleichauf mit der deutschen Vergleichsgruppe.

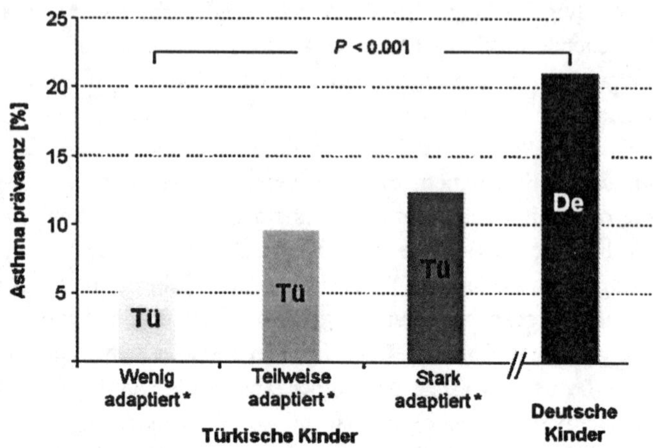

Abb. 2: Abbildung aus der Publikation von Grüber C et al: Cultural adaptation is associated with atopy and wheezing among children of Turkish origin living in Germany. *Clin Exp All* 32, 2002: 526-531

Dies legt den Schluss nahe, dass der offensichtlich vorhandene Schutz vor Asthma bei türkeistämmigen Kindern mit zunehmender kultureller Anpassung abnimmt. Tabelle 1 zeigt, dass ähnliche Studien diesen Trend in unterschiedlichen Migrantenpopulationen diverser Länder bestätigt haben.

Table 1. Trend of atopy and/or asthma rate that developed in migrants compared to country of origin or country of immigration

Investigator	Year	Country	Patients surveyed	Country of origin	Trend[1]	Reference
Kalyoncu and Stalenheim	1992	Sweden	134	Asia, Africa, Middle East, South America	↑	14
Kalyoncu and Stalenheim	1993	Sweden	205	Turkey	↑	13
Leung et al.	1994	Australia	1,169	Asia	↑	6
Asseyr and Businco	1994	Italy	52	Somali	↑	15
Williams et al.	1995	UK	693	Caribbean	↑	22
Geller-Bernstein	1997	Israel	159	Ethiopia	↑	17
Powell et al.	1999	Australia	9,794	Various	↑	5
Hjern et al.	1999	Sweden	1,901	Adopted children from various countries	↑	24
Kabesch et al.	1999	Germany	7,445	Turkey	↑	25
Rosenberg et al.	1999	Israel	906	Ethiopia	↑	11
Tobias et al.	2001	Europe	19,516	Various	↑	10
Dervaderics et al.	2002	Hungary	880	Various	↑	16
Tedeschi et al.	2003	Italy	243	Extra-European	↑	9
Gibson et al.	2003	Australia	211	Asian, South Pacific, Middle East, Europe	↑	4

[1] Trend of atopy or asthma rate with time compared to country of immigration or country of origin.

Tab. 1: Übersicht zu Studien zum Thema Atopien und Asthma bei Migranten (Rottem M, Szyper-Kravitz M, Shoenfeld Y: Atopy and Asthma in migrants. *Int Arch Allergy Immunol* 136, 2005:198-204)

Wenn es allerdings bei Migrantenkindern einen Schutz gegen manifestes allergisches Asthma bzw. andere atopische Erkrankungen gibt, stellt sich die Frage, welches die Faktoren sind, die davor schützen. Eine Durchsicht vorhandener Studien zeigt, dass viele Faktoren, deren schützende oder fördernde Wirkung auf die Allergieentwicklung bereits nachgewiesen ist, vergleichend bei Migranten und genuiner Bevölkerung untersucht wurden. Impfungen, Tuberkulose, Kinderkrankheiten, Anzahl der Haushaltsbewohner oder Geschwister, Kinderbetreuung oder Stilldauer machten als bekannte Einfluss nehmende Faktoren ebenso wenig einen Unterschied zwischen Migranten und Nicht-Migranten aus wie Tabakrauchexposition, Haustierkontakt oder Bildungsgrad der Eltern. Mögliche noch zu untersuchende Kandidaten für einen besseren Schutz bei Migranten sind beispielsweise a) Ernährungsfaktoren und b) im frühen Kindesalter durchgemachte oral-fäkale bzw. nahrungsbedingte Infektionen.

Ernährung und Allergien

Angesichts der bereits erwähnten Studienergebnisse über Adipositas bei Migranten erscheint es sinnvoll zu klären, ob sich für Adipositas/Übergewicht als einer der ernährungsbedingten Faktoren einerseits und Asthma andererseits ein Zusammenhang finden lässt. Die Studiengruppe der ESU-94 hat tatsächlich eine Zunahme der Häufigkeit an Asthma und obstruktiver Bronchitis bei Kindern mit Übergewicht und Adipositas festgestellt. Gemäß einer Metaanalyse der Studien zu dieser Frage stützen viele Studien durchaus die These, dass eine Verbindung zwischen Adipositas und Asthma besteht. Insgesamt kommt die Analyse jedoch zu dem Schluss, dass der Zusammenhang zwischen Adipositas und Asthma eher schwach ist (Matricardi u. Grüber 2007). Doch auch aus einer anderen Überlegung heraus kommt der Faktor Übergewicht/Adipositas nicht als Schutzfaktor für Migrantenkinder infrage. Geht man nämlich von den aufgeführten Studien aus, in denen Migrantenkinder häufiger adipös sind, müssten sie im Vergleich zu den deutschen oder niederländischen Altersgenossen auch häufiger an Asthma erkranken – und zwar unabhängig vom Akkulturationsgrad. Offensichtlich ist jedoch das Gegenteil der Fall.

Ein weiterer, die Ernährung betreffender Punkt ist die Nahrungszusammensetzung. Ausgangspunkt ist die Vermutung, dass bei Unterschieden in den Ernährungsgewohnheiten zwischen Türken und Deutschen auch Unterschiede bei der Aufnahme bestimmter Inhaltsstoffe bestehen, die für Allergieentwicklung von Bedeutung sind. Provitamin A, Vitamin A und andere Karotinoide sind Bestandteile, die beispielsweise über Karotten oder als Nahrungsfarbstoff aufgenommen werden und vor allem im Blut wohlhabender Bevölkerungsgruppen in höheren Konzentrationen nachgewiesen werden können. In tierexperimentellen Versuchen konnte gezeigt werden, dass z. B. Provitamin A eine Immunantwort induziert, welche die Entstehung von Allergien begünstigen kann. Unter diesen Prämissen wurden die Daten der WAS-98 zusätzlich daraufhin ausgewertet, wie hoch die Serumkonzentrationen von Provitamin A in den Probanden der türkischen Subpopulationen sowie der deutschen Vergleichsgruppe waren und ob ein Zusammenhang zwischen Serumkonzentration und der Entwicklung von Asthma und anderen atopischen Erkrankungen besteht. Während die deutsche Vergleichsgruppe im Durchschnitt tatsächlich höhere Serumkonzentrationen an Provitamin A aufwies als die gut und nicht gut adaptierten türkischen Subpopulationen, gab es jedoch keinen signifikanten Unterschied in den Serumkonzentrationen von Atopikern und Nicht-Atopikern (Rühl et al. 2010).

Weder in puncto Adipositas noch in puncto Nahrungszusammensetzung konnten die genannten Untersuchungen also bisher die Ernährung als Schutzfaktor gegen Allergien bei Migrantenkindern verifizieren. Der zweite viel versprechende Ansatz ist die Frage nach bestimmten Infektionen, die in der Kindheit durchgemacht wurden, und ihre frühkindliche Wirkung auf das Immunsystem.

Oral-fäkale Infektionen und Allergien

Es gibt Hinweise, dass frühkindliche Infektionen mit bestimmten Erregern, die vorzugsweise mit der Nahrung oder in anderer Weise oral aufgenommen werden, mit einem geringeren Risiko für allergische Sensibilisierung assoziiert sind (Matricardi et al. 2000) (Abb. 3). Zu diesen Erregern gehören beispielsweise der auch in der deutschen Bevölkerung häufig auftretende Magenkeim Helicobacter pylori oder das Hepatitis A-Virus (HAV), nicht jedoch Erreger über den Luftweg übertragener Infektionen wie Masern oder Keuchhusten. Bereits in den frühen 1980er Jahren hat eine Untersuchung unter Kindern in Berlin festgestellt, dass türkeistämmige Kinder wesentlich häufiger mit HAV-Infektionen belastet waren als deutsche (Lasius et al. 1983) (Abb. 3).

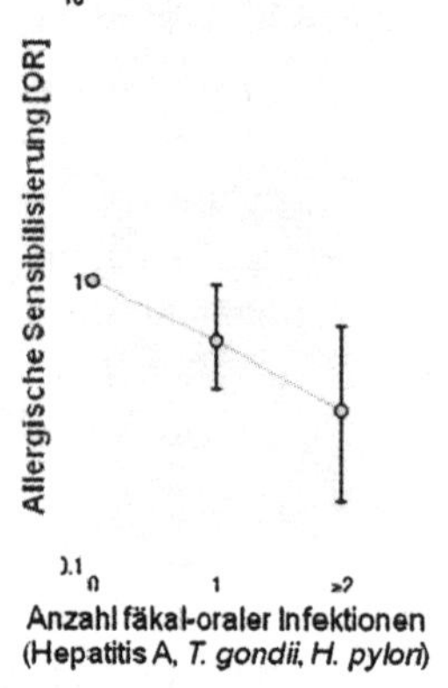

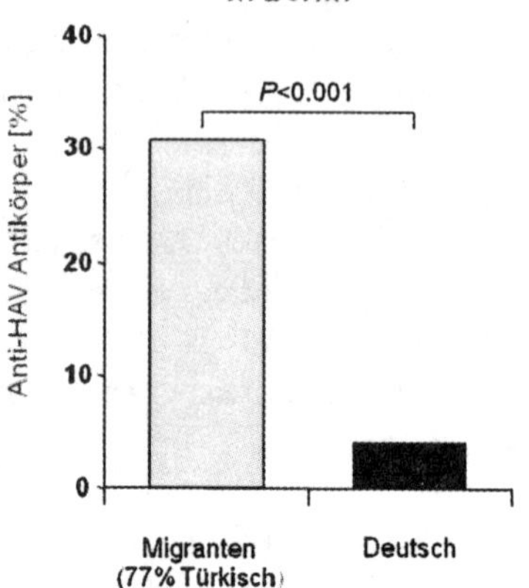

Abb. 3: Abbildungen jeweils aus den Originalpublikationen: Matricardi PM et al: Exposure to foodborne and orofecal microbes versus airborne viruses in relation to atopy and allergic asthma: epidemiological study. *BMJ* 2000, 320: 412-17; Lasius D et al: Seroepidemiologic studies on hepatitis A infections in German and foreign children living in Berlin (West). *Monatsschr Kinderheilkd* 1983 Feb. 131: 93-5.

Eine niederländische Studie in Rotterdam 2004 zur HAV-Belastung unter türkischen und marokkanischen Kindern im Vergleich zu niederländischen Kindern hat diese Feststellung auch in neuerer Zeit bestätigt (Richardus et al. 2004). Unter Berücksichtigung des derzeitigen Standes immunologischer Forschung lässt sich daraus folgende Arbeitshypothese aufstellen: Türkeistämmige Kinder durchlaufen im Vergleich zu deutschen Kindern ohne Migrationshintergrund überproportional häufiger oral-fäkale bzw. nahrungsbedingte Infektionen, auch wenn sie in Deutschland geboren sind. Diese ziehen sie sich beispielsweise während eigener Reisen zu Verwandten in die Türkei zu, oder sie werden von Verwandten, die in der Türkei aufgewachsen sind oder häufig zwischen beiden Ländern pendeln, angesteckt, möglicherweise auch aufgrund einer bestimmten Art und Weise von Nahrungszubereitung in der türkischen Community infiziert. Diese im frühen Kindesalter erworbenen Infektionen stimulieren das angeborene/erworbene Immunsystem früher oder intensiver in eine Richtung, in welcher die für Abwehr solcher Infektionen relevante Immunantwort von so genannten TH1-Zellen gefördert und die für Allergieentstehung wichtige Immunantwort von TH2-Helferzellen reduziert wird. Dies würde dann bei den betroffenen Personen ein verringertes Risiko zur Entstehung von Allergien und Asthma bedeuten.

WAS-98 – Follow-up

Seit 2008 wird eine Nachuntersuchung der WAS-98-Population durchgeführt, die diese Arbeitshypothese maßgeblich mit einbezieht. Eingeschlossen werden nur Teilnehmer, deren Eltern beide türkischer oder beide deutscher Herkunft sind und die damals an der WAS-98 teilgenommen haben. Primäres Ziel dieser Studie ist es, die Entwicklung des Auftretens allergischer Erkrankungen (Asthma, Neurodermitis, allergische Rhinitis) bzw. allergischer Sensibilisierung bei den Jugendlichen in Abhängigkeit vom kulturellen Umfeld aufzuzeigen. Entsprechend der Hinweise vorhergehender Studien wird erwartet, dass die Häufigkeit allergischer Erkrankungen bzw. allergischer Sensibilisierung sowohl bei den deutschen als auch bei den türkischen Jugendlichen alters- und umfeldbedingt ansteigt, aber auch dass die Unterschiede in den nach Akkulturationsgrad stratifizierten Subpopulationen sich verringern. Sekundär werden zur Überprüfung der Arbeitshypothese die Jugendlichen auf fäkal-orale Infektionen hin getestet und Zusammenhänge mit allergischen Erkrankungen bzw. allergischer Sensibilisierung untersucht. Weiterhin geht es darum, Unterschiede in der immunologischen Reifung von allergischen und nicht allergischen Jugendlichen aufzudecken sowie die Häufigkeit allergischer Erkrankungen bzw. allergischer Sensibilisierung bei den Eltern zu ermitteln und wenn möglich zu den Ergebnissen ihrer Kinder in Beziehung zu setzen.

Die WAS-98 könnte damit einen Weg weisenden Schritt zum Verständnis von Faktoren darstellen, die Erkrankungen wie allergisches Asthma, Neurodermitis oder allergische Rhinitis zu verhüten helfen, und dabei neue wissenschaftliche oder gar therapeutische Optionen eröffnen. Sollte dem so sein, dann wird das allein durch die aktive Mitarbeit türkischer Studienteilnehmer in ihrer Eigenschaft als Menschen mit Migrationshintergrund möglich.

Schlussbemerkung

Die Weddinger Allergie Studie versucht, über ihre unmittelbaren wissenschaftlichen Ziele hinaus einen relevanten Beitrag zu einem aufgeklärten öffentlichen Diskurs zu leisten. Dies geschieht, indem sich die Weddinger Allergie Studie der spezifischen Lebensumstände von Menschen mit Migrationshintergrund und der Einflüsse von Akkulturation nicht einfach als Problem mit oder für Migranten annimmt, sondern Migration, d. h. die daraus resultierenden Umstände und Konsequenzen, als Chance für den medizinisch-wissenschaftlichen Erkenntnisfortschritt zum Nutzen der gesamten Gesellschaft begreift. Das bedeutet auch, Migration als integrativen Bestandteil der Lebenswirklichkeit kulturell gegenseitiger Einflussnahme inmitten unserer Gesellschaft mit all ihren Chancen und Risiken zu akzeptieren. In diesem Sinne kann Forschung in offener Auseinandersetzung mit dieser Lebenswirklichkeit zu wissenschaftlichem wie auch gesellschaftlichem Fortschritt beitragen – möglichst im Geiste dessen, was der große Philosoph Immanuel Kant über den Menschen sagte, nämlich dass der Mensch ein Wert an sich sei und niemals nur ein Wert zu anderem Zwecke.

Literatur

Gesundheit Berlin-Brandenburg (Hrsg.) 2010: Dokumentation 15. bundesweiter Kongress Armut und Gesundheit (CD-ROM mit Beiträgen zum Kongress und der Satellitenveranstaltung), Berlin

David M, Braun T, Borde T, 2004: Pain and ethnicity - Results of a survey at three internal/gynecological first-aid stations in Berlin. *Zentralbl Gynakol* 126, 2004:81-6.

De Wilde JA et al, 2009: Trends in overweight and obesity prevalence in Dutch,

Turkish, Moroccan and Surinamese South Asian children in the Netherlands. *Arch Dis* Child 94, 2009: 795-800.

Dijkshoorn H, Nierkens V, Nicolaou M, 2008: Risk groups for overweight and obesity among Turkish and Moroccan migrants in The Netherlands. *Public Health* 122, 2008: 625-30.

Grüber C, Meinlschmidt G, Bergmann R, Wahn U, Stark K, 2002: Is early BCG vaccination associated with less atopic disease? An epidemiological study in German preschool children with different ethnic backgrounds. *Pediatr Allergy Immunol* 13, 2002: 177–181.

Grüber C, Illi S, Plieth A, Sommerfeld C, Wahn U, 2002: Cultural adaptation is associated with atopy and wheezing among children of Turkish origin living in Germany. *Clin Exp All* 32, 2002: 526-531.

Lasius D, Lange W, Stück B, 1983: Seroepidemiologic studies on hepatitis A infections in German and foreign children living in Berlin (West). *Monatsschr Kinderheilkd* 131, 1983 Feb: 93-5.

Matricardi PM, Rosmini F, Riondino S, Fortini M, Ferrigno L, Rapicetta M, Bonini S, 2000: Exposure to foodborne and orofecal microbes versus airborne viruses in relation to atopy and allergic asthma: epidemiological study. *BMJ* 320, 2000: 412-7.

Matricardi PM, Grüber C et al, 2007: The asthma-obesity link in childhood: open questions, complex evidence, a few answers only. *Clin Exp Allerg*. 37, 2007: 476-84.

Rafnsson SB, Bhopal RS, 2007: Migrant and ethnic health research: report on the European Public Health Association Conference 2007. *Public Health* 122, 2008: 532-4.

Reeske A, Spallek J, Razum O, 2005: Changes in cardiovascular risk factors among first and second generation Turkish migrants in Germany – analyses of the Microcensus 2005. *Eur J Public Health* 17 (Suppl 2): 64

Rühl R, Taner C, Schweigert FJ, Wahn U, Grüber C, 2010: Serum carotenoids and atopy among children of different ethnic origin living in Germany. *Pediatr Allergy Immunol* 21, 2010:1072-5.

Ujcic Voortman JK, Schram MT, Jacobs-van der Bruggen MA, Verhoeff AP, Baan CA, 2009: Diabetes prevalence and risk factors among ethnic minorities. *Eur J Public Health* 19, 2009: 511-5.

Welsch W, 1999: Transculturality - The Puzzling Form of Cultures Today. In: Spaces of Culture: City, Nation, World. Mike Featherstone and Scott Lash (eds.), London, Sage 1999:194-213.

Epilog

Dilek Güngör

Mein Mann, der Dolmetscher

Im Gang der Charité spazierte eine Frau in einer pinkfarbenen Tunika gemächlich auf und ab. Um ihren Kopf hatte sie ein langes Tuch geschlungen. Sie hätte Syrerin sein können oder Ägypterin, die gesamte arabische Welt kam infrage. Ich ging trotzdem davon aus, dass sie Türkin war. Die Frau schlenderte einige Male an mir vorbei und blieb dann an meinem Stuhl stehen. Ich hob den Kopf, strickte aber weiter.

„Was strickst du da?“, fragte sie mich auf Türkisch. Sie erkundigte sich nicht zuerst, ob ich Türkin sei, auch nicht, ob ich Türkisch verstünde. Für sie war genauso klar wie für mich, mit wem wir es zu tun hatten. Ich zeigte ihr die Decke, die ich angefangen hatte, und sie sagte: „Glatt rechts finde ich langweilig, warum strickst du keine Rosen?“

Ich strickte weiter glatt rechts, lächelte höflich und hoffte, dass sie mich in Ruhe weitermachen ließe. Mir war nicht nach Reden. Ich war aufgeregt, wegen der Untersuchung, die mir bevorstand.

„Bist du ohne deinen Mann hier? Kannst du so gut Deutsch?“, bohrte sie weiter. Sie meinte es ernst, also nickte ich ernst. Sah man mir nicht an, dass ich es konnte, fließend in Wort und Schrift?

Die Antwort konnte ich mir selbst geben. Als ich in einem Sommer bei meinen Großeltern war, fand eine Volkszählung statt. Niemand durfte das Haus verlassen, solange er nicht registriert worden war. Auch ich als Gast musste auf den Volkszähler warten. Schließlich kam er, notierte, in welcher Beziehung ich zu diesen Leuten stand, und auch, ob ich Lesen und Schreiben könne. Auch er hatte es mir nicht zugetraut.

Die Frau erzählte mir nun von ihrer Krankheit, und ich starrte noch konzentrierter auf meine Maschen. Sie erwartete jetzt sicher, dass ich ihr erzählte, weshalb ich hier saß. Intimität gegen Intimität, Vertrauen gegen Vertrauen. So funktioniert das. Ich hätte vom ersten Moment an so tun sollen, als verstünde ich sie nicht. Aber so viel Chuzpe habe ich noch nie besessen. Ich wendete meine Decke und strickte verbissen weiter. Warum wurde ich nicht endlich aufgerufen? Und was war mit ihr? Ich wäre mehr als bereit gewesen, ihr den Vortritt zu lassen.

Aus den Augenwinkeln sah ich meinen Mann den Gang entlangkommen. Was wollte der den hier? Er winkte, und ich rief: „Kommst du mich abholen? Ich war noch gar nicht dran." Die Frau in der Tunika nickte mir zu und übergab mich vertrauensvoll in seine Hände. „Eben habe ich eine Krankenschwester nach dir gefragt", sagte mein Mann grinsend. „Sie wollte wissen, ob ich zum Dolmetschen komme."

(Erstveröffentlichung in der Berliner Zeitung vom 22.11.2010)

Anhang

Verzeichnis der Autorinnen und Autoren

ABELS, MONIKA; Dr. med.

- University of California Los Angeles
  FPR-UCLA Center for Culture, Brain & Development
  Department of Psychology
  1285 Franz Hall
  Box 951563
  Los Angeles, CA 90095-1563
  USA
  E-Mail: moabels@ucla.edu

BORDE, THEDA; Prof. Dr., Dipl.-Pol., MPH, Rektorin der Alice Salomon Hochschule Berlin

- Alice Salomon Fachhochschule Berlin
  Alice-Salomon-Platz 5
  12627 Berlin
  E-Mail: borde@asfh-berlin.de

BRENNE, SILKE; MPH; Diplom-Sozialpädagogin; Krankenschwester; Wissenschaftliche Mitarbeiterin (Projektkoordinatorin), Charité - Universitätsmedizin Berlin, Campus Virchow-Klinikum

- Augustenburger Platz 1
  13353 Berlin
  E-Mail: silke.brenne@charite.de

DAVID, MATTHIAS; Prof. Dr. med., Oberarzt, Klinik für Frauenheilkunde und Geburtshilfe der Charité – Universitätsmedizin Berlin, Campus Virchow-Klinikum

- Augustenburger Platz 1
  13353 Berlin
  E-Mail: matthias.david@charite.de

EICKHORST, ANDREAS; Dr. rer. nat., Koordinator des Projektes „Keiner fällt durchs Netz“

- Institut für Psychosomatische Kooperationsforschung und Familientherapie
  Universitätsklinikum Heidelberg
  Bergheimer Str. 54
  69115 Heidelberg
  E-Mail: andreas.eickhorst@med.uni-heidelberg.de

FOROUTAN, NAIKA; Dr., Politologin

- Humboldt-Universität zu Berlin
  Philosophische Fakultät III
  Institut für Sozialwissenschaften
  Lehrbereich Vergleichende Strukturanalyse
  Unter den Linden 6
  10099 Berlin
  E-Mail: heymat.sowi@hu-berlin.de
  Internet: www.heymat.hu-berlin.de

GRÜBER, CHRISTOPH; Priv.-Doz. Dr. med., Chefarzt

- Kinderzentrum Klinikum Frankfurt/Oder
  Müllroser Chaussee 7
  15236 Frankfurt/Oder
  E-Mail: christoph.grueber@klinikumffo.de

GÜNGÖR, DILEK; Journalistin, Kolumnistin und Buchautorin

- Internet: www.dilek-güngör.de

JÖRG, THERESIA; Hebamme

- Kiefernallee 26
  14621 Schönwalde-Glien
  E-Mail: theresia.joerg@gmx.de

KNIPPER, MICHAEL; Dr. med., Assistent am Institut für Geschichte der Medizin der Justus-Liebig-Universität Gießen

- Jheringstr. 6
  35392 Gießen
  E-Mail: michael.knipper@histor.med.uni-giessen.de

KOTTE, GUDRUN; Dr. phil., Ethnologin und Sinologin

- Gneiststr. 7
  10437 Berlin
  E-Mail: gudrunkotte@gmx.de

LAMSHÖFT, MAIKE; MPH, Diplom-Gesundheitswissenschaftlerin

- E-Mail: lamshoeft.maike@gmail.com

MATRICARDI, Paolo Maria; Dr. med., Kinderarzt

- Charité – Universitätsmedizin Berlin
  Campus Virchow-Klinikum
  Klinik für Pädiatrie mit Schwerpunkt Pneumologie und Immunologie
  Allergie Centrum Charité
  Augustenburger Platz 1
  13353 Berlin
  E-Mail: paolo.matricardi@charite.de

RAZUM, OLIVER; Prof. Dr. med., MSc, Leiter der AG 3 – Epidemiologie & International Public Health

- Universität Bielefeld
  Fakultät für Gesundheitswissenschaften
  School of Public Health – WHO Collaborating Center
  Postfach 10 01 31
  33501 Bielefeld
  E-Mail: oliver.razum@uni-bielefeld.de

REESKE, ANNA; MSc, wissenschaftliche Mitarbeiterin

- Bremer Institut für Präventionsforschung und Sozialmedizin
  Abteilung Prävention und Evaluation
  Fachgruppe Sozialepidemiologie
  Achterstr. 30
  28359 Bremen
  E-Mail: reeske@bips.uni-bremen.de

SIEVERS, ERIKA; Priv.-Doz. Dr. med., MPH, Referentin für Sozialpädiatrie und Kinder- und Jugendgesundheitsdienst

- Akademie für öffentliches Gesundheitswesen
  Kanzlerstr. 4
  40472 Düsseldorf
  E-Mail: Sievers@akademie-oegw.de

SPALLEK, JACOB; Dr. PH, Fachgruppenleiter Sozialepidemiologie

- Bremer Institut für Präventionsforschung und Sozialmedizin
  Abteilung Prävention und Evaluation
  Achterstr. 30
  28359 Bremen
  E-Mail: spallek@bips.uni-bremen.de

STÜLB, MAGDALENA; Dr. phil., Krankenschwester, Ethnologin
- AMIKO Institut für Migration, Kultur und Gesundheit
  Wippertstr. 2
  79100 Freiburg
  E-Mail: m.stuelb@amiko-freiburg.de

STUPKA, EVELINE; Hebamme, Sozialarbeiterin
- Oberstr. 153 a
  9000 St. Gallen
  Schweiz
  E-Mail: estupka@asform.ch

THEISSEN, CHRISTOPHER, M. A.; wissenschaftlicher Mitarbeiter und Arzt
- Charité – Universitätsmedizin Berlin
  Campus Virchow-Klinikum
  Klinik für Pädiatrie mit Schwerpunkt Pneumologie und Immunologie
  Allergie Centrum Charité
  Augustenburger Platz 1
  13353 Berlin
  E-Mail: christopher.theissen@charite.de

TUNÇ, MICHAEL; Dipl.-Sozialpädagoge
- Im Bachfeld 3
  51063 Köln
  E-Mail: post@michael-tunc.de
  Internet: www.michael-tunc.de

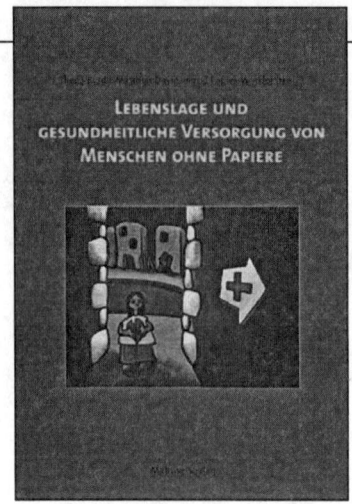

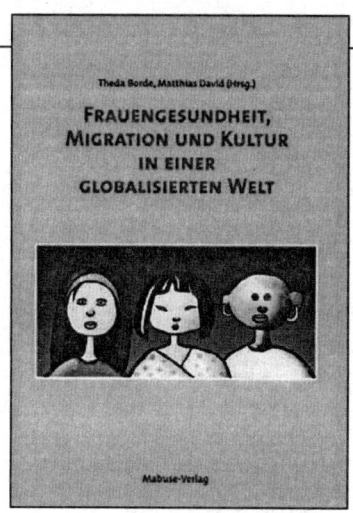

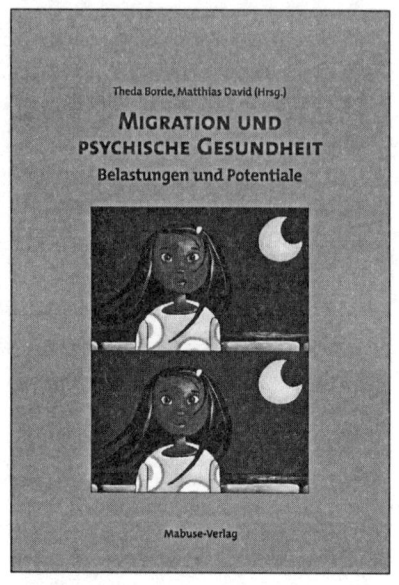

Dr. med. Mabuse
Zeitschrift für alle Gesundheitsberufe
— Gesundheitspolitik
— Ausbildung
— Kranken- und Altenpflege
— Ethik
— Hebammen
Bauchweh bleibt – Die Entscheidung über die Pflegeversicherung. „Wir werden das Kind schon schaukeln" – Eltern-Kind-Behandlung in der Psychiatrie. Erfolgsgeschichte mit Hindernissen – Substitutionstherapie mit Methadon.

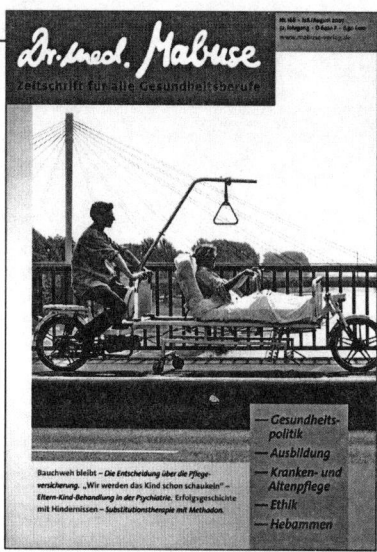